கரு முதல் குழந்தை வரை

கரு முதல் குழந்தை வரை

டாக்டர் ஜெயராணி காமராஜ்

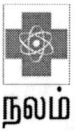

நலம்

கரு முதல் குழந்தை வரை
Karu Mudhal Kuzhandhai Varai

Dr. *Jayarani Kamaraj* ©

Nalam First Edition: August 2007
232 Pages
Printed in India.

ISBN: 978-81-8368-448-4
Title No. Nalam 031

Nalam Veliyeedu
177/103, First Floor,
Ambal's Building, Lloyds Road,
Royapettah, Chennai 600 014.
Ph: +91-44-4200-9601

Email : support@nhm.in
Website : www.nhm.in

Author's Email : info@kamaraj.net
Cover Photograph: © Lev dolgachov / Shutterstock

Nalam Veliyeedu is an imprint of New Horizon Media Private Limited

This book is sold subject to the condition that it shall not, by way of trade or otherwise, be lent, resold, hired out, or otherwise circulated without the publisher's prior written consent in any form of binding or cover other than that in which it is published and without a similar condition including this the rights under copyright reserved above, no part of this publication may be reproduced, stored in or introduced into a retrieval system, or transmitted in any form or by any means (electronic, mechanical, photocopying, recording or otherwise), without the prior written permission of both the copyright owner and the above-mentioned publisher of this book.

❖ ❖ ❖

தொடர்ச்சியாக தாம்பத்ய உறவு கொண்டாலும் குறைந்தது ஆறு மாதம் வரையில் கருத்தரிக்கா விட்டால் கவலைப்பட வேண்டாம். முப்பது வயதுக்குள் உள்ள பெண்கள், திருமணமாகி இரண்டாண்டுவரை கருத்தரிப்புக்காகக் காத்திருக்கலாம். முப்பது வயதுக்குமேல் ஆகி, கருத்தரிக்கக் காலதாமதமானால் விரைந்து பரிசோதனை மேற்கொள்வது நல்லது.

❖ ❖ ❖

உள்ளே

	முன்னுரை	...	8
1.	கருத்தரிக்கத் தயாராகுங்கள்	...	11
2.	கருத்தரிப்பு அடையாளங்கள்	...	23
3.	கர்ப்பக் கால பரிசோதனைகள்	...	32
4.	கர்ப்பக் காலச் சிக்கல்கள்	...	43
5.	குழப்பங்களும் தெளிவும்	...	68
6.	கர்ப்பிணிக்கான உணவு	...	74
7.	கருச்சிதைவும் தீர்வுகளும்	...	92
8.	அழகும் ஆரோக்கியமும்	...	110
9.	பிரசவம் நெருங்கும்போது	...	126
10.	பிரசவ நேரம்	...	136
11.	குழந்தையின் உருவாக்கம்	...	161
12.	சிகிச்சைக்குரிய நிலைகள்	...	169
13.	அறிவியலும் மகப்பேறும்	...	198
	தடுப்பூசி அட்டவணை	...	225

முன்னுரை

தம்பதியரே இணையாமல் குளோனிங் முறையில் குழந்தை பெற்றெடுக்கக் கூடிய காலகட்டத்தில் வாழ்ந்துகொண்டிருக்கிறோம். அப்படியிருந்தாலும் இன்னும்கூட, கருத் தரித்தல் தொடர்பான பல விஷயங்கள் நமது மக்களுக்கு சிறிதளவுகூட தெரிந்திருக்கவில்லை என்பது வேதனை தரும் விஷயம்.

ஒவ்வொருவரும் நாம் கர்ப்பம் தரிக்கும்போது இதைப் பற்றிய விவரத்தை மருத்துவரிடம் கேட்டுத் தெரிந்துகொள்ளலாம் என நினைத்து, அப்படியே விட்டுவிடுவது, மருத்துவர் ஆலோ சனையில்லாமலேயே குழந்தை பெற்றுக் கொள்ள முடியும் என்ற அசட்டுத் தைரியத்தில் இருப்பது போன்றவை மட்டும் இதற்குக் காரணமாக இருக்க முடியாது. முழுமையான தகவல்கள் அவர்களுக்குக் கிடைக்காததும் ஒரு முக்கியக் காரணமாக இருக்கலாம்.

இந்தக் குறையைப் போக்குவதற்காகவே கரு முதல் குழந்தை வரை என்ற இந்தப் புத்தகத்தை எழுதியிருக்கிறேன்.

என்னிடம் சிகிச்சைக்கு வந்த பல கர்ப்பிணிகள் கேட்ட சந்தேகங்களை, கேட்கத் தெரிந்திராத பல தகவல்களை எல்லாம் கேள்வி-பதில் வடிவில், எல்லோரும் எளிதில் புரிந்துகொள்ளும் வகை யில் தொகுத்துள்ளேன்.

கருத்தரிப்பதற்கு முன் என்னென்ன முன்னெச்சரிக்கை நடவடிக்கைகளை மேற்கொள்ள வேண்டும்; கர்ப்பக் காலத்தில் என்னென்ன அடையாளங்கள் தோன்றும்; அக்கால கட்டத்தில் என்னென்ன பரிசோதனைகள் மேற்கொள்ள வேண்டும்; கர்ப்பக் காலத்தில் கர்ப்பிணிக்கும், கருவுக்கும் ஏற்படக்கூடிய பிரச்னைகள்; கர்ப்பிணிக்கு ஏற்ற உணவு முறை; கர்ப்பக் காலத்தில் அழகையும் ஆரோக்கியத்தையும் எப்படிப் பாதுகாத்துக்கொள்ள வேண்டும்; பிரவசம் நெருங்கும்போது மேற்கொள்ள வேண்டிய முன்னெச்சரிக்கை நடவடிக்கைகள்; பிரசவ நேரத்தில் என்னென்ன நடக்கும், அப்போது கர்ப்பணி எப்படி நடந்துகொள்ள வேண்டும் என பல விஷயங்களைப் பற்றி தெளிவாக விவரித்துள்ளேன்.

கட்டுரைகளாக இருந்தால் எதைப் படிப்பது, எப்படிப் படிப்பது என்ற சலிப்புத் தோன்றக் கூடாது என்பதற்காக, கேள்வி-பதில் வடிவத்திலேயே இந்தப் புத்தகத்தை எழுதியிருக்கிறேன்.

அன்புடன்,

டாக்டர் ஜெயராணி காமராஜ்

ஆகாஷ் குழந்தையின்மைக்கான நவீன சிகிச்சை மையம்

எண்.10, ஜவஹர்லால் நேரு சாலை,

வடபழனி, சென்னை - 600 026.

போன்: 044-24726666, 24733999
24816667, 24720202

கருத்தரிக்கத் தயாராகுங்கள்

1

நாங்கள் பணி நிமித்தம் காரணமாக குழந்தைப் பேற்றை நான்கு ஆண்டுகள் தள்ளிப்போட்டோம். இப்போது குழந்தைப் பெற்றுக்கொள்ள விரும்பு கிறோம். நல்லமுறையில் குழந்தையைப் பெற என்னென்ன விஷயங்களை நாங்கள் தெரிந்துகொள்ள வேண்டும்?

குழந்தை பெற்றுக்கொள்வதற்கு முன், குழந்தை பெறுவதற்கான சரியான வயது எது? மாதவிலக்கு நிகழும் காலத்தில் கருத்தரிக்க எந்த நாள்கள் உகந்தவை? கருத்தடை சாதனத்தை அகற்ற வேண்டிய காலம் எது? முட்டை உருவானதை எவ்வாறு அறிவது? எப் போது கருத்தரிக்க முடியும்? கருத்தரிக்க எவ்வளவு காலமாகும்? கணவன்- மனைவி இடையே ரத்தப் பொருத்தம் உள்ளதா? என்பது போன்ற பல விஷயங் களைத் தெரிந்துகொள்ள வேண்டும்.

பிறகு, சிறு வயதிலேயே உங்களுக்கு அம்மைத் தடுப்பூசி போடப்பட்டிருக்

கிறதா? கர்ப்ப காலத்தில் மருந்து, மாத்திரைகள் பயன்படுத்த லாமா? பணி செய்யும் இடங்களால் கருவுக்கு ஆபத்துகள் ஏற்படுமா? பரம்பரை பரம்பரையாக வரக்கூடிய பாதிப்புகள் என்னென்ன? - இப்படிப்பட்ட பல அடிப்படை விஷயங் களைத் தெரிந்து வைத்துக்கொள்வது மிகவும் அவசியம்.

என்னுடைய வயது 20. எனது கணவர், 'உனக்கு இன்னும் குழந்தை பெறுவதற்கான உரிய வயது ஆகவில்லை. அதனால், குழந்தைப்பேற்றை இன்னும் பத்தாண்டுகள் தள்ளிப்போடலாம்' என்கிறார். குழந்தை பெற சரியான வயது எது? எந்த வயதில் குழந்தை பெறுவது சுலபம்? முப்பது வயதுக்கு மேல் குழந்தை பெறுவதில் உள்ள சிக்கல்கள் என்னென்ன?

பெண்கள் தாய்மை அடைவதற்கு மிகச் சரியான வயது இருபது முதல் முப்பது வரைதான் என பல ஆய்வுகள் நிரூபித்துள்ளன.

ஏனெனில், உடலில் உள்ள பிற உறுப்புகளைவிட பெண் ணின் இனப்பெருக்க உறுப்புகள் வேகமாக முதிர்ச்சி யடைகின்றன. உடல் ரீதியாக கருப்பை முதிர்ந்துவிடுவதால், கருத்தரிக்கும் வாய்ப்பு குறைகிறது. முப்பது வயதுக்குப் பிறகு கருத்தரிப்பதற்கான வாய்ப்பு குறையத் தொடங்கி, நாற்பது வயதுக்கு மேல் மாதவிலக்கு நிற்கும் சூழல் தொடங்குவதால் கருவுறும் வாய்ப்பு முடிவுக்கு வந்து விடுகிறது.

இளம் வயதில் கருமுட்டைகள் வளமாக உருவாகும். வயது ஆக ஆக குறைவான எண்ணிக்கையில், ஒரு மாதம் விட்டு இன்னொரு மாதம் முட்டை உருவாகும் நிலையும் உண்டாவதால் திட்டமிட்ட கருத்தரிப்பு சாத்தியமற்றுப் போவதற்கான வாய்ப்பு உண்டு.

ஒவ்வோர் ஆண்டு முடியும்போதும், கருத்தரிக்கும் வாய்ப்பில் அதிக சிக்கல்கள் ஏற்பட்டுக்கொண்டே இருக்கும். 30 முதல் 35 வயதுக்கு இடையே கருத்தரிக்கும் வாய்ப்பு, அதற்கு முன் கருத்தரிப்பதில் இருந்த வாய்ப்பை விட இரு மடங்கு குறைகிறது.

முப்பது வயதுக்கு மேற்பட்டவர்களின் கணவர்கள், தங்கள் மனைவியரைவிட ஐந்து அல்லது பத்து வயது அதிகமானவர்களாக இருப்பார்கள். அந்த வயதில் உயிரணுக்களின் எண்ணிக்கை குறைவு, விந்தணுக்களே இல்லாத நிலை ஆகியவை உண்டாவதால் கருத்தரிப்பதில் சிக்கல் ஏற்படலாம்.

ஆகவே, தாய்மையடைய விரும்புபவர்கள் அதற்காகத் திட்டமிட சரியான வயது, தாய்மையை முழுமையாக அனுபவிக்கச் சிறந்த வயது என்றால், அது இருபது முதல் முப்பது வயது வரைதான்.

நான் முதன்முறையாகக் கருத்தரிக்க விரும்புகிறேன். முட்டை உருவாகும் காலத்தை அறிந்து உடலுறவு கொண்டால்தான் குழந்தை பிறக்க வாய்ப்பு உண்டு என பல மருத்துவக் கட்டுரைகளில் படித்திருக்கிறேன். கருமுட்டை வெளியாவதை எவ்வாறு தெரிந்துகொள்வது?

கருமுட்டை உருவாவதைக் கணக்கிடுவதற்கு மருத்துவர்கள் பல முறைகளைக் கையாளுகிறார்கள். அவற்றுள் குறிப்பிடத் தக்கவை, காலண்டர் முறை, வெப்ப முறை, சளிச்சுரப்பு ஆகியவை.

காலண்டர் முறை

மாதவிலக்குச் சுழற்சி 28 நாளுக்கு ஒருமுறை இருந்தால், அடுத்த மாதவிலக்கு வரும் நாளைக் கணக்கிடுவதற்கு ஒவ்வொரு மாதமும் பதிவேடு ஒன்றில் விலக்காகும் முதல் நாளைக் குறித்துக்கொள்ளுங் கள். இவ்வாறு பல மாதங்கள் தொடர்ந்து குறித்து வர வேண்டும்.

ஒரு மாதவிலக்கின் முதல் நாளில் இருந்து, அடுத்த விலக்கின் முதல் நாள்வரை, மாதப்போக்கின் கால அளவு எவ்வாறு உள்ளது என்பதைப் பதிவேட்டுக் குறிப்பில் இருந்து தெரிந்துகொள்ள முடியும். மாதவிலக்கு ஒழுங்காக இருந்தால், இடைப்பட்ட நாள்களின் எண்ணிக்கை ஒரே மாதிரியாக இருக்கும். தேதி மாறி வந்தால் மாதப்போக்கில் ஒழுங்கற்ற நிலை இருப்பதைத் அறிந்துகொள்ளலாம்.

அடுத்த மாதவிலக்கு வருவதற்குப் பதினான்கு நாள்களுக்கு முன்பு முட்டை வெளியாகிறது. அடுத்த மாதம் மாதவிலக்கு

ஆகும் முதல் நாளில் இருந்து பதினான்கு நாள்களைக் கணக்கிடலாம் அல்லது மாத விலக்கானதற்கு முன்புள்ள பதினான்கு நாள்களைக் கணக்கிட்டு அந்தச் சமயத்தில் முட்டை உருவாகியிருப்பதைத் தெரிந்துகொள்ளலாம்.

வெப்ப முறை

ஒவ்வொரு மாதமும் முட்டை வெளியான பிறகு, உடல் வெப்பம் சற்று குறைந்து, மீண்டும் அதிகரிக்கும். எனவே, தெர்மாமீட்டர் மூலம் உடல் வெப்பநிலையைப் பதிவு செய்துகொள்வதன் மூலம் முட்டை வெளியாகும் காலத்தை அறிந்துகொள்ளலாம்.

உடல் வெப்பநிலையைத் தெரிந்துகொள்ள, பிரத்யேக கருவாக்க தெர்மாமீட்டர் இருக்கிறது. இதைக்கொண்டு மாதவிலக்கான முதல் நாள் காலையிலேயே உங்கள் உடல் வெப்பநிலையை குறித்துக்கொள்ளலாம். ஒவ்வொரு நாளும் உடல் வெப்ப நிலையைக் குறித்துவாருங்கள். இப்படி ஒவ்வொரு மாதமும் மாதவிலக்கு ஆன நாளில் இருந்து உடல் வெப்பநிலையைக் குறித்துக்கொள்ள வேண்டும்.

மாதவிலக்கு தொடங்கிய பதினான்கு நாள்களுக்கு முன்பே இதைக் கவனித்து வாருங்கள். உடல் வெப்பநிலை கொஞ்சம் குறைந்து பிறகு கூடியிருப்பது பதிவாகியிருக்கும். வெப்பநிலை உயர்ந்தபொழுது, நீங்கள் ஏற்கெனவே முட்டை வெளியாகியிருப்பதை அறிந்து கொள்ளலாம். ஃபெல்லோபியன் குழாயில் முட்டை 24 மணி நேரம் வரை உயிருடன் இருக்கும். இந்த நேரத்தில் உடலுறவு கொண்டால் கருவுற வாய்ப்பு உண்டு.

சளிச்சுரப்பு முறை

முட்டை வெளிவருவதற்கு முன்பு, உயிரணு சுலபமாக நீந்திச் செல்ல வசதியாக கருப்பை வாயைச் சுற்றி சளிச்சுரப்பு இருக்கும். சிலருக்கு உள்ளாடை நனையும் அளவுக்கு இந்தச் சுரப்பு அதிகமாக இருக்கும். சிலருக்கு பசை போன்ற திரவம் சுரக்கும். இவை இரண்டும் முட்டை வெளியாவதற்கான அடையாளங்கள். முட்டை வெளியாகும் நாளில் அதிகமாக சளிச்சுரப்பு அதிகரித்து உள்ளாடை ஈரமாவதைப் புரிந்துகொண்டு உடலுறவு கொண்டால் கருத்தரிக்கலாம்.

நான் கருத்தடைக்காக காப்பர்-டி பொருத்திக்கொண்டிருந்தேன். அதை அகற்றிய பிறகு கருத்தடை மாத்திரைகள் பயன்படுத்தி வந்தேன். கருவுற வேண்டும் என்றால் அதை எப்போது நிறுத்துவது?

கருத்தடை மாத்திரைகளை எடுத்துக்கொண்டிருந்தால், கருவுற முயற்சி மேற்கொள்வதற்கு மூன்று மாதங்களுக்கு முன்பே அதை நிறுத்திவிடுவது நல்லது. இந்த மூன்று மாத காலங்களில் ஆணுறை அல்லது விந்தணுக்களைக் கொல்லும் ஜெல்லிகள் உள்ள பெண் உறை ஆகியவற்றைப் பயன்படுத்தலாம். மாத்திரையை நிறுத்திய பிறகு உள்ள மூன்றுமாத இடைவெளியில் உங்களுக்கு ஹார்மோன் சுரக்கும் முறைகளும், மாதவிலக்கும் இயல்பு நிலைக்குத் திரும்பும். பிறகு, மருத்துவரின் ஆலோசனையைக் கேட்டு கருத்தரிக்கலாம்.

நான் காப்பர்-டி பொருத்திக்கொண்டிருக்கிறேன். இதை அகற்றிவிட்டால் உடனே கருத்தரிக்க இயலுமா? காப்பர்-டிக்கு பதிலாக ஆணுறையைப் பயன்படுத்தலாமா?

காப்பர்-டியைப் பயன்படுத்திவந்தால் மாதவிலக்கின் முடிவில் அதை அகற்றிவிடுங்கள். அதன்பிறகு, கருத்தரிப் பதற்காகக் காத்திருக்க வேண்டிய அவசியம் இருக்காது. இதே நிலையைத்தான் ஆணுறை, உயிரணுக்களைக் கொல்லும் ஜெல்லிகளைப் பயன்படுத்துவது போன்ற நிலை இருந்தாலும் மேற்கொள்ள வேண்டும்.

கருத்தரிக்கும் முன்பு அம்மைத் தடுப்பூசியைக் கண்டிப் பாகப் போட்டுக்கொள்ள வேண்டுமா? போடாவிட்டால் என்ன பாதிப்பு ஏற்படும்?

கர்ப்பக் காலத்தின் முதல் மூன்று மாதங்களில் கர்ப்பிணிக்கு ஜெர்மன் மீசில்ஸ் எனப்படும் அம்மைத் தொற்று ஏற்பட்டிருந்தால், கருவில் இருக்கும் குழந்தையின் இதயம், நரம்பு மண்டலம் ஆகியவை பாதிக்கப்படும். இதனால், குழந்தை பிறவிக் குறைபாடுடன் பிறக்க வாய்ப்பு உண்டு. மேலும், வளரும் பருவத்தில் குழந்தைக்குக் காது கேளாமை, பார்வை இழப்பு போன்ற குறைபாடுகளும் தோன்றிட வாய்ப்பு உண்டு. கருச்சிதைவு அல்லது குறைப் பிரசவமும் நேரிடக்கூடும்.

பெரும்பாலும், நீங்கள் குழந்தையாக இருக்கும்போதே இந்த தடுப்பூசி போடப்பட்டிருக்கும். அவ்வாறு போடப்பட வில்லை என்றால் உடனே போட்டுக்கொள்ளுங்கள். இந்த ஊசியைப் போட்டுக்கொண்ட அடுத்த மூன்று மாதம் வரை நீங்கள் கருத்தரிக்கக் கூடாது. ஒருவேளை கருத்தரித்திருந்தால் முதல் மூன்று மாதத்துக்குள் இந்த ஊசியைப் போட்டுக் கொள்ளக் கூடாது.

எங்கள் தெருவில் அம்மை நோய் அபாயம் இருக்கிறது. இந்த நோய்க் கிருமிகள் எனக்குத் தொற்றுமா? கர்ப்பத்தில் உள்ள எனது மூன்று மாதக் குழந்தைக்கும் தொற்றுமா? இதை அறிவது எப்படி? தடுப்பது எப்படி?

இதுவரை அம்மைத் தடுப்பூசி போட்டுக்கொள்ளாத நிலையில் நீங்கள் கருவுற்று, அதன் பிறகு யார் மூலமாவது நோய்த்தொற்று உங்களுக்கு ஏற்பட்டால் அதனால் பாதிப்பு ஏற்படலாம். உங்களுக்கு நோய்த்தொற்று உள்ளதா? அதற்கான எதிர்ப்புச் சக்தி உடலில் இருக்கிறதா என்பது உள்ளிட்ட விவரங்களைத் தெரிந்துகொள்ள ரத்தப் பரி சோதனை செய்துகொள்ளுங்கள். பதினான்கு நாள்கள் இடைவெளியில் மேற்கொள்ளும் ரத்தப் பரிசோதனைகளில் இருந்து உங்களுக்கு நோய்த்தொற்று ஏற்பட்டுள்ளதா? இல்லையா? என்பது தெரிந்துவிடும். ஒருவேளை, நோய்த் தொற்று இருந்தால் கர்ப்பத்துக்கு ஒரு முற்றுப்புள்ளி வைக்க வேண்டி இருக்கும்.

எனக்கு பத்து ஆண்டுகளாக வலிப்பு நோய் உள்ளது. ஓராண்டுக்கு முன்புதான் திருமணம் செய்துகொண்டேன். தொடர்ந்து மாத்திரை சாப்பிட்டு வருகிறேன். இந்தச் சூழலில் நான் கர்ப்பம் தரித்தால் கருவில் இருக்கும் குழந்தைக்கு ஆபத்து ஏற்படுமா? அல்லோபதி மருந்துகளை நிறுத்திவிட்டு ஆயுர்வேத மருந்துகளைப் பயன்படுத்தலாமா?

வலிப்பு மட்டுமின்றி, நாள்பட்ட நோய்களுக்காகத் தொடர்ச்சியாக நீங்கள் சிகிச்சை பெற்றுக்கொண்டிருந் தாலும், கருத்தரிக்கும் முன்பு மருத்துவரிடம் அதுபற்றி மறக்காமல் தெரிவிக்க வேண்டும். கர்ப்பக் காலத்தில் வலிப்பு மற்றும் நீரிழிவு போன்றவை, குழந்தையைப் பாதிக்காத வகையில் கூடுதல் பராமரிப்பு தேவைப்படும்.

தீங்கு விளைவிக்காதவை எனக் கருதப்படும் ஆயுர்வேத, ஹோமியோபதி மாத்திரைகளைக்கூட மிக எச்சரிக்கையாகக் கையாளவேண்டும்.

எனக்கு அடிக்கடி ஏதாவது ஒரு நோய் வந்து தொல்லை தருகிறது. கடைகளில் மருந்து, மாத்திரை வாங்கிக் கொள்கிறேன். இந்தநிலையில் நான் கருத்தரித்தால் கருவில் இருக்கும் குழந்தை பாதிக்கப்படுமா? அல்லது மருந்துகளைத் தொடர்ந்து பயன்படுத்தலாமா? எனக்கு ஒரு குழந்தையே போதும்.

ஒரு குழந்தை போதும் என நினைக்கிறபட்சத்தில், நீங்கள் மிகவும் எச்சரிக்கையோடு நடந்துகொள்ள வேண்டியது அவசியம். தகுதி வாய்ந்த மருத்துவர் பரிந்துரைக்காத பட்சத்தில், மருந்து மாத்திரைகளைத் தவிர்க்க வேண்டும்.

நான் ஒரு தனியார் மருந்து கம்பெனியில் வேலை செய் கிறேன். இங்குள்ள ரசாயனங்கள் கர்ப்பத்தைப் பாதிக்கும், வேறு கம்பெனிக்கு மாறிக்கொள் என கணவர் வற்புறுத்து கிறார். எந்தெந்த தொழிற்சாலைகளில் பணிபுரிந்தால் கருவுக்கு ஆபத்து ஏற்பட வாய்ப்பு இருக்கிறது. அதைத் தவிர்க்க என்ன செய்யலாம்?

கதிரியக்கப் பிரிவுகள், ரசாயனத் தொழிற்சாலை, இரைச்சல் மிக்க அதிர்வை ஏற்படுத்துகிற இயந்திரங்கள், அறுவைச் சிகிச்சை அறைச் சூழல்கள், கதிர்வீச்சு அல்லது கதிரியக்க சிகிச்சைத் துறைகள் போன்றவை கருவில் இருக்கும் குழந்தைக்கு அச்சுறுத்தலை விளைவிக்கக்கூடும். கதிரியக்கம், பாதரசம், பென்ஸீன், காரீயம் போன்றவற்றோடு தொடர்பு கொண்டிருப்பது அல்லது களைப்பு, மன இறுக்கமான சூழல்களை உண்டாக்கும் வேலைகளை மேற்கொண்டிருப் பது ஆகியவற்றால் கர்ப்பத்துக்கு நிச்சயம் பாதிப்பு ஏற்படும்.

> புகையிலையில் நான்காயிரத்துக்கும் மேற்பட்ட நச்சுத் தன்மை உள்ள பொருள்கள் உள்ளன. இவற்றில் சுமார் நாற்பதுக்கும் மேற்பட்டவை, புற்றுநோயைத் தூண்டக் கூடியவை. அவற்றுள் பல மலட்டுத்தன்மையையும் துண்டுகின்றன.

கருத்தடை சாதனங்களைப் பல ஆண்டுகளாகப் பயன்படுத்தி வந்தேன். அதை நிறுத்திய பிறகு கருத்தரிப்பு நிகழும் என நினைத்திருந்தேன். ஆனால் அவ்வாறு நிகழவில்லை. சரியான நேரத்தை அறிந்துதான் உடலுறவு கொண்டோம். ஏன் எனக்கு கருத்தரிப்பு நிகழவில்லை?

உங்களைப்போல் பலருக்கும் இந்த சந்தேகம் இருக்கிறது. கருத்தடை சாதனங்களைப் பல ஆண்டுகளாகப் பயன்படுத்தி வந்த நிலையில், அதை எடுத்தவுடனே கருத்தரித்துவிடு வோம் என நினைக்கிறார்கள். ஆனால், இது எல்லா வேளை களிலும் சாத்தியமாவதில்லை. ஒரு பெண் கருத்தரிக்க பல மாதங்கள் ஆகும். இது முற்றிலும் இயல்பானது. நீங்கள் ஓர் ஆண்டு முழுவதும் முயன்றும் கருத்தரிக்கவில்லை என்றால், மருத்துவ ஆலோசனையைக் கேட்கலாம்.

எங்களுக்குத் திருமணமாகி எட்டு ஆண்டுகள் ஆகின்றன. இதுவரை குழந்தைப்பேறு வாய்க்கவில்லை. உடல் அளவில் எந்தப் பிரச்னையும் இல்லை. ஆனால், வேறு என்ன காரணத்தினால் குழந்தைப்பேறு தள்ளிப்போகிறது என்பது தெரியவில்லை. காரணம் என்னவாக இருக்கும்?

உடல் சார்ந்த பிரச்னைகள் இல்லாவிட்டால், சிலவேளை களில் உளவியல் காரணமாகவும் கருத்தரிப்பதில் சிக்கல் ஏற்படும். அதிகமாகக் கவலைப்படுதல், சோர்வு அல்லது நடுக்கம் போன்ற காரணங்களாலும் கருத்தரிக்க இயலாத நிலை ஏற்படுகிறது. மருத்துவரைக் கலந்து ஆலோசிக்கவும்.

கருவுறத் தடையாக என்னென்ன பிரச்னைகள் இருந்தால் மருத்துவரை அணுகி சரிசெய்து கொள்ளலாம்?

ஆண், குறைவான உயிரணுக்களை உற்பத்திசெய்வது அல்லது உயிரணு உற்பத்தியாகும் இடத்தில் அடைப்பு, பெண்ணுக்குக் கருக் குழாய் அடைப்பு, முட்டை முதிர்ந்து வெளிவராமை, பாலுறவுக் குறைபாடுகள் போன்ற உடலியல் காரணங்கள் இருந்தால் சிகிச்சையின் மூலம் சரிசெய்துகொள்ளலாம். தவிர, எந்தவிதமான சிக்கலாக இருந்தாலும் உரிய மருத்துவரை அணுகி அவரது ஆலோசனையைப் பெற்றால், நவீன மருத்துவத்தின் மூலம் விரைவில் தாய்மைப்பேறு அடைய வழி பிறக்கும்.

என் கணவருக்குப் புகைப் பழக்கம் உள்ளது. வீட்டிலேயே புகைப்பார். இந்த நிலையில் அவரோடு உடலுறவு கொண்டு கருத்தரித்தால் எனக்குக் குறைபாடு உள்ள குழந்தை பிறக்குமா? அல்லது இயல்பான குழந்தை பிறக்குமா?

புகை மற்றும் மதுப் பழக்கம் இரண்டும் உடல் நலத்துக்கு அச்சுறுத்தல் என்பது தெரிந்த விஷயம்தானே. உங்கள் கணவரின் புகைப் பழக்கம் கண்டிப்பாக உங்கள் கருவைப் பாதிக்கும். புகையில் உள்ள நச்சுப் பொருள்கள் அவருடைய உயிரணுக்களைப் பாதிப்பதால், அவருக்குக் குறைபாடான அணுக்கள் உருவாகி பிறவிக் குறைபாடு உள்ள குழந்தைப் பேற்றை உண்டாக்கும். பிறக்கும் குழந்தையும் எடை குறைவாகப் பிறக்க நேரிடும். புகையிலையின் பாதிப்பு உள்ளவர்களின் குழந்தை, அப்பழக்கம் இல்லாதவர் களுக்குப் பிறக்கும் குழந்தைகளைவிட இருநூறு கிராம் குறைவான எடையுடன் இருக்கும்.

உங்கள் கணவர் வெளிவிடும் புகையை உள்ளிழுக்கும்போது அதில் உள்ள நிக்கோட்டின் நச்சு கருவில் உள்ள குழந்தையைப் பாதிக்கும். சிகரெட்டில் உள்ள கார்பன் மோனாக்சைடு, உங்கள் ரத்த ஓட்டத்தில் கலப்பதால் ரத்தத்தில் உள்ள ஆக்ஸிஜன் அளவு குறையும். இதனால், குழந்தைக்குச் செல்லும் ஆக்ஸிஜன் குறையும். இதன் விளைவாக, குழந்தை குறைப் பிரசவத்தில் பிறக்கும் அபாயம் உண்டு. பிரசவத்தின்போது, நீங்களும் மிகப் பெரிய அபாயங்களைக் கடக்கவேண்டி இருக்கும்.

கணவன் - மனைவி இருவரும் தேயிலைத் தோட்டத்தில் வேலை செய்கிறோம். இங்குள்ள பல பெண்களுக்கு மதுப் பழக்கம் உண்டு. எனக்கும் இருக்கிறது. கடந்த முறை எனக்குக் குறை பிரசவத்தில் குழந்தை பிறந்து இறந்து விட்டது. இதற்கு, மது அருந்தும் பழக்கமும் ஒரு காரணமாக இருந்திருக்குமோ என பயமாக இருக்கிறது. இந்தப் பழக்கத்தால் அப்படி நிகழ வாய்ப்பு உண்டா? மதுவால் என்னென்ன பிரச்னைகள் வரும்?

மதுப் பழக்கம் கருவை நிச்சயம் பாதிக்கும். கொஞ்சமாகத் தான் குடிக்கிறேன் என்றாலும்கூட அது உங்கள் கருவின் வளர்ச்சியில் குறைபாட்டை ஏற்படுத்தும். குறிப்பாக,

கர்ப்பக் காலத்தின் தொடக்கத்தில், கரு வளர்ச்சியில் குறைபாடு ஏற்படும்.

மதுவில் உள்ள ரசாயனங்கள் உங்கள் ரத்தம் வழியாகக் குழந்தையின் ரத்த ஓட்டத்தோடு கலக்கும். ஆகவே, மதுவை முற்றிலுமாகத் தவிர்த்துவிடுங்கள். கருத்தரித்த நாள் முதல் நீங்கள் மது அருந்துவதை விட்டால்கூட உங்கள் கருத்தரிப்பு முழுமை பெறுவதற்கு வாய்ப்பு உண்டு. உங்கள் கணவருக்கும் இந்தப் பழக்கம் இருந்தால், அதை விட்டுவிடச் சொல்லுங்கள்.

என் கணவருடைய குடும்பத்தில் பலருக்கு உதடுப்பிளவு பிரச்னை இருந்து சரி செய்திருக்கிறார்கள். இந்த நிலையில், நான் கருத்தரித்தால் என் குழந்தைக்கும் இந்த நிலை வருமா? இதை முன்கூட்டியே எப்படி தடுப்பது?

உடலின் குறிப்பிட்ட சில சிறப்பு அம்சங்களான மூக்கின் வடிவம், கண்கள் போன்றவை பரம்பரை பரம்பரையாக ஜீன்கள் மூலம் அடுத்த தலைமுறை குழந்தைகளுக்குக் கடத்தப்படுகின்றன. அதுபோல், சில குறைபாடுகளும் ஜீன்கள் மூலம் கடத்தப்படுகின்றன.

கணவன் - மனைவி இருவருக்குமே இவற்றுள் ஒரே மாதிரியான பிரச்னை ஏதும் இல்லாமல் இருந்து குழந்தைப் பெற நேர்ந்தால், அந்தக் குழந்தைக்கு இத்தகைய பாதிப்புகள் வராமல் போகலாம். குடும்பத்தில் யாருக்கேனும் இத்தகைய குறைபாடுகள் இருந்தால் கருத்தரிக்கும் முன்பாக அதைப்பற்றி உங்கள் மருத்துவரிடம் கலந்து ஆலோசித்து கருவுக்கும் இந்தக் குறைபாடு ஏற்படுமா என்பதைத் தெரிந்துகொள்வது நல்லது.

பரம்பரை நோய்கள் வர முக்கியக் காரணங்கள் என்ன? அதிகமான பாதிப்புகள் வரக்கூடிய சூழ்நிலைகள் இருந்தால் எப்போது, எந்தவிதமான பரிசோதனைகள் மேற்கொள்ள வேண்டும்?

பரம்பரை பரம்பரையாகக் கடத்தப்படும் பல பொதுவான குறைபாடுகள் மிகவும் சிக்கலானவை. இதற்கு, ஜீன்களில் ஏற்படும் கோளாறுகள், சுற்றுச்சூழல் என பல காரணங்கள் உள்ளன.

அதிகளவில் பரம்பரைக் குறைபாட்டுடன் குழந்தைப் பெறும் வாய்ப்பு இருந்தாலும், தம்பதியர் இருவருமே குழந்தை பிறப்பதற்கு முன்பே கர்ப்பத்தின் 16-வது வாரத்தில் பனிக்குடத்தில் இருந்து சிறிது தசை அல்லது திரவத்தை எடுத்துப் பரிசோதித்து கருவில் ஏதாவது குறைபாடு இருக்கிறதா என்பதைத் தெரிந்துகொள்ளலாம். அப்படி ஏதாவது குறைபாடு இருந்தால் கருவை அகற்றிவிடலாம்.

எனக்குப் பரம்பரையாக வரும் ரத்தசோகை நோய் இருக்கிறது. நான் கர்ப்பம் தரித்து குழந்தை பெற்றால் குழந்தைக்கும் இந்தப் பாதிப்பு ஏற்படுமா?

உங்கள் கணவரும் ரத்தசோகை நோயால் பாதிக்கப் பட்டிருந்தால், நான்கில் ஒரு குழந்தை கருத்தரிக்கும்போதே பாதிப்பு ஏற்பட்டு பிறவிக் குறையோடு பிறக்கும். பரம்பரை நோயால், குழந்தைக்கும் அத்தகைய குறை ஏற்பட வாய்ப்பு உண்டு.

தம்பதியரில் குறைபாடு ஒருவருக்கா அல்லது இருவருக்குமா என்பதையும், குறைபாட்டின் இயல்பைப் பொருத்தும் பிறக்கப் போகும் குழந்தைக்கு வரும் குறைபாடுகள் வித்தியாசப்படும்.

பரம்பரை பரம்பரையாக வரக்கூடிய குறைபாடுகள் என் னென்ன? அவை எப்படி வரக்கூடும்?

தம்பதியர் இருவருமே பரம்பரைக் குறைபாடுகளால் பாதிக்கப்பட்டிருந்தால், அல்பனிஸம், சிஸ்டிக் ஃபைப்ரோ சிஸ், ஃபேன்கோனி சிண்ட்ரோம், பெனில்கேடோ னூரியா, தாலசீமியா, வில்சன்ஸ் நோய், ரத்த அழிவுச் சோகை போன்ற நோய்கள் வரலாம்.

கணவன்-மனைவி இருவரில் யாராவது ஒருவருக்கு மரபணுக் குறைவால் குறைபாடு ஏற்பட்டிருந்தால் ஹீமோகுளோபின் குறைபாடு, ரத்த சிவப்பணு செல்

பிறக்கும் குழந்தைகளில் ஆயிரத்தில் ஒரு குழந்தை உதட்டுப்பிளவுடனும், பத்தாயிரத்தில் நான்கு குழந்தைகள் அண்ணப்பிளவுடனும் பிறக்கின்றன.

குறைபாடு, கல்லீரல் குறைபாடு, மூளை மற்றும் நரம்பு மண்டலக் குறைபாடு, தசை அழிவு நோய், எலும்புகள் சரியாக உருவாகாமலும் உறுதியாகாமலும் உள்ள குறைபாடு, சிறுநீரகத்தில் வரும் பாதிப்புகள் தோன்றுதல் போன்ற வற்றைக் கூறலாம்.

உறவுக்குள் திருமணம் செய்துகொள்ள வேண்டாம் என்கிறார்களே ஏன்?

ரத்தம் வழியாக பல பரம்பரை நோய்கள் கடத்தப்படுவதால் எதிர்கால சந்ததிகள் பாதிக்கப்படும் வாய்ப்பு அதிகம் என்பது ஒன்று. ரத்தப் பொருத்தம் இல்லாத நிலையில் உறவுக்காரப் பெண் கருத்தரித்தால், குழந்தை இறந்து பிறத்தல் போன்ற பல சிக்கல்கள் உருவாகும் என்பது இன்னொரு காரணம். தவிர, அறிவாளியான குழந்தைகளைப் பெறுவதற்கு ரத்தத் தொடர்பு இல்லாத இடத்தில் திருமண உறவுகொள்வதுதான் நல்லது.

கருத்தரிப்பு அடையாளங்கள்

2

நான் கருத்தரித்திருப்பதை எப்படித் தெரிந்துகொள்வது? ஏதாவது ஒரே அறிகுறி தெரியுமா? அல்லது பல அறிகுறிகள் சேர்ந்து தோன்றுமா?

கருத்தரிக்கும்போது ஏற்படும் ஒன்று அல்லது அதற்கு மேற்பட்ட அறிகுறி களை வைத்து கர்ப்பத்தை அறிந்து கொள்ளலாம்.

மாதவிலக்கு தள்ளிப்போதல், குமட்டல் போன்ற விரும்பத்தகாத உணர்வுகள், உடல் நலன் குன்றியிருப்பது போன்று உணர்வைத் தரும் மசக்கை, அடிக்கடி சிறுநீர் பிரிதல், புண்ணோ, எரிச்சலோ இல்லாமல் வெள்ளைப்படுதல், வாசனையைக் கண்டால் தலைச்சுற்றல், மார்பகங்கள் பெரியதாகவும், வலி மற்றும் உறுத்தலுடன் இருத்தல், மார்பக நரம்புகள் புடைத்தும், காம்புகள் கறுப்பாகவும், முன்பக்கம் நீட்டியவாறும் மாறுவது, மலச்சிக்கல் இருப்பதுபோன்ற உணர்வு, புளி,

களிமண் அல்லது ஐஸ் கட்டி போன்று வழக்கத்துக்கு மாறான பொருள்கள் மீது ஆசை. இவைதவிர, பெரும்பாலும் வயிறு பெருத்தல், கரு நெளிதல் போன்ற அறிகுறிகள் இருக்கும்.

இந்த அறிகுறிகளுள் ஒன்று மட்டும் தனியாகவோ அல்லது பலவித அறிகுறிகள் சேர்ந்தோ இருக்காது. ஒவ்வொரு வருக்கும் ஒவ்வொரு விதமான அறிகுறிகள் தெரியும். இவற்றை உறுதி செய்ய சிறப்புப் பரிசோதனைகளை மேற்கொள்ள வேண்டும்.

எனக்கு மாதவிலக்கு தள்ளிப்போயிருக்கிறது. ஆனால், நான் கர்ப்பம் தரித்திருக்கிறேனா என்பதில் சந்தேகமாகவும் இருக்கிறது. கர்ப்பக் காலத்தில் பெண்ணுக்கு எத்தகைய மாற்றங்கள் நிகழும்?

கர்ப்பக் காலத்தில் பெண்ணின் எடை அதிகரிக்க வேண்டும், மார்பகங்கள் அளவில் பெரிதாக வேண்டும், குழந்தைக்கு இடம் அளிக்கும் வகையில் கருப்பை பெரிதாக வேண்டும், ரத்தத்தின் தொகுதியும், கன அளவும் மாற வேண்டும். நாளமில்லாச் சுரப்பி உறுப்புகள் அதிக நேரம் கூடுதலாகச் செயலாற்ற வேண்டும். தனது செயல்பாடுகளில் பல்வேறு மாற்றங்களை உடல் உணரவேண்டும்.

மாதவிலக்கு தள்ளிப்போவதை மட்டும் வைத்து கருத்தரித் திருப்பதை ஒருவரால் உறுதி செய்துகொள்ள முடியுமா?

கருவுற்றதற்கான சாத்தியக்கூறை உண்டாக்கி நமது கவனத்தை ஈர்க்கும் முதல் அறிகுறி மாதவிலக்கு தள்ளிப் போதல் அல்லது மாதப்போக்கு விடுபடுதல்தான். எல்லா நேரங்களிலும் இது ஒன்றை மட்டும் சரியான அறிகுறி யாகக்கொள்ள இயலாது.

கரு முட்டையானது சினைப்பையில் இருந்து வெளியான பிறகு 24 மணி நேரம் வரை உயிரோடு இருக்கும். கருத்தரிப்பு நடைபெற, இந்த 24 மணி நேரத்தில் அது உயிரணுவோடு சேர்ந்துவிட வேண்டும். அவ்வாறே, உயிரணுவானது 48 முதல் 72 மணி நேரம்வரை உயிருடன் இருக்கும். ஆகவே, கருத்தரிக்க சிறந்த நேரம், முட்டை வெளியான காலத்தைச் சார்ந்திருக்கிறது.

வழக்கத்துக்கு மாறாக, கருத்தரித்த முதல் இரண்டு மூன்று மாதங்களுக்குக்கூட மாதவிலக்கு ஆகலாம். சிலவேளை களில், கர்ப்பம் தரிக்காமலே மாதவிலக்கு தள்ளிப்போகலாம். சூழ்நிலை மாற்றம் காரணமாக டீன்-ஏஜ் காலத்தின் பிற்பகுதி வயதுப் பெண்கள், இருபதாவது வயதின் தொடக்கத்தில் உள்ள பெண்களுக்கு இத்தகைய பிரச்னைகள் ஏற்படுவ துண்டு. கவலையும், மன இறுக்கமும் மாதவிலக்குச் சுழற்சியைத் தாமதப்படுத்தும். முழு அளவில் பரிசோதனை மேற்கொள்வது நல்லது.

காலையில் எழுந்ததும் தலைச்சுற்றல், மயக்கம் வருகிறது. கர்ப்பக் காலத்தில் இப்படித்தான் இருக்கும் என்கிறார்கள். எல்லோருக்கும் இப்படி இருக்குமா? அல்லது ஒரு சிலருக்கு மட்டும் இப்படி ஆகுமா?

இதை மசக்கை என்கிறார்கள். கர்ப்பக் காலத்தில் இந்த அறிகுறி ஏறக்குறைய எல்லாருக்கும் ஒரே மாதிரியாகத்தான் இருக்கும். முதன் முறையாகக் கருத்தரிக்கும் பெண்களில் மிக அதிக எண்ணிக்கையில் மசக்கையால் பாதிக்கப்படு கிறார்கள். ஆனால், அடுத்தடுத்த கர்ப்பத்தின்போது இது மறைந்துவிடுகிறது.

பத்து கர்ப்பிணிகளில் எட்டு பேருக்காவது மசக்கைப் பிரச்னை உள்ளது. நாற்பது சதவீதத்துக்கும் குறைவான வர்கள் மட்டும் வாந்தி ஏற்படுவதாகக் கூறுகிறார்கள். இந்த அறிகுறிகள், கர்ப்பக் காலத்தின் நான்காவது வாரத்தில் தொடங்கும். பொதுவாக, 12 முதல் 14-வது வாரத்தில் இது மறைந்துவிடும். சிலருக்கு 20-வது வாரம்வரைகூட இந்த அறிகுறிகளால் பாதிக்கப்படுகிறார்கள்.

இவற்றின் தீவிரம் ஒருவருக்கு ஒருவர் வித்தியாசப்படும். சிலருக்கு காலையில் படுக்கையை விட்டு எழுந்ததுமோ, முதல் வேளை சாப்பிட்ட பிறகோ குமட்டல் வந்து, வாந்தி யில் முடியும். அதற்குப் பிறகு, நாள் முழுவதும் அசௌ கரியங்களோ, பசியின்மையோ இருக்காது. பிறருக்கு, கவலை தரும் வகையில் வாந்தியில்லாமல் வெறும் குமட்டல் பல மணி நேரம் வரை நீடிக்கலாம். இது வழக்கமாக சில வாரங்கள் வரை நீடிக்கும். மிக அரிதாக மூன்று மாதங்களுக்கு மேலும் நீடிப்பது உண்டு.

இன்னொரு முக்கிய விஷயம், கர்ப்பக் காலத்தின்போது மொத்த ரத்த ஓட்டத்தில் இருபத்தைந்து சதவீதம் கருப்பைக்கு மட்டும் தேவைப்படுவதால் இயல்பான ரத்த அழுத்தம் குறைந்து மயக்கம் வரும். பத்து முதல் முப்பது வாரங்களில் ரத்தத் தொகுதியின் அளவு அதிகரிக்கத் தொடங்குவதால் மயக்கத்தின் அளவு குறைந்துவிடும்.

கர்ப்பத்தை உறுதி செய்வதற்கு மருத்துவமனைக்குச் சென்றால், எப்போது மாதவிலக்கு நின்றது என மருத்துவர்கள் கேட்கிறார்களே, இது ஏன்? இதை வைத்து கருத்தரித்த நாளை துல்லியமாகத் தெரிந்துகொள்ளலாமா?

கருத்தரித்து எவ்வளவு நாள்கள் ஆகியிருக்கும் என்பதை உத்தேசமாக மதிப்பிடுவதற்கு இந்த முதல் அறிகுறி உதவுகிறது. கடைசியாக மாதவிலக்கு நின்ற முதல் நாளில் இருந்து கர்ப்பத்தின் துவக்கத்தைக் கணக்கிடுவது வழக்கம். சில வேளைகளில் இது தவறாகப் போய்விடுவதும் உண்டு. ஏனெனில், பாலூட்டுதல் போன்ற பிற பிரச்னைகளால் மாதவிலக்கு தள்ளிய இடைப்பட்ட காலத்தில்கூட கர்ப்பம் தரித்திருக்கக்கூடும். உடலுறவு நடந்த நாள், கடைசியாக மாத விலக்கு நின்ற நாளுடன் ஒத்துப்போவதில்லை என்ற உண்மையை யாரும் கவனத்தில் எடுத்துக்கொள்வதில்லை. இருந்தபோதிலும், தற்போது உள்ள முறைகளில் இதுதான் சிறந்த முறையாக உள்ளது.

நீங்களாகவே செய்யக்கூடிய கர்ப்பப் பரிசோதனையை, மாதவிலக்கு தவறியதும் மேற்கொண்டால் நூற்றுக்குத் தொண்ணூறு சதவீதம் உறுதிசெய்துகொள்ளலாம். இடுப்புக் கூட்டுப் பகுதி அல்ட்ரா-சவுண்டு பரிசோதனையை ஆறாவது வாரத்தில் மேற்கொண்டால் எல்லா சந்தேகங்களும் அகன்றுவிடும்.

எனது பிறப்புறுப்பு திடீரென நிறம் மாறித் தெரிகிறது. வெள்ளைப்போக்கும் அதிகமாக இருக்கிறது. நோய்த் தொற்றாக இருக்குமோ என பயமாக உள்ளது. இதற்கான காரணம் என்ன?

கருத்தரித்திருந்தால், அந்தக் காலத்தில் பிறப்புறுப்புக்கு வரும் ரத்த ஓட்டத்தில் மாறுபாடுகள் இருப்பதால் அவ்வப்போது அதில் நிறமாற்றம் ஏற்படும். சில சமயம்

பிறப்புறுப்பு வெளுத்தும், நீலமும் சிவப்பும் கலந்தும், பிரசவ சமயத்தில் பழுப்பு நிறமாகவும் மாறும். கருப்பைக் கழுத்துப் பகுதியில் கருவின் அழுத்தத்தால் உராய்வுகள் ஏற்பட்டு புண்ணாவது உண்டு. இதில் நோய்த்தொற்றுகள் ஏற்பட்டால் மஞ்சள் நிறத்தில் வெள்ளைப்படும். மற்றபடி, பிரசவத் துக்குப் பிறகு வெள்ளைப்போக்கு சரியாகிவிடும்.

உட்கார்ந்து எழுந்தால் தலைச்சுற்றி மயக்கம் வந்து கீழே விழுந்துவிடுவதைப்போல் இருக்கிறது. தலைச்சுற்றலை நீக்குவதற்கு என்ன செய்ய வேண்டும்?

கர்ப்பமாக இருக்கும்போது, அவ்வப்போது தலைச்சுற்றி மயக்கம் வருவதைப்போல் உணர்வது இயல்பு. துரித நடை நடந்துவிட்டு திடீரென நின்றால், தாழ்வான நாற்காலியில் இருந்து எழுந்தால் அல்லது படுக்கையில் இருந்து வேகமாக எழுந்தால் அல்லது மல்லாந்து படுத்த நிலையில் இருந்தால் இத்தகைய நிலைமைகள் வரலாம்.

நின்றிருக்கும்போது தலைச்சுற்றல் ஏற்படுவதாக உணர்ந் தால் உடனடியாக உட்கார்ந்துவிட வேண்டும். மல்லாந்து படுத்திருந்தால், திரும்பி இடப்பக்கமாக ஒருக்களித்துப் படுங்கள். குறிப்பாக, கர்ப்பக் காலத்தின் பிற்பகுதியில் இதை நடைமுறைப்படுத்த வேண்டும். இவ்வாறு ஒரு பக்கமாகத் திரும்புவதால், பெரிய நரம்பான இன்ஃபீரியர் வீனாகேவா நரம்பின் அழுத்தத்தை அகற்றுகிறது. தவிர, ரத்த ஓட்டத்தை அதிகரிப்பதன் மூலம் உடனடியாக நிவாரணம் ஏற்படுகிறது.

குமட்டல் மற்றும் மசக்கை வந்தால் எப்படி இருக்கும்? அவற்றை எவ்வாறு சமாளிப்பது?

அறிகுறிகளின் தீவிரம், மசக்கைத் தோன்றும் விதம் போன்றவை ஒவ்வொரு நபருக்கும் வேறுபடும். சிலருக்குக் குமட்டல் ஏற்பட்டு சமாளித்துக்கொள்வார்கள். மற்றவர்கள், எந்த ஒன்றையும் ஜீரணிக்க முடியாமல் அவற்றைத் தூக்கி எறிவார்கள். அறிகுறிகள் காலையிலும், வேறு சிலருக்கு பிற

மாதவிலக்கு நாள்களில் உடலுறவு கொண்டால் நூறு சதவீதம் கருத்தரிக்காது.

வேளைகளிலும், சிலருக்கு நாள் முழுதும் நீடிக்கும். இந்த அறிகுறிக்கு, கர்ப்பக் காலத்தின் தொடக்கத்தில் ஏற்படும் ஹார்மோன் மாறுபாடுகள் முக்கியப் பங்கு வகிக்கின்றன. இதிலிருந்து நிவாரணம் பெற, பின்வரும் குறிப்புகளைப் பின்பற்ற முயற்சிக்கலாம்:

தினமும் மூன்று வேளை சாப்பிடுவதற்குப் பதில், குறுகிய இடைவெளிகளில் கொஞ்சம் கொஞ்சமாகச் சாப்பிடுங்கள். இத்தகைய சின்னச் சின்ன மாற்றங்களை மேற்கொள்வதன் மூலம் மசக்கையை சமாளிக்கலாம்.

காலையில் எழுந்ததும் குமட்டல் மிகவும் அதிகமாக இருந்தால், வறுத்த, உலர்ந்த உணவு அல்லது பிஸ்கட் போன்றவற்றை எழுந்திருக்கும்போதே சாப்பிடுங்கள்.

குமட்டலைத் தூண்டும் உணவுகளையும், வாசனைகளையும் தவிருங்கள். உங்களுக்கும், பிறருக்கும் ஏற்ற உணவாகத் தேர்ந்தெடுத்து தயாரித்துக் கொடுங்கள். அசௌகரியத்தைத் தராத, அதேசமயம், உடல் நலனுக்கு ஏற்ற உணவுப் பொருள்களைச் சாப்பிடுங்கள்.

கர்ப்பக் காலத்தில் வாசனைக்கான உணர்ச்சி மிக அதிகமாக இருக்கும். சூடான உணவுகளைவிட குளிர்ச்சியான உணவுகள் குறைந்த வாசனை கொண்டவையாக இருப்பதால் அவற்றை நாடுங்கள்.

தளர்த்தியான உடைகளை அணியுங்கள். இடுப்பைச் சுற்றி இறுக்குவது போன்ற உடை அணிவது அசௌகரியத்தை உண்டாக்கும்.

குமட்டலைப் பற்றி நினைத்துக்கொண்டே இருந்தால்தான் அது அதிகமாகும். எவ்வளவு முடியுமோ அவ்வளவுக்குக் கவனத்தை வேறு பக்கம் திருப்புங்கள், குமட்டல் குறையும்.

அதிகமாக வாந்தி வருவது அரிதுதான். அது நீடிக்குமானால் நீரிழப்பு மற்றும் எலக்ட்ரோலைட் சமச்சீரின்மை உண்டாக லாம். உடனே மருத்துவரைத் தொடர்புகொள்ளுங்கள்.

கர்ப்பக் காலத்தின் முடிவு வரை குமட்டல் தொடர்ந்தால், ரத்த அழுத்தம் மற்றும் சிறுநீர்ப் பரிசோதனை செய்து கொள்ள மருத்துவரிடம் செல்லுங்கள்.

சமீபகாலமாக எனக்கு அடிக்கடி சிறுநீர் பிரிகிறது. அதுவும் சொட்டு சொட்டாக வரு கிறது. இரவில்கூட கழிவறை செல்லவேண்டி இருக்கிறது. நான் எப்போதும் பிறப் புறுப்பை மிகவும் சுத்தமாக வைத்துக்கொள்வேன். அப்படி யிருந்தும் ஏன் இப்படி? இது சிறுநீர்த்தாரைத் தொற்றாக இருக்குமா?

சிறுநீர்ப் பை மற்றும் சிறுநீர்த்தாரைத் தொற்றின்போது எரிச்சல் உணர்வுகளோ, காய்ச்சலோ இருக்கும். அவ்வாறு இல்லாமல், சொட்டு சொட்டாக அடிக்கடி சிறுநீர் கழிக்க வேண்டும் என்ற உந்துதல் இருந்தால் நீங்கள் கர்ப்பம் அடைந்திருக்கலாம். கருத்தரிப்புக்கான ஆரம்ப அறிகுறி களில் இதுவும் ஒன்று.

அவ்வப்போது சிறுநீர் கழிக்க வேண்டியிருப்பது கர்ப்பத்தின் ஆரம்ப அறிகுறிகளில் ஒன்றாகும். சில பெண்களுக்கு இது பிரசவம் வரை தொடரும். கருப்பை வளர்ந்து சிறுநீர்ப் பையை அழுத்துவதால் அடிக்கடி சிறுநீர் கழிக்கவேண்டி யிருக்கும்.

அதாவது, இடுப்புக்கூட்டுப் பகுதியில் ஏற்படும் உடல் ரீதியான மாற்றங்கள் சிறுநீர்ப்பை அழற்சிக்குக் காரணமா கின்றன. கருத்தரித்த இரண்டாவது மூன்றாவது மாதங்களில் இவ்வாறு இருப்பது சாதாரணம்.

மூன்றாவது மாதத்துக்குப் பிறகு இடுப்புக்கூட்டு விளிம்புக்கு வெளியே கருப்பை வந்துவிடுவதாலும், அதிகமாக அசையக் கூடியதாக ஆவதாலும் சிறுநீர்ப்பையின் மீது ஏற்படுத்தும் அழுத்தம் நீங்கும்.

பொதுவாக, கருவுற்ற சுமார் இரண்டாவது மாதத்தில் சிறுநீர்ப் பையிலும் கொஞ்சம் அழற்சி ஏற்படும். இதனால்,

ஹெபடைடிஸ்-பி என்ற கொடிய வைரஸ் காரணமாக, தம்பதியரில் யாருக்கேனும் மஞ்சள் காமாலை வந்திருந்தால் அது உடலுறவு மூலம் தொற்றக்கூடும். எனவே, மஞ்சற் காமாலைக்கான தடுப்பூசியைப் போட்டுக்கொள்வது மிகவும் பாதுகாப்பானது.

மீண்டும் அடிக்கடியும், அசௌகரியத்துடனும் சிறுநீர் கழிக்கவேண்டியிருக்கலாம். குழந்தை பிறந்த பன்னிரண்டு வாரங்களுக்குப் பிறகும் இது மறையாமல் நீடிக்கும். கர்ப்பத்தின் துவக்கத்திலேயே இந்த மாற்றத்தைப் பற்றி உங்கள் அல்ட்ரா-சவுண்டு அறிக்கையில் குறிப்பிடப் பட்டிருந்தால் கவலைப்பட வேண்டியதில்லை.

மருத்துவப் பரிசோதனை மேற்கொள்ளாமல் நீங்களாக சிறுநீர்த்தாரைத் தொற்று ஏற்பட்டிருக்கலாம் கருதிக் கொள்ளாதீர்கள்.

நான் கர்ப்பம் தரித்திருக்கிறேன். எனக்கு அடிக்கடி சிறுநீர்த் தொற்று ஏற்படுகிறது. இதை எப்படித் தவிர்ப்பது?

கர்ப்பக் காலத்தின் தொடக்கத்தில் அடிக்கடி சிறுநீர் கழிக்க நேரிடுவதை சகித்துக்கொள்ளலாம். இரவில் அதிகமாக எழுந்திருக்க வேண்டிய நிலை ஏற்பட்டால், மாலை நேரத்தில் தண்ணீர் மற்றும் திரவ உணவுகளைக் குறைவாக அருந்துங்கள்.

சிறுநீர் கழிக்கும்போது, கழிவறையில் முன்னும் பின்னும் அசைந்தபடி சிறுநீர் கழிப்பது பலன் தருவதாகக் கண்டறிந் திருக்கிறார்கள். இவ்வாறு முன்னும் பின்னும் நகர்ந்தபடி சிறுநீர் கழிப்பதால் கருப்பையானது சிறுநீர்ப் பையின் மீது அழுத்தம் ஏற்படுத்துவது குறைகிறது. தவிர, நீங்கள் சிறுநீர்ப் பையில் இருந்து முற்றிலுமாக சிறுநீரை வெளியேற்றி விடலாம்.

சிறுநீர் கழிக்கும்போது வலி அல்லது ரத்தம் வெளியேறி னால், சிறுநீர்த் தாரையில் தொற்று ஏற்பட்டிருக்கலாம். கருக்காலத்தில் இத்தகைய தொற்று ஏற்படுவது இயல்பு, இதைப்பற்றி உங்கள் மருத்துவரை கலந்தாலோசியுங்கள்.

எனக்குத் திருமணமாகி ஆறு மாதங்கள் ஆகின்றன. மார்பகங்களைத் தொட்டாலே வலி பயங்கரமாக உள்ளது. முன்பைவிட மார்பகம் பெரிதாக வீங்கியிருப்பதோடு, மஞ்சள் நிறக் கசிவு இருப்பதால் கட்டி ஏதாவது இருக்குமோ என பயமாக இருக்கிறது. என்ன செய்வது?

நீங்கள் கருத்தரித்திருக்கிறீர்கள். கருவுற்ற ஆறாவது வாரத்தில் மார்பகங்களில் மாற்றம் ஏற்படத் தொடங்கும். மார்பகங்

களுக்கு வரும் ரத்த ஓட்டத்தின் அளவு அதிகரித்து ரத்த நாளங்கள் புடைத்து எழுவதால் இத்தகைய வலி தோன்றும்.

முதல் கர்ப்பத்தின்போது மார்பகங்கள் தொடர்ச்சியாக பல மாற்றங்களுக்கு உள்ளாவதும், அவற்றில் பல வாழ்நாளின் இறுதி வரை தொடர்ந்து நீடிப்பதும் உண்டு. முழு சுரப்பியின் பரிமாணமும் அதன் வெளிப்புற நுண்ணறைகளில்தான் முதலில் தெரியவரும். அதைத் தொட்டால் கெட்டியாகவும், மேடான முனைப்புகளுடனும், மெதுவாகத் தொட்டாலே வலியுடனும் இருக்கும். இந்த நிலை கர்ப்பத்தின் இரண்டாம் மாதத்தின் இறுதியில் தொடங்கி, கர்ப்ப நாள்கள் கூடக் கூட குறிப்பிடத் தகுந்த அளவு அதிகமாகும்.

சுரப்பியின் வெளிப்புறத்தை மெதுவாக அழுத்தினால் மார்பகக் காம்பு வழியாக தெளிந்த அடர் மஞ்சள் நிறக் கசிவு கொஞ்சமாக வெளிப்படும். கர்ப்பக் காலத்தில் இந்தச் சுரப்பு பல்வேறு நிறத்தில் வரக்கூடும். முதலில் பார்க்கும்போது, மெல்லிய வைக்கோல் நிறத் திரவம் போலவும், பிறகு கட்டியாகி அடர்மஞ்சள் நிறமாகவும் இருக்கும்.

14-வது வாரத்தில் மார்பகக் காம்பு மற்றும் அதைச் சுற்றியுள்ள பகுதிகள் ஆழமாக நிறம் மாறும். மார்பகக் காம்பைச் சுற்றியுள்ள பகுதிகளில் பெருக்கம் அடைந்த செபேஷியஸ் சுரப்பிகளை உள்ளடக்கிய சின்ன முடிச்சுகள் காணப்படும். இவை வெளியே தெரியும் வகையில் நீட்டிக்கொண்டிருக்கும். இவற்றைச் சுற்றி ஒழுங்கற்ற வெளிப்புற மையமும் உருவாகும். ஏரியோலா எனப்படும் வட்டமுகடு வளர்ச்சி யடைந்த இடத்தில் நிறமிகள் குறைவாகக் காணப்படும். தோலுக்கு அடியில் செல்லும் விரிவடைந்த நரம்புகளில் உண்டாகும் அதிகமான ரத்த ஓட்டம், இந்தப் பெருக்கத்தை தொடர்ந்து அதிகரிக்கின்றன.

ஆகவே, கர்ப்பக் காலத்தில் எல்லா பெண்களுக்கும் ஏற்படுகிற இயல்பான மாற்றம்தான் உங்களுக்கு ஏற்பட்டிருக்கிறதே தவிர, கட்டியோ, கழலையோ அல்ல. இதைப் பற்றி பயப்பட வேண்டாம்.

கர்ப்பக் கால பரிசோதனைகள்

3

நான் இயல்பாகக் கருத்தரித்து உள்ளேன். எப்படியிருந்தாலும் மருத்துவப் பரிசோதனைக்குத் தொடர்ந்து செல்ல வேண்டும் என என் மாமியார் வற்புறுத்துகிறார். கர்ப்பக் காலத்தின் போது பரிசோதனைகள் ஏன் அவசியம்?

காலந்தவறாமல் மேற்கொள்ளும் விவேகமான மருத்துவக் கவனிப்புதான் ஆரோக்கியமான கர்ப்பக் கால பராமரிப்பின் அடிப்படை. இயற்கை ஒழுங்குகளான கர்ப்பமும், குழந்தைப் பேறும் அதிகமான இடையூறுகளைச் சகித்துக்கொள்வதில்லை.

முன்பேறு கால பராமரிப்புக்கான மருத்துவமனைகள் அல்லது மருத்துவரிடம் மேற்கொள்ளும் காலந்தவறாத பரிசோதனைகள் மட்டுமே நீங்களும், உங்கள் குழந்தையும் திடமாகவும், நன்றாகவும் இருக்கிறீர்கள் என்பதை உறுதிப்படுத்தும். தவிர, குழந்தை முறையாக வளர்ந்து கொண்டிருக்

கிறது என்பதையும், உங்களது கர்ப்பமோ அல்லது பேறு காலமோ, தவறாகப்போகும் என்பதையும், எதையும் கூடுமானவரை தடுத்துவிடலாம் என்பதையும் அவைதான் உறுதி செய்கின்றன.

முதன்முறையாகக் கர்ப்பப் பரிசோதனைக்காக மருத்துவரை எப்போது சென்று பார்ப்பது நல்லது?

பலர், தாங்கள் கர்ப்பம் தரித்த எட்டாவது முதல் பன்னிரண்டாவது வாரத்துக்கு இடையில்தான் முதன்முறையாக முன்பேறு கால பராமரிப்பு மையங்களுக்குச் செல்கிறார்கள். நீங்கள், அதற்கு முன்பாகவே செல்வதுதான் நல்லது. ஏதாவது சிக்கல் சிறிய அளவில் இருந்தால்கூட, அதைத் தொடக்கத்திலேயே கண்டறிந்துவிடுவது நல்லது. அப்போதுதான் அந்தச் சிக்கலுக்குத் தீர்வு காண இயலும்.

முதன்முறையாக டாக்டரிடம் செல்லும்போது அவர் வழக்கமாக என்னென்ன கேள்விகளைக் கேட்கக் கூடும்? அதற்கு நான் எவ்வாறு தயார்படுத்திக்கொள்ள வேண்டும்?

முதன்முறையாக மருத்துவமனைக்குச் செல்லும்போது டாக்டர் என்னென்ன கேட்பாரோ என்ற தயக்கம் இருக்கும். உங்கள் உடல் நலனைப் பற்றித் தெரிந்துகொள்வதற்காக பல கேள்விகளைக் கேட்கக்கூடும்.

அவை பெரும்பாலும் பின்வருமாறு இருக்கும்.

நீங்கள் கருத்தரித்திருக்கிறீர்களா, இல்லையா என்பதை அறிந்து ஒரு முடிவுக்கு வருவதற்காக,

கடைசியாக எப்போது மாதவிலக்கு ஆனது, என்னென்ன அறிகுறிகள் தெரிகின்றன?

(இந்தக் கேள்விகளிலேயே பெரும்பாலான நிலைகளில் நீங்கள் கர்ப்பமாக இருக்கிறீர்களா இல்லையா என்பது வெளிப்படையாகவும், தெளிவாகவும் தெரிந்துவிடும்).

இதற்கு முன்பு கர்ப்பம் தரித்திருக்கிறீர்களா? குழந்தை உள்ளதா? கர்ப்பம் தரித்திருந்தால் அவை முழுமையாக நிறைவேறியிருக்கிறதா? அல்லது கருச்சிதைவிலோ, கருக்கலைப்பிலோ முடிந்ததா?

(நீங்கள் கருத்தரித்தால் ஏதாவது சிரமங்கள் இருப்பதற்கான வாய்ப்புகள் இருந்தால் அதைக் குறித்துக்கொண்டு அதற் கேற்ப அவரால் ஆலோசனையும், சிகிச்சையும் அளிக்க வசதியாக இருக்கும்).

இதற்கு முன்பு குழந்தைகள் பிறந்திருந்தால் அவர்கள் இயல்பு நிலையில் இருக்கிறார்களா? குறைப் பிரசவமோ அல்லது குறைபாடு உள்ளவர்களாவோ இருக்கிறார்களா? ஒவ்வொரு பிரசவத்துக்கும் இடையே இடை வெளி ஏறக்குறைய சரியாக இருந்ததா? ரத்தப் பரிமாற்றம் செய்திருக்கிறீர்களா?

(இவை தற்போதைய நிலையைப் பற்றி ஒரு முடிவுக்கு வர அவருக்கு உதவும்).

உங்களுக்கு தற்போது ஏதாவது நோய்கள் ஏற்பட்டுள்ளதா? சமீபத்திலோ, கடந்த காலத்திலோ நோய்வாய்ப்பட்டிருக் கிறீர்களா? இதயத்தில் ஏதேனும் பிறவிக் குறைபாடு அல்லது பரம்பரைக் குறைபாடு, வலிப்பு, நீரிழிவு மற்றும் சிறுநீரகக் கோளாறுகள் போன்ற நோய்கள் இருக்கின்றனவா?

(இவை உங்கள் கருவில் இருக்கும் குழந்தை நன்றாகப் பிறப்பதற்கு மிக முக்கியமான கேள்விகள்).

முதன்முறையாகக் கர்ப்பம் தரித்தவுடன் என்னென்ன பரிசோதனைகள் மேற்கொள்ளப்படும்? அவை கண்டிப்பாக மேற்கொள்ளப்பட வேண்டியவையா?

முதன்முறையாகக் கர்ப்பம் தரித்திருந்தால் சில பரிசோதனைகள் செய்துகொள்ள வேண்டியது அவசியம். ஒவ்வொரு உறுப்பாக முழு உடலும் பரிசோதிக்கப்படும். இதயம், நுரையீரல்கள், வயிறு, மார்பகங்கள், காம்புகள்

பரம்பரைக் குறைபாடு நோய் உள்ளவர்கள், கருத்தரிக்கும் முன்பும், கருத்தரித்த உடனேயும், பிறகு கர்ப்பக் காலம் முழுவதும் கண்டிப்பாக மருத்துவரின் நேரடிக் கண்காணிப்பின் கீழ் இருக்க வேண்டும். ஏனெனில், அவர்களுக்குக் குறைபாடுள்ள குழந்தைகள் பிறப்பதற்கான வாய்ப்புகள் உண்டு.

மற்றும் பிற பகுதிகளும் பரிசோதிக்கப் படுகின்றன.

நீங்கள் கருத்தரிக்கும் முன்பு உங்களது சராசரி எடை எவ்வளவு, இப்போதுள்ள எடை எவ்வளவு? உயரம் மற்றும் ரத்த அழுத்தம் எவ்வளவு என்ற விவரங்கள் பரிசோதிக்கப்படும். கர்ப்பம் தரித்த பிறகு காலம் தவறாமல் வந்து ரத்த அழுத்த அளவீட்டை பரிசோதித்துக் கொள்ள வேண்டியது அவசியம். இது மிக முக்கியப் பரிசோதனையும் கூட. இந்த அளவீட்டை அடிப்படையாக வைத்துத்தான் இனி எடுக்கப் போகும் ரத்த அழுத்த அளவீடுகளை ஒப்பீடு செய்து உங்களுக்கு மிகை ரத்த அழுத்தம் வரும் வாய்ப்பு உள்ளதா இல்லையா என்பதைத் தெரிந்துகொண்டு சிகிச்சை அளிக்க இயலும்.

உள்ளுறுப்புப் பரிசோதனைகளை மேற்கொள்வதும் அவசியம். பிறப்புறுப்புக்குள் உள்ளுறுப்பு நோக்கி என்ற கருவியைப் பொருத்தி கருப்பைப் பாதை, கருப்பைக் கழுத்து ஆகியவற்றைப் பரிசோதித்துப் பார்க்கவேண்டியிருக்கும். வழக்கத்துக்கு மாறாக, ஏதேனும் யோனிச் சுரப்பு இருந்தால், அதில் இருந்து சிறிதளவு மாதிரியை ஆய்வுக்காக எடுத்துக் கொள்ளப்படும்.

கருப்பைக் கழுத்துத் திசுச்சுரண்டல் பரிசோதனை மேற் கொள்ளப் பட்டு, நோய்க்கூறு ஆய்வகத்துக்குப் பரிசோத னைக்காக அனுப்பப் படும். கருப்பையின் அளவையும், நிலையையும் அறிவதற்காக கை விரல்களால் பரிசோதனை மேற்கொள்ளப்படும். ஏதேனும் இயல்பு மாற்றங்கள் தெரிந்தால், கர்ப்பக் காலத்தின் பிற்பகுதியில் பிரச்னைகள் வரக்கூடும் என்பதால் அவற்றைத் தடுப்பதற்கான காரணத்தை அறிந்துகொள்ள இவை உதவியாக இருக்கும்.

அதன்பிறகு ரத்தப் பரிசோதனைகள் உள்பட வேறுசில குறிப்பிட்ட முக்கிய ஆய்வுகள் மேற்கொள்ளப்படும்.

கர்ப்பம் தரித்தவுடன் ரத்தப் பரிசோதனையை மேற்கொள்ள வேண்டும் என மருத்துவர் கூறுவது ஏன்?

ரத்தப் பரிசோதனையின்போது ரத்த நிறமிகளைச் சரிபார்க்க வும், ரத்தப் பிரிவுகளைச் சரிபார்க்கவும், வேறு ஏதேனும் நோய்கள் அல்லது கிருமித் தொற்றுகள் உள்ளனவா

என்பதை அறிவதற்கும் ரத்தப் பரிசோதனை மேற் கொள்ளப்படுகிறது.

1. ரத்த நிறமிப் பரிசோதனையில் ஹீமோகுளோபின் குறைந் திருந்தால், ரத்த சோகை அடையாளம் காணப்பட்டு, சிகிச்சை அளிக்கப்படுகிறது.

2. ரத்தப் பிரிவு கண்டறியப்படுவதால், பிற்காலத்தில் ரத்த இழப்புகள் ஏற்பட்டால் அதை உடனடியாக நிவர்த்தி செய்யவும், சிகிச்சைக்கும் உதவ இயலும். இதை ஏ.பி.ஓ. பிரிவுகள் என்பார்கள்.

   தவிர, ஆர்.எச். காரணி கண்டறியப்பட வேண்டும். இதுவும் எல்லாப் பெண்களுக்கும் அவசியமானது என்றாலும், குறிப்பாக முதன்முறையாகக் கருவுறும் பெண்களுக்கு மிக முக்கியம். எப்போதாவது ரத்தப் பரிமாற்றம் செய்யவேண்டிய தேவை இருக்குமானால், இது பயன்படும்.

   தாயின் ரத்தப் பிரிவு ஆர்.எச். நெகட்டிவாக உள்ளதா என்பதைக் கண்டறியவும் இப்பரிசோதனை தேவைப்படு கிறது. இதனால், முதல் குழந்தைக்குப் பயப்பட வேண்டி யிருக்காது. ஆனால், ஆர்.எச். பாசிடிவ் உள்ளவர்களை மணந்த ஆர்.எச். நெகடிவ் பெண்களுக்கு, முதல் குழந்தை பிறந்த பிறகு, அடுத்த குழந்தையைக் காப்பாற்று வதற்காக, ஊசி போடப்படுகிறது.

3. வி.டி.ஆர்.எல். எனப்படும் பால்வினை நோய்ப் பரி சோதனை மற்றும் எச்.ஐ.வி. எனப்படும் எய்ட்ஸ் பரி சோதனை ஆகியவை எய்ட்ஸ் அல்லது பிற பால்வினை நோய்கள் இருக்கின்றனவா என்பதை அறிந்துகொள்ள ரத்தப் பரிசோதனை உதவியாக உள்ளது.

கர்ப்பக் காலத்தின்போது சிறுநீர்ப் பரிசோதனையும், ஹார்மோன் பரிசோதனையும் மேற்கொள்ளப்படுவது ஏன்?

சிறுநீர்ப் பரிசோதனை செய்து, அதில் ஆல்புமின், சர்க்கரை மற்றும் நோய்த்தொற்று ஏதேனும் உள்ளதா என்பதைத் தெரிந்துகொள்ள இயலும். சிலவேளைகளில், சிறுநீர்த் தாரையில் நோய்த்தொற்று இருக்கும் என மருத்துவர்

சந்தேகித்தால், சிறப்புப் பரிசோதனை (யூரின் கல்ச்சர்) மேற்கொள்ள அறிவுறுத்துவார்.

கர்ப்பத்தைப் பற்றிய சந்தேகம் ஏதேனும் இருக்குமாயின் கர்ப்பப் பரிசோதனைகூட மேற்கொள்ளப்படும். இது எச்.சி.ஜி. (கொனடோட்ரோபின் ஹார்மோன்) ஹார் மோனை அறிந்துகொள்வதற்கான பரிசோதனையாகும்.

கர்ப்பத்தை உறுதி செய்வதற்காக, மருத்துவரை ஒருமுறை சந்தித்துவிட்டு வந்தேன். மீண்டும் அடுத்த முறை எப்போது செல்ல வேண்டும்? இந்த முறை என்னென்ன பரிசோதனை கள் மேற்கொள்ளப்படும்?

நான்காவது வாரத்தில் மருத்துவரைச் சென்று பார்க்க வேண்டும். இந்த முறை ரத்த அழுத்தம், சிறுநீர்ப் பரி சோதனை மற்றும் எடை அதிகரிப்புப் பரிசோதனை ஆகியவற்றை மேற்கொள்ள வேண்டும். இந்த நிலையில் உங்களுக்கு ஏதேனும் உடல் ரீதியான மாற்றங்கள் ஏற்பட்டு இருந்தால் அதை மருத்துவரிடம் கூற வேண்டும்.

நான் கர்ப்பத்துக்காகப் பரிசோதனைக்குச் சென்றபோது, ரத்தப் பரிசோதனை செய்து, ரத்தம் குறைவாக இருப்ப தாகவும், இரும்புச் சத்து மாத்திரைகள் சாப்பிட வேண்டும் என்றும் டாக்டர் சொன்னார். ஆனால், கர்ப்பக் காலத்தில் மாத்திரைகள் சாப்பிட்டால் கருவில் இருக்கும் குழந்தை பாதிக்கப்படும் என்கிறார்களே! இரும்புச் சத்து மாத்திரை மட்டும் குழந்தையைப் பாதிக்காதா?

கர்ப்பக் காலத்தில் பெண்களுக்கு அடிக்கடி ரத்த சோகை ஏற்படும். அதாவது, ரத்தத்தில் உள்ள சிவப்பணுக்களின் எண்ணிக்கை குறைந்துவிடும். தவிர, கருவுக்குக் கூடுதலான சக்தி தேவை, இந்த சக்தியை அளிப்பதற்கான ஊட்டச்சத்து மற்றும் கரு உயிர்வாழ்வதற் கான ஆக்ஸிஜன் எல்லாம் தாயின் ரத்தம் மூலமாகவே குழந்தைக்கு எடுத்துச் செல்லப்படுகிறது. எனவே, கருவைச் சுமக்கும் தாய்க்குப் போதுமான ரத்தம் இருக்க வேண்டும் அல்லவா? அதற்காகத்தான் இரும்புச் சத்து மாத்திரைகள் அளிக்கப்படுகின்றன. இது உங்கள் உடல் நிலையை நன்றாகப் பரிசோதித்துப் பார்த்துவிட்டு அளிக்கப் படுவதால் குழந்தையை எந்த விதத்திலும் பாதிக்காது.

இதுவரை எனக்கு அம்மைத் தடுப்பூசி போடப்படவில்லை. கர்ப்பப் பரிசோதனைக்குச் சென்றால் கண்டிப்பாக அம்மைத் தடுப்பூசி போட்டுக்கொள்ள வேண்டும். அதன்பிறகு கருத்தரித்துக் கொள்ளுங்கள் என டாக்டர் ஆலோசனை கூறுகிறார். இது ஏன்? அம்மைத் தடுப்பூசி போடாவிட்டால் என்னவிதமான பிரச்னைகள் ஏற்படும்?

அம்மை நோய்களை உண்டாக்கும் வைரஸ் தொற்று ஏற்பட்டால், நோய்த் தடுப்பாற்றல் இல்லாத உங்களுக்குள் எளிதாக ஊடுருவி, பனிக்குடத்தைத் துளைத்துச் சென்று பாதுகாப்பாக இருக்கும் குழந்தைக்குப் பாதிப்பை உண்டாக்கும். கருத்தரித்த மூன்று மாத காலத்துக்குள் இந்த பாதிப்புகள் நேரிடுவதற்கான வாய்ப்புகள் அதிகம் என்பதால் தான், கருத்தரிக்கத் திட்டமிடும்போதே அம்மைத் தடுப்பு ஊசியைப் போட்டுக்கொண்டு, பிறகு கருத்தரிக்குமாறு மருத்துவர் வலியுறுத்துவார்.

மஞ்சள் காமாலை வராமல் தடுப்பதற்காகக் கருவுறும் முன்பே ஹெபடைடிஸ்-பி வைரஸ் இருக்கிறதா என பரிசோதிக்கச் சொல்கிறார்கள். சிபிலிஸ் பரிசோதனையும் செய்துகொள்ளச் சொல்கிறார்கள். லாரி டிரைவராக இருக்கும் என் கணவர், இந்தத் தேவையற்ற பரிசோதனைகளால் செலவு அதிகமாகும் என்கிறார். இது அவசியமா? இந்தப் பரிசோதனை என் நடத்தையைப் பாதிப்பதுபோல் ஆகாதா?

சிபிலிஸ் என்ற பால்வினை நோய்த்தொற்றினால் பலர் பாதிக்கப் பட்டிருக்கிறார்கள். இவர்களுக்குச் சிகிச்சை செய்யாமல் விடும்போது பதினாறாவது வாரத்திலேயே கருவில் இருக்கும் குழந்தை பாதிக்கப்பட்டுவிடுகிறது. ஒருவேளை, நோய்த்தொற்று இருப்பது முன்கூட்டியே கண்டுபிடிக்கப்பட்டால் அதைக் குணப்படுத்திவிடலாம் என்பதற்காகவே சிபிலிஸ் போன்ற பால்வினைப்

> இதயநோய் உள்ள பெண்கள், நீரிழிவு, மிகை ரத்த அழுத்தம் போன்றவை உள்ள பெண்கள், தேவைப்பட்டால் தொடர்ச்சியாக அல்ட்ரா-சவுண்டு பரிசோதனை மேற் கொள்வது நல்லது.

பரிசோதனை மேற்கொள்கிறார்கள். இது ஒரு பாதுகாப்பான, பாதுகாப்புக்கானப் பரிசோதனையே தவிர, நடத்தையை பரிசீலிப்பதற்கானப் பரிசோதனை அல்ல.

எனக்கு வயது 37. பதினைந்து ஆண்டுகளுக்குப் பிறகு முதன் முறையாகக் கருத்தரித்திருக்கிறேன். இது இரண்டாவது மாதம். இந்த வயதில் முதல் கர்ப்பம் என்பதால் குழந்தைக்குக் குரோமோசோம் குறைபாடுகள் ஏற்பட வாய்ப்பு உண்டு என சிலர் அச்சுறுத்துகிறார்கள். துவக்கத்திலேயே இக்குறை பாட்டைக் கண்டறிய பரிசோதனைகள் ஏதேனும் உள்ளனவா?

கோரியானிக் வில்லஸ் சாம்ப்ளிங் எனப்படும் கருக்கோளக மாதிரிப் பரிசோதனை உண்டு. கருத்தரித்த 9-11 வாரங்களில் இந்தப் பரிசோதனை மேற்கொள்ளப்படுகிறது. பரம்பரைக் குறைபாடுகள் உங்கள் குடும்பத்தில் இருந்தால்; உங்கள் குழந்தைக்கும் அப்பாதிப்பு வரும் என்பதற்காக இந்தப் பரிசோதனை மேற்கொள்கிறார்கள். இதில் குறைபாடுகள் கண்டறியப்படாவிட்டால் 14-16 வாரங்களில் பனிக்குடத் துளைப்புப் பரிசோதனையின் மூலம் கண்டுபிடிக்கலாம்.

கடந்த முறை கருப்பைக்கு வெளியே கருத்தரித்ததால் அது அபார்ஷனில் முடிந்துவிட்டது. இந்த முறை அந்தப் பிரச்னை இருக்கிறதா என்பதைக் கண்டறிவதற்குப் பரிசோதனைகள் இருக்கின்றனவா?

அல்ட்ரா-சவுண்டு பரிசோதனை மேற்கொள்ளலாம். கரு எங்கு பதியமாகி உள்ளது, அதன் இயல்பு என்ன, எந்தக் கோணத்தில் கரு பதியமாகி உள்ளது என்பதையெல்லாம் தெரிந்துகொள்ளலாம். குழந்தையின் உறுப்புகளிலோ, வேறுவிதங்களிலோ குறைபாடுகள் இருந்தாலும் கண்டுபிடித்துவிடலாம்.

அல்ட்ரா-சவுண்டு பரிசோதனையின்போது டெஸ்ட் எடுப்பதற்கு சுமார் இரண்டு மணி நேரத்துக்கு முன்பு வயிறு முட்ட தண்ணீர் குடிக்க வேண்டும் என்று சொல்வது ஏன்?

சிறுநீர்ப்பை நிரம்பியிருக்கும்போது, அது கருப்பையை அழுத்தி இடுப்புக்கூட்டுப் பகுதிக்கு மேற்புறமாக உயர்த்தி விடும். இந்த நிலையில் கருப்பையை ஆராய்வதும், கருவில்

இருக்கும் குழந்தையைப் படம் எடுப்பதும் சுலபமாக இருக்கும். இதனால்தான் வயிறு முட்ட தண்ணீர் குடிக்கச் சொல்கிறார்கள்.

எக்ஸ்-ரே எடுத்தால் ஆபத்து என்கிறார்கள். ஆனால், என்னுடைய முப்பதாவது வாரத்தில் எனக்கு எக்ஸ்-ரே பரிசோதனை மேற்கொள்ள வேண்டும் என்று எனக்கு சிகிச்சை அளிக்கும் மருத்துவர் சொல்கிறார். ஏன் இந்த முரண்பாடு? இதனால் குழந்தை பாதிக்கப்படாதா?

குழந்தை வளர்ச்சியடைந்துவிட்டால் பாதிப்பு ஏற்பட வாய்ப்பு இல்லை. உங்களுக்குக் கடந்த முறை சிசேரியன் மூலமாகக் குழந்தை பிறந்திருக்கும் என நினைக்கிறேன். முப்பது முதல் நாற்பது வாரத்துக்குள் எக்ஸ்-ரே பரிசோதனை மேற்கொண்டால் தாயின் இடுப்புக் கூட்டின் அளவு, குழந்தையின் தலைப்பகுதி எந்தக் கோணத்தில் இருக்கிறது என்பது போன்ற விவரங்கள் எல்லாம் தெரியவரும். இதன்மூலம், உங்களுக்குக் குழந்தை இயல்பாகப் பிறக்குமா? இந்த முறையும் சிசேரியன்தானா என்பதை உறுதிசெய்துகொள்ளலாம். அதற்காகத்தான் எக்ஸ்-ரே தேவைப்படுகிறது. இதில் முரண்பாடு ஏதுமில்லை.

பனிக்குடத் துளைப்புப் பரிசோதனை செய்தால், பனிக்குட நீர் வெளியே கசிந்து கருச்சிதைவு ஏற்பட்டுவிடாதா? அப்படியிருந்தும் இந்தப் பரிசோதனையை ஏன் மேற் கொள்கிறார்கள்?

பனிக்குடத் துளைப்புப் பரிசோதனையை மிகவும் அனுபவம் வாய்ந்த மருத்துவர்கள் செய்தால் பிரச்னை ஏதும் இருக்காது. வலி மற்றும் ஒரே நாளில் மறைந்துவிடக்கூடிய அளவுக்கு லேசான திரவக்கசிவு போன்றவை மட்டுமே இருக்கும்.

சிலவேளைகளில், குறிப்பாக அனுபவம் இல்லாதவர் களிடம் இந்தப் பரிசோதனையை மேற்கொள்ளுதல் அல்லது பரிசோதனையின் விளைவாக கருச்சிதைவு, உதிரப்போக்கு மற்றும் கருவுக்குக் காயம் போன்றவை ஏற்படும். சுமார் இருநூறில் ஒருவருக்கு இந்தப் பிரச்னைகள் தோன்றக்கூடும்.

எனக்கு இது 24-வது வாரம். நீரிழிவு நோய் திடீரென வந்துள்ளது. கருவில் உள்ள குழந்தை பாதிக்கப்படாமல்

இருப்பதற்கு நான் தொடர்ச்சியாக என்னென்ன பரிசோதனைகளை மேற்கொள்ள வேண்டும்?

நீரிழிவு நோயினால் குறைப் பிரசவம், பிரசவ காலச் சிக்கல்கள் போன்ற பல தொல்லைகள் உருவாகும். இதைத் தவிர்க்க, துவக்கத்தில் இருந்தே குளுக்கோஸ் டாலரன்ஸ் டெஸ்ட் என்ற பரிசோதனையை மேற்கொள்வது நல்லது. முதலில் உங்களுக்கு சுமார் ஐம்பது கிராம் குளுக்கோஸ் கொடுத்து, ஒரு மணி நேரத்துக்குப் பிறகு பரிசோதிப்பார்கள். சர்க்கரை அளவு மிகக் கூடுதலாக இருந்தால் பரிசோதனைகள் மற்றும் அதற்கேற்ற சிகிச்சைகளை மேற்கொள்ள வேண்டும்.

எனக்கு ரத்தக் குறைபாடு ஆர்.எச். நெகட்டிவ் உள்ளது. இதனால், என் குழந்தைக்கும் ரத்த சோகை ஏற்படும் என சொல்கிறார்கள். இதை எப்படித் தவிர்ப்பது? ஏதேனும் வழியிருக்கிறதா?

கண்டிப்பாக வழியிருக்கிறது. உங்களின் ரத்தத்தை 28 மற்றும் 36-வது வாரத்தில் எடுத்து அதில் உடற்காப்பு மூலங்கள் (ஆன்டிபாடிஸ்) இருக்கிறதா என்பதைப் பரிசோதிப்பார்கள். இது காணப்பட்டால் குழந்தைக்கு ரத்த சோகை இருப்பது உறுதியாகும். அதனுடைய தீவிரத் தன்மையைப் போக்குவதற்கு பனிக்குடத் திரவ நீரை எடுத்துப் பார்க்கவேண்டியிருக்கும். குறைவாக இருந்தால் அடுத்த இரண்டு வாரத்தில் அதிகரிக்கலாம். இவற்றையெல்லாம் தவிர்க்க, சில நேரங்களில் குழந்தை பிறக்கும் முன்பே அதற்கு ரத்தப் பரிமாற்றம் மேற்கொள்ளவேண்டியிருக்கும். ரத்த சோகையை அடையாளம் காண்பதற்காக ரத்த அணுக்களின் எண்ணிக்கைப் பரிசோதனையும் மேற்கொள்ளப்படும்.

கருவில் இருக்கும் குழந்தையின் இதயத் துடிப்பைப் பரிசோதிக்கிறார்களே ஏன்? அதில் என்ன தெரிய வரும்?

குழந்தையின் நலனைத் தெரிந்துகொள்வதற்காக இந்தப் பரிசோதனை மேற்கொள்ளப்படுகிறது. உங்களுக்குக் கொடுக்கப்பட்ட நாள்களுக்கு மேலாகியும் குழந்தைப் பிறக்கவில்லை என்றால், குழந்தை எப்படியிருக்கிறது என்பதைத் தெரிந்துகொள்ள இந்தப் பரிசோதனை செய்கிறார்கள். ஆரோக்கியமாக உள்ள குழந்தையின் இதயத்துடிப்பு

நன்றாக இருக்கும். குழந்தை பாதிக்கப்பட்டிருந்தால் துடிப்பின் அளவு குறைந்திருக்கும்.

எனது முதல் குழந்தைக்கு தாலசீமியா நோய் இருந்தது. இரண்டாவது முறையாகக் கருத்தரித்திருக்கிறேன். எனக்கு சிகிச்சை அளிக்கும் டாக்டர், கருவில் இருக்கும் குழந்தையின் உடலில் இருந்து ரத்தம் எடுத்துப் பரிசோதிக்க வேண்டும் என்கிறார். இதனால் எனக்கு அபார்ஷன் ஏற்படாதா? இந்தப் பரிசோதனை அவசியம்தானா?

பரம்பரை பரம்பரையாக வரும் நோய்கள் குழந்தைக்கும் வர அதிக வாய்ப்பிருக்கும் என மருத்துவர் சந்தேகப்பட்டால் இந்தப் பரிசோதனையை மேற்கொள்ளவேண்டியிருக்கும். பீட்டோஸ்கோப்பி என்ற கருவியின் உதவியோடு சிறிய டெலஸ்கோப்பை இணைத்து மெல்லிய ஊசியால் தொப்புள் கொடியும், பனிக்குடமும் இணையும் இடத்தில் குத்தி ரத்தம் எடுப்பார்கள். இதனால், 25-ல் ஒரு கரு சிதையும் அபாயம் உள்ளது. ரத்த அணுக்கள் சிதைவதால் வரும் ரத்த சோகை, தாலசீமியா (ரத்த அழிவு சோகை), ஆர்.எச். நோய்கள், ஹார்மோன் மற்றும் குரோமோசோம் குறைபாடுகள் போன்றவற்றை அறிவதற்கு இந்தப் பரிசோதனைகள் தேவைப்படுகின்றன.

கர்ப்பக் காலச் சிக்கல்கள்

4

நான் இரண்டு மாத கர்ப்பிணியாக உள்ளேன். என்ன சாப்பிட்டாலும், எந்த நேரத்திலும் களைப்பாக இருக்கிறது. இது ஏன்?

கர்ப்பக் காலத்தின் முதல் மூன்று மாதங்கள் வரை இவ்வாறு களைப்பு ஏற்படுவது இயல்பு. இந்தக் கால கட்டத்தில் உடலில் ஏற்படும் ஹார் மோன் மாற்றங்களுக்கு ஏற்ப, தன்னைப் பழக்கிக்கொள்ள உடலுக்கு அவகாசம் தேவைப்படும். பன்னி ரண்டாம் வாரம் வரை ஹார்மோன் மாற்றங்கள் தொடரும். கர்ப்பக் காலம் முழுவதிலும் கர்ப்பிணிக்கு களைப்பு ஏற்பட்டு அடிக்கடி சோர்ந்துவிடக் கூடும். குறிப்பாக, நிறை மாதத்தின் போது களைப்பு அதிகரிக்கும்.

பகலில் இரண்டு மணி நேரமாவது முழுமையாக ஓய்வெடுக்க வேண்டும். ஒரு நாளைக்குக் குறைந்தது பத்து மணி நேரம் தூங்கி, எவ்வளவு முடியுமோ

அவ்வளவு ஓய்வெடுத்துக்கொள்ள முயற்சி செய்யுங்கள். சில சமயம், மனக் கவலையால் சோர்வு வந்துவிடும். நீங்கள் எதைப் பற்றியாவது கவலைப்படுவதாக இருந்தால், அதைப்பற்றி உங்கள் கணவர், மருத்துவர் அல்லது நண்பருடன் மனம் விட்டுப் பேசுவது பயனுள்ளதாக இருக்கும்.

எனக்கு இது முதல் கர்ப்பம். முதல் மூன்று மாதத்தில் எவ்விதமான மருந்து, மாத்திரைகள், எக்ஸ்-ரே, பிற பரிசோதனைகள் ஆகியவற்றை மேற்கொள்ளக் கூடாது என்கிறார்கள். இது ஏன்?

முதல் அறிகுறிகள் தெரிய ஆரம்பித்ததுமே மிக எச்சரிக்கையாக இருக்க வேண்டும் என கர்ப்பிணிக்கு வலியுறுத்தவே இவ்வாறான அறிவுரையை மருத்துவர்கள் கூறுகிறார்கள். முதல் சில மாதங்கள் குழந்தைக்கு மிகவும் திருப்புமுனையான மாதங்களாகும். கர்ப்பக் காலத்தின் தொடக்க மாதங்கள், குறிப்பாக அதிக முக்கியத்துவம் வாய்ந்தவை. கருவுற்ற பன்னிரண்டாவது வாரத்துக்குள் மூளை, நரம்பு மண்டலம் மற்றும் இதயம் உள்பட குழந்தையின் உறுப்புகள் உருவாக்கப்படுகின்றன. இத்தகைய அதிக முக்கியமான காலகட்டத்தில்கூட, தான் கருவுற்றிருக்கிறோம் என்பதை நீங்கள் அறிந்திருக்க வாய்ப்பில்லை. சில குறிப்பிட்ட நோய்கள், மாத்திரைகள் மற்றும் மருந்துகள், புகைப் பழக்கம், பணியிடங்களில் ஏற்படும் ஆபத்தான சூழல்கள், எக்ஸ்-ரே பரிசோதனை இவை போன்ற பிற காரணங்கள் அனைத்தும் குழந்தையின் வளர்ச்சியில் அல்லது பிறவிக் குறையை ஏற்படுத்தும்.

இது எனக்கு எட்டாவது மாதம். எந்தப் பக்கம் படுத்தாலும் தூக்கம் வருவதில்லை. என்ன செய்யலாம்?

கர்ப்பக் காலத்தின் பிற்பகுதியில், இரவில் ஆழ்ந்து தூங்குவது என்பது பலருக்குக் கஷ்டமாக இருக்கும். இந்த அசௌகரியம் மிக அதிகமாக இருக்கும். பல பெண்கள், இந்தக் காலத்தில் கெட்ட கனவுகளைக் காண்பார்கள். இத்தகைய கனவுகளில் சில விரும்பத்தகாதவையாகவும் இருக்கும். இத்தகைய கனவுகள் உங்கள் மனத்தை அரிக்க இடம் தரக் கூடாது. நிறைய தலையணைகளைப் பயன்

படுத்துங்கள். ஒரு தலையணையை உங்கள் வயிற்றுப் பகுதிக்குக் கீழும், இன்னொன்றை காலின் அடிப்பகுதியின் கீழும் வைத்துக்கொள்ளுங்கள். இரவில் நன்றாகத் தூங்க முடியவில்லையென்றால், பகலில் அந்த ஓய்வை எடுத்துக்கொள்ள முயற்சி செய்யுங்கள்.

கர்ப்பக் காலத்தில் எவ்வளவு எடை அதிகரித்து இருக்க வேண்டும்? எனக்கு இயல்பான எடை உள்ளதா என அறிந்துகொள்ள வழி என்ன?

கர்ப்பக் காலத்தில் ஒன்பது முதல் பன்னிரெண்டரை கிலோ வரை எடை அதிகரித்திருக்கவேண்டும். குழந்தையைச் சுற்றியுள்ள நஞ்சு மற்றும் பனிக்குட நீரின் காரணமாகவும், கர்ப்பத்தின்போது மார்பகங்கள் மற்றும் கருப்பை பெரிதாவ தாலும் இவ்வாறு எடை கூடுகிறது.

முதல் பத்து வாரத்தில் வாரத்துக்கு 22 கிராம் வரை எடை அதிகரித்து, இருபதாவது வாரத்தில் இரு மடங்காக உயரும். பாலூட்டும்போது தேவைப்படும் என்பதற்காகச் சேமித்து வைக்கப்படும் கொழுப்பின் காரணமாகவும் எடை உயரும். முதல் இரண்டு மாதங்களில் மசக்கை ஏற்படுவதால் இயல்பான எடையைவிடக் குறைந்திருக்கும் என்பதையும் கவனத்தில் வைத்துக்கொள்ளுங்கள்.

நான் முதன்முறையாகக் கர்ப்பம் தரித்திருக்கிறேன். எனது வயிறு இன்னும் பெரிதாகத் தெரியவில்லை. ஆனால், இரண்டாவது முறையாகக் கர்ப்பமாக இருக்கும் எனது தோழியின் வயிறு பெரிதாக இருக்கிறது. ஒருவேளை எனது கர்ப்பத்தில் குழந்தையின் வளர்ச்சி சரியில்லையோ என நினைக்கத் தோன்றுகிறது. என்ன செய்யலாம்?

முதன்முறையாகக் கர்ப்பம் தரிப்பவர்களின் வயிறு பெரிதாகி வெளியே தெரிவதற்கு வழக்கமாக நீண்ட நாள்களாகும்.

> கர்ப்பக் காலத்தில் கர்ப்பிணியின் எடை பன்னிரண்டு கிலோ வரை கூடலாம். இதில் கரு, பனிக்குடம், அதில் உள்ள திரவம் ஆகியவற்றின் எடை 4.4 கிலோ, கருப்பையும், மார்பகமும் 1.1 கிலோ, ரத்த அதிகரிப்பு 1 கிலோ, கொழுப்பு சேர்வது 2 கிலோ, நீர் தேங்குவது 4 கிலோ.

கருப்பையானது கூபகத்தைத் தாண்டி மேல் நோக்கி வளரும்போதுதான் வயிறு தெரிய ஆரம்பிக்கும். எனவே, கர்ப்பக் காலத்தின் முதல் அரைப்பகுதி முடியும் காலம் வரை இது கவனத்தை ஈர்ப்பதில்லை. முதன்முறையாகக் கர்ப்பம் தரித்த பெண்ணின் வயிற்றைவிட, ஏற்கெனவே குழந்தை பெற்ற பெண் மீண்டும் கர்ப்பம் தரிக்கும்போது அவளுடைய வயிற்றுச் சுவர் தளர்ந்திருப்பதால் விரைந்து பெருக்கமாகத் தெரியும். இதைப்பற்றி கவலைப்படாமல் மருத்துவப் பரிசோதனைகளை மேற்கொள்ளுங்கள்.

நான் மூன்று மாத கர்ப்பிணி. வயிற்றுக்குள் இருக்கும் குழந்தை எந்த வாரம் முதல் நெளிய ஆரம்பிக்கும்? இதைத் தெரிந்துகொள்வது எப்படி?

பெரும்பாலான தாய்மாரால் தொடக்கத்தில் கருநெளிவதை உணர முடியாது. கருவின் அசைவுகளை முதன்முதலாக எப்போது அனுபவத் தால் உணர்ந்தோம் என்பதை அவர்களால் கண்டறியவும் இயலாது. பெரும்பாலும் 16 முதல் 20 வாரங்களுக்கு இடையில்தான் முதன்முதலாகக் கரு நெளிவைத் தாய் தெரிந்துகொள்ள இயலும்.

வயிற்றுக்குள் குழந்தை வேகமாக நெளியும்போது மயக்கம் வருவதைப்போல் இருக்கிறது. இந்த அசைவுகள் முக்கியமா? இதை நிறுத்த மருந்துகள் ஏதேனும் உள்ளனவா?

தனக்குள் ஏதோ ஒன்று உயிருடன் இருந்து அசைவதைத் தாய் தெரிந்துகொள்வதுதான் கருநெளிவு. இந்த தொடக்ககால அசைவுகள், தாயால் உணரப்படும்போது சிலவேளைகளில் மயக்கமடைகிற உணர்வை உண்டாக்கும். கருவின் அசைவுகள், கர்ப்பத்தின் முடிவுக் காலம் வரை தொடர்கிறது. கர்ப்பக் காலத்தின் பின் மாதங்களில் கருவின் அசைவு மிக முக்கியமானதாகும். ஏனெனில், குழந்தை உயிருடன் உள்ளதா என்பதை அதுதான் தெரிவிக்கிறது.

ஒரு தாய் இந்த அசைவுகளைப் பற்றிய விஷயத்தில் மிகவும் எச்சரிக்கையாக இருக்கவேண்டும். குழந்தையின் அசைவு நின்று விட்டதாக உணர்ந்தால் உடனடியாகத் தனது மருத்துவரைப் பார்க்க வேண்டும். கரு நெளிவைத் தடுக்க மருந்து மாத்திரை கிடையாது. அப்படி தடுக்க நினைப்பது குழந்தையைக் கொல்வதாகும்.

எனக்கு இது இரண்டாவது கர்ப்பம். முதன்முறை அவ்வளவு பிரச்னைகள் இல்லை; இந்தக் குழந்தைக்குப் பாதங்களும், முதுகும் கடுமையாக வலிக்கிறது. இது ஏன்?

கர்ப்பக் காலத்தில் வரும் பிரச்னைகளுள் மிக முக்கியமானது முதுகுவலித் தொல்லை. குழந்தையின் வளர்ச்சிக்கு ஏற்ப கூபக எலும்புப் பகுதி இளகிக் கொடுக்க வேண்டியிருப்பதால், எலும்புகளை இணைக்கும் தசை நார்கள் மென்மையாகவும், நெகிழ்ந்துகொடுக்கும் தன்மையுள்ளதாகவும் மாறுகிறது; இதன் காரணமாக முகுது வலிக்கும். கருப்பை முன்னோக்கி வளரும்போது வயிறும் முன்னோக்கித் தள்ளிய நிலைக்கு வந்துகொண்டிருக்கும். இதனால், உடலின் சமநிலை பாதிக்கப்பட்டு குப்புற விழுந்துவிடுவதைப்போல் இருக்கும். கர்ப்பக் காலத்தின் இரண்டாவது மூன்றாவது கட்டங்களில் இவ்வாறு ஏற்படுவதைத் தவிர்க்க இயலாது. இதற்கேற்ப தங்களை எவ்வாறு சரிப்படுத்திக் கொள்வது என்பதை பிஸியோதெரபி முறையில் சொல்லித் தருவார்கள். பயன்படுத்திக் கொள்ளுங்கள்.

காலுக்குச் செல்லும் ரத்த ஓட்டம், கருவின் அழுத்தத்தால் தடைபட ஆரம்பிப்பதால் கால்களில் வலி தெரிகிறது. குறிப்பாக நள்ளிரவு நேரங்களில் இந்த வலி அதிமாகும். இதைத் தவிர்க்க, கால்களை உயரமாகத் தூக்கி வைத்துக் கொண்டு படுப்பது வசதியாக இருக்கும்.

எனக்கு இது இரண்டாவது மாதம். கால்களில் அடிக்கடி தசைப் பிடிப்பு, முதுகு வலி வருகிறது. கால்சியம் பற்றாக் குறையாலும் இவ்வாறு ஏற்படலாம் என மருத்துவர் கூறுகிறார். இது எப்படி? இதற்குச் சிகிச்சை என்ன?

கர்ப்பத்தின் இரண்டாவது மாதத்தின்போது, அடிக்கடி கால்களில் தசைப்பிடிப்பு ஏற்படும். திரிகப் பின்னலிலும், கீழ் முதுகிலும் அழுத்தம் ஏற்படுவதாலேயே இவ்வாறு நிகழ்கிறது. மேலும் இடுப்புப் பகுதி மூட்டுகளின் தசை நார்கள் கொஞ்சம் மிருதுவாவதால், உறுதி மற்றும் வலுவில் மென்மைத்தன்மை உண்டாகிறது. இதனால், முதுகு வலியும் உண்டாகக்கூடும். கால்சியம் பற்றாக்குறையாலும் இது ஏற்படலாம் என நம்பப்படுகிறது. ஆகவே, உங்களுக்கு கால்சியம் நிறைந்த ஊட்டப்பொருள்கள் தேவைப்படலாம்.

தசைப் பிடிப்புக்குச் சிகிச்சை அளிக்க, தசைகளை நன்றாக அழுந்தத் தேயுங்கள். பாதங்களைக் கைகளால் பிடித்து மேல்நோக்கி வளைப்பதும் நல்ல பலன்தரும். உங்களால் இவ்வாறு செய்ய இயலாவிட்டால் உங்கள் கணவரை செய்துவிடச் சொல்லுங்கள். இதுதவிர, படுக்கப்போகும் முன்பு சிறிது தூரம் நடப்பது போன்று கால்களுக்கும், பாதங்களுக்கும் பயிற்சி தருவது ரத்த ஓட்டத்தை அதிகரிக்கும். உட்காரும் பாங்கு மற்றும் உடல்செயல்களில் கவனம் செலுத்தினால் விரைவான நிவாரணம் பெறலாம்.

கணுக்கால்கள் மற்றும் பாதங்களில் வீக்கம் வருகிறது. நான் எதன் மீதோ ஆசைப்பட்டுவிட்டதால்தான் இப்படி கைகால்களில் வீக்கம் வருகிறது என்கிறார்கள். எனக்கு குழந்தையின் மீது உள்ள ஆசை தவிர வேறு ஆசையில்லை. இந்தப் பிரச்னை ஏன்? இதைத் தவிர்க்க என்ன செய்யலாம்?

கர்ப்பக் காலத்தின் பிற்பகுதியில் கணுக்கால்கள், பாதங்கள் மற்றும் கைகளில் வீக்கம் ஏற்படுவது சாதாரணம். வழக்கத் துக்கு மாறாக அதிகமான நீரை உடல் தக்கவைத்துக்கொள்வ தால் இவ்வாறு ஏற்படுகிறது. நாளின் முடிவில், குறிப்பாக சுற்றுச்சூழல் வெப்பமாக இருப்பது அல்லது நீண்ட நேரம் நின்றிருப்பது ஆகியவற்றால், அதிகப்படியான நீரெல்லாம் ஒன்றுதிரண்டு உடலின் கீழ்ப் பாகங்களுக்கு வந்துவிடுகிறது.

இதைத் தவிர்க்க, சௌகரியமான செருப்பு மற்றும் ஷூக்களை அணியுங்கள். உங்களால் எவ்வளவு முடியுமோ, அந்த அளவுக்குக் கால்களை மேலே சற்று உயரத்தில் தூக்கிவைத் திருங்கள். ஒவ்வொரு நாளும் சுமார் ஒரு மணி நேரமாக காலை நீட்டிப் படுத்து ஓய்வெடுக்க முயற்சியுங்கள். உங்கள் இதயத்தைவிட பாதங்கள் உயரத்தில் இருக்க வேண்டும். உங்கள் கை கால்கள் நீர்கோத்துப் பருத்திருந்தால், மோதிரங்கள், வளையல்கள், மெட்டி போன்றவற்றைக் கழற்றிவிடுங்கள்.

சில கர்ப்பிணிகளுக்குக் காலில் உள்ள ஆழமான நரம்புகளில் முடிச்சுகள் தோன்றுகின்றன. பாதிக்கப்பட்ட காலில் வீங்கித் தெரிவதும் உண்டு. ஆகவே, வீக்கம் ஒரு காலில் அளவோடு இருந்து, கெண்டைக்கால் சதை சூடாகவும், வலியுடனும் இருந்தால் மருத்துவரை உடனே அணுகுங்கள்.

ப்ரி-எக்லாம்ப்ஸியா என்ற ஒரு நிலைக்கு எதிராக உங்களைப் பாதுகாத்துக்கொள்ள வேண்டும். இந்த நிலையில் காணப் படும் பிற அறிகுறிகள், மிகை ரத்த அழுத்தம் மற்றும் சிறுநீரில் புரோட்டீன் காணப்படுதல் ஆகியவை. கணுக் கால்கள், பாதங்கள் அல்லது விரல்களில் வீக்கம் ஏற்பட்டால் உங்கள் மருத்துவரை உடனே சென்று பாருங்கள்.

என் கால்களிலும், பிறப்புறுப்புப் பகுதியிலும் உள்ள சிரைநாளங்கள் சுருண்டுள்ளன. இது எனது உடல் நலனுக்கு ஏதாவது ஆபத்தை உண்டாக்குமா?

கர்ப்பக் காலத்தின்போது இடுப்புக்கூட்டு நரம்புகளின் மீது வளரும் கருப்பையானது அழுத்துவதால் ஏற்படும் விளைவினால் இவ்வாறு கால்களில் உள்ள நரம்புகள் வீங்குகின்றன. பிரசவத்துக்குப் பிறகு இவை தானாகவே சரியாகிவிடும். இவை அசௌகரியத்தை உண்டாக்கினாலும் பொதுவாக ரத்தப்போக்கு அல்லது ரத்த உறைவை உண்டாக்காது.

சிரைநாளங்கள் சுருண்டு வீங்குவதைத் தவிர்க்க சிறந்த வழி, நீண்ட நேரத்துக்கு நிற்காமல் இருப்பது, கால்களைக் குறுக்காக மடித்து உட்காருவதைத் தவிர்த்தல், சரியான எடையுடன் இருத்தல், கால்களை அவ்வப்போது சற்று உயரத் தூக்கி நீட்டி அமர்வது, காலில் இறுக்கமான துணி அணிதல், உறங்கும்போது தலையணையின் மீது கால்களைத் தூக்கிவைத்து உறங்குதல் அல்லது உங்கள் படுக்கையில் கால் பகுதி உயர்ந்தும் மற்ற பகுதிகள் தாழ்வாக இருக்குமாறும் பார்த்துக்கொள்வது ஆகியவை நல்ல பலன் தரும்.

எடை அதிகரிப்பதால் ஏதேனும் சிக்கல்கள் நேருமா? கர்ப்பக் காலத்தில் எனது எடை எவ்வளவு இருக்க வேண்டும்?

எடை அதிகரிப்பதால் வெரிகோஸ் வெயின் எனப்படும் ரத்த நாளச் சிதைவும், அதிக ரத்த அழுத்தமும் உண்டாகும்.

கர்ப்பக் காலத்தின் தொடக்கத்தில் குமட்டல், வாந்தி போன்றவை இருப்பதால் எடை குறைவதும், இருபது முதல் முப்பது வாரங்களில் எடை கூடுவதும் இயல்பு. கர்ப்பிணி சுமார் பன்னிரண்டரை கிலோ எடை வரை அதிகரிக்க வேண்டும். மிகவும் எடை அதிகரித்தால் அல்லது எடை

போதுமான அளவு அதிகரிக்காவிட்டால் உடனே மகப்பேறு மருத்துவரை அணுகி பரிசோதித்துக்கொள்ள வேண்டும்.

எனக்கு தொடர்ந்து அடி வயிற்று வலி இருக்கிறது. கருச்சிதைவு ஏதேனும் ஏற்படுமோ என பயமாக உள்ளது? இது என்ன பிரச்னை? இதைத் தவிர்க்க என்ன செய்யலாம்?

தசைநார்கள் விரைப்படைவதால் கருப்பை உள்ள பக்கங்களில் அவ்வப்போது வயிற்றுவலி வரும். சிலருக்கு சிறுநீர்ப் பையின் முன் பக்கத்தில் இடுப்பு எலும்புகள் சந்திக்கும் மையக்கோட்டில் அசௌகரியமாக இருக்கும். பொதுவாக, இந்த எலும்புகள் ஓர் உறுதியான தசை நாரால் இறுக்கமாக ஒன்றாக இணைக்கப் பட்டிருக்கும். ஆனால், கர்ப்பக்காலத்தில் இவை இடுப்புக்கூட்டுப் பகுதியில் நிறைய இடம் உண்டாக்கிட நகரும், மென்மையாகும். குறிப்பாக, நடக்கும்போது இடுப்பு எலும்புகள் ஒன்றுக்கு ஒன்று இயைந்து நகர்ந்து கொடுக்கும்போது அதிக அசௌகரியத்தை உண்டாக்கும்.

இதற்கு சிகிச்சை எதுவும் கிடையாது; தேவையும் இல்லை. கர்ப்பக் காலம் முடிவடைந்த பிறகு இது தானாகவே சரியாகிவிடும். ஆனால், ஓர் எச்சரிக்கை. வயிற்று வலி கடுமையாகவோ அல்லது ரத்த சொட்டுக்கறை அல்லது ரத்தப்போக்குடன் இருந்தால் உடனடியாக மருத்துவரைக் கலந்தாலோசிக்க வேண்டும்.

எனக்கு மலச்சிக்கல் ஏற்பட்டிருக்கிறது. மலம் கழிப்பதைப் போன்ற உணர்வு வருகிறது. ஆனால், மலம் வருவதில்லை. இது ஏன்? இதற்கு ஆயுர்வேத மருந்துகள் போன்றவற்றை நாடலாமா?

உணவு மெதுவாக ஜீரணமாவதால், இரைப்பையில் சிதைக்கப்பட்ட உணவு மெதுவாகக் குடலில் இறங்கும். புரொஜெஸ்டீரான் ஹார்மோன் குடலின் சுவர்களைத் தளர்த்திவிடுவதால், அப்பகுதியில் இறங்கும் உணவில் உள்ள நீர்ச்சத்தை குடல் வேகமாக உறிஞ்சி விடுகிறது. இதனால் மலம் இறுகி மலச்சிக்கல் உண்டாகிறது. வளரும் குழந்தையானது ஆசனவாய்ப் பகுதியில் உள்ள ரத்த நாளங்களை அழுத்துவதாலும் இந்தப் பிரச்னை அதிகரிக்கிறது.

கர்ப்பக் காலத்தில் மலச்சிக்கல் ஏற்படுவது சாதாரணப் பிரச்னை. இரும்புச்சத்து நிரப்பிகள்கூட பிரச்னைகளை அதிகரிக்கும். இதற்காக மலமிளக்கிகளை ஒருபோதும் எடுத்துக்கொள்ள வேண்டாம். ஆயுர்வேத மாத்திரைகள் வடிவில் விற்கப்படும் மலமிளக்கிகள் உள்பட அனைத்தையும் தவிர்க்க வேண்டும். ஏனெனில், சிலவேளை இவை கருப்பையையும் தூண்டி, கருச்சிதைவு அல்லது குறைப் பிரசவத்தை உண்டாக்கலாம்.

உணவில் நிறைய நார்ச்சத்துகளைச் சேர்த்துக்கொள்ளுங்கள். நிறைய பழங்கள், காய்கறிகள், ரொட்டிகள், முழு தானிய உணவு ஆகியவற்றைச் சாப்பிடுங்கள். காலை உணவு அதிக நார்ச்சத்து உள்ளதாக இருக்கட்டும். சாதாரண மலமிளக்கியான லாக்டுலோஸ் போன்றவை அவ்வப்போது பயனுள்ளதாக இருக்கும். காலையில் முதல் வேலையாக வெந்நீர் அல்லது சூடான பானம் குடிப்பது பலன் தரும். தொடர்ந்து மலச்சிக்கல் இருந்தால் மூலநோய் வரலாம்.

கர்ப்பக் காலத்தில் மூலநோய் ஏற்படுவதற்கு என்ன காரணம்? இது பிரசவத்துக்குப் பிறகு சரியாகுமா? அல்லது தொடர்ந்து நீடிக்குமா? ஆபரேஷன் செய்துகொள்ள வேண்டிய நிலை ஏற்படுமா?

மலச்சிக்கல் மற்றும் சிரமப்பட்டு முக்கி மலம் கழிக்கும் பழக்கம் தொடர்வதால் மூலநோய் வருகிறது. கர்ப்பக் காலத்தில் ஏற்படும் ஹார்மோன் மாறுபாடுகளாலும் மூலநோய் வருகிறது. மலம் கழித்த பிறகு கழுவும்போது ஆசனவாயைச் சுற்றிலும் மூலவீக்கம் இருப்பதையும், அதில் சிறிதளவு வலி ஏற்படுவதையும் நீங்கள் உணரலாம். பிரசவமான ஓரிரண்டு வாரங்களில் ஏறக்குறைய இந்தப் பிரச்னை தானாக சரியாகிவிடும். இதற்கு அறுவைச் சிகிச்சை தேவைப்படாது.

மலச்சிக்கலைத் தவிர்க்க ரொட்டி, முழு தானிய உணவு, பழங்கள் மற்றும் காய்கறிகள் போன்ற அதிகமான நார்ச்சத்து உள்ள உணவுப் பொருள்களை ஏராளமாகச் சாப்பிடுங்கள். கூடுமானால் நீண்ட நேரம் ஒரே இடத்தில் நிற்பதைத் தவிருங்கள். மூலக்கட்டி வெளியே வந்து நீட்டிக் கொண்டிருக்குமானால் வழவழப்பாக்கும் ஜெல்லியைப்

பயன்படுத்தி அவற்றை நேர்த்தியாக உள்ளே தள்ளி விடுங்கள்.

கர்ப்பக் கால மூலநோயை அறுவைச் சிகிச்சை இல்லாமல் சரிப்படுத்துவதற்கு மருத்துவரை அணுகுங்கள். வலி அதிகமாக இருந்தால் உணர்வு இழப்புக் களிம்பை உங்களுக்கு சிபாரிசு செய்வார்.

எனக்கு தொடர்ந்து முதுகு வலிக்கிறது. முதுகு வலியை எப்படிப் போக்கலாம்? இப்பிரச்னை பிரசவமான பிறகும் தொடரும் என்கிறார்கள். இதைப் போக்குவதற்கு என்ன செய்வது?

கர்ப்பக் காலத்தின் தொடக்கத்தில் இருந்தே பிரசவித்த பிறகு சுமார் ஆறு மாதங்கள் அல்லது அதற்குப் பிறகும்கூட முதுகு வலி வரலாம். இதற்கு ஏராளமான வாய்ப்புகள் உள்ளன. கர்ப்பக் காலத்தின்போது, முதுகுத் தண்டுக்கு ஆதாரமாக உள்ள தசைநார்கள் மிருதுவாகின்றன. நீங்கள் உடற்பருமன் அடைவதால் உங்கள் ஈர்ப்பு விசையும் இடம் மாறுகிறது. தவிர நீண்ட நேரம் உட்கார்ந்திருப்பதும், நின்றிருப்பதும் இந்த நிலையை மோசமாக்குகின்றன. இந்த நிலைகளைக் கர்ப்பக் காலத்திலும், பிரசவத்துக்குப் பின்னரும் தவிருங்கள்.

தவிர்ப்பு முறைகள்

சில எளிமையான வழிமுறைகளைப் பின்பற்றுவதன் மூலம் முதுகு வலிகளையும்கூட தவிர்க்கிறார்கள்.

பின்னோக்கி சாய்ந்து நிற்பது வசதியாக இருந்தாலும் அவ்வாறு நிற்காதீர்கள். நேராக நிமிர்ந்து, கால்களை அகற்றி நிற்பதே சரியாக நிற்கும் தோரணையாகும்.

முதுகுக்கு ஆதாரம் கொடுத்து உட்காருங்கள்.

தரையில் இருந்து பொருள்களைத் தூக்கும்போது அல்லது எடுக்கும் போது, முன்பக்கம் குனிந்து எடுப்பதைத் தவிருங்கள். முதுகை நேராக வைத்து, முழங்காலை மடக்கி உட்கார்ந்து பிறகு அந்தப் பொருளைத் தூக்க வேண்டும்.

பளுவான பொருள்களை உங்கள் உடலுக்கு அருகில் இருக்குமாறு பிடித்துத் தூக்குங்கள்.

முடிந்தவரை, கூன் போடுவதுபோல் வளைவதைத் தவிருங்கள்.

முதுகு வலியைப் போக்குவதற்கு மசாஜ்கூட பயன் தரும். கர்ப்பக் காலத்தின் இறுதி மாதங்களில் நீங்கள் போதுமான ஓய்வு எடுத்துக் கொள்கிறீர்களா என்பதை உறுதி செய்துகொள்ளுங்கள். பிரசவமான பின்னும் ஓய்வு, ஒரே இடத்தில் உட்காராமல் அவ்வப்போது நடத்தல் போன்றவற்றை ஆறு மாதம் வரையில் பின்பற்றுங்கள்.

முதுகு வலி தொடர்ந்து நீடித்தால், இதைப்பற்றி மருத்துவரிடம் கூறுங்கள். பிஸியோதெரபி நிபுணர்கூட உங்களுக்குத் தேவையான ஆலோசனையையும், சில உபயோகமான பயிற்சிகளையும் கூறுவார்.

எனக்கு இது ஆறாவது மாதம். ஆரம்பத்தில் இருந்தே அதிகமாக மூச்சு வாங்குகிறது. சில சமயம் மூச்சு நின்று விடுவதைப்போல் இருக்கிறது. இது ஏன்? இதைத் தவிர்க்க என்ன செய்யலாம்?

கர்ப்பக் காலத்தில் அடிக்கடி மூச்சு நின்றுபோவதுபோல் இருப்பது இயல்பு. கருப்பையில் உள்ள குழந்தையானது கார்பன்டை ஆக்ஸைடை உருவாக்கி, பனிக்குடம் வழியாக அதை ரத்த ஓட்டத்துக்குள் கடத்துகிறது. அவற்றை வெளியேற்றுவதற்காக உங்கள் உடல் மிகவும் சிரமப்பட வேண்டியிருக்கும். கர்ப்பக் காலத்தின் கடைசிக் காலத்தில், கருப்பையானது உதரவிதானத்தை மேல் நோக்கித் தள்ளுவதால், நுரையீரல் விரிவடைவதற்குப் போதுமான இடமில்லாமல் போய்விடும். இதனால், குறிப்பிட்ட அளவு காற்றை சுவாசிக்க இயலாத நிலை ஏற்படுவதாலும் சுவாசத் தடை ஏற்படுகிறது.

எனக்கு ஆஸ்துமா இருப்பதால் அடிக்கடி மூச்சு திணறுகிறது. இன்ஹேலர்களைப் பயன்படுத்தலாமா?

இருமல், மார்பு வலி அல்லது தொடர்ச்சியான களைப்புக்கு அடுத்து சுவாசத்தடை ஏற்படுமானால் மருத்துவரைக் கலந்தாலோசியுங்கள். ஆஸ்துமா இருந்தால், அது நன்றாகக் கட்டுப்படுத்தப்பட்டுவிட்டதா என்பதை உறுதிசெய்து கொள்ளுங்கள். கர்ப்பக் காலம் முழுவதும் மிகவும்

பாதுகாப்பாக இன்ஹேலர்களைப் பயன்படுத்தலாம். அதே சமயம், மிக மோசமான ஆஸ்துமா பாதிப்பு ஏற்பட்டால், அது குழந்தைக்குத் தேவையான ஆக்ஸிஜன் அளவைக் குறைத்து விடுவதோடு, ஆபத்தாகவும் முடியும்.

நான் சரியாகச் சாப்பிடாத நிலையிலும் தொடர்ந்து அஜீரணக் கோளாறு இருக்கிறது, இது ஏன்? இவற்றைச் சரிசெய்வது எப்படி?

சுமார் பதினாறாவது வாரத்தில் இருந்து கருப்பையின் அளவு அதிகரிப்பதால் வயிற்றின் சுற்றளவும் அதிகரிக்கத் தொடங் கும். கருப்பையின் பெருக்கம் வயிற்றை அழுத்துவதால், இரைப்பையில் உள்ள அமிலம் தொண்டைக்குழாயை நோக்கி வெளியே தள்ளப்படுவதால் அஜீரணம், நெஞ்சு கரிப்பது போன்ற உணர்வுகள் தோன்றும். மஞ்சள் காமாலை ஏதேனும் இருக்கிறதா என்பதையும் பரிசோதனை செய்து பார்த்துக்கொள்ளுங்கள்.

இயல்பாக விரும்பி சாப்பிடக்கூடிய உணவுகூட கர்ப்பக் காலத்தில் அஜீரணத்தை உண்டாக்குவதாக கர்ப்பிணிகள் கூறுகிறார்கள். இதைத் தவிர்க்க பிரச்னைக்குக் காரணமான உணவைத் தவிர்த்துவிடுவதே புத்திசாலித்தனமாகும். அதே சமயம், பிற உணவுகளில் சரி விகித ஊட்டச்சத்துடன் உள்ளதா என்பதை உறுதி செய்துகொள்ள வேண்டும். ஒரே யடியாகச் சாப்பிடாமல் கொஞ்சம் கொஞ்சமாக பலமுறை சாப்பிங்கள். சாப்பிடும்போது நிமிர்ந்து உட்காருங்கள். இவ்வாறு செய்தால் உங்கள் வயிற்றில் ஏற்படும் அழுத்தம் குறையும்.

எனக்கு அஜீரணத்துடன் நெஞ்சு எரிச்சலும் அதிகமாக இருக்கிறது. இது ஏன்? இதை எப்படிச் சரிசெய்வது?

இரைப்பைக்கும், உணவுக் குழாய்க்கும் இடையில் உள்ள வால்வில் அளவுக்கு அதிகமாக ஏற்படும் தளர்வினால் கடுமையான, எரிவது போன்ற வலி மார்பில் ஏற்படுகிறது. இந்த நிலையில் இரைப்பையில் உள்ள அமிலம், உணவுக் குழாய்க்கு வரும் சூழ்நிலை ஏற்படுகிறது. 50 சதவீதத்துக்கும் அதிகமான கர்ப்பிணிகள் நெஞ்சு எரிச்சலால் பாதிக்கப் படுகிறார்கள். இதற்கான காரணங்கள்:

முதலாவது, வளரும் குழந்தை, இரைப்பையை முன் னோக்கித் தள்ளுகிறது. இரண்டாவது, கர்ப்பக் கால ஹார் மோனான புரொஜெஸ்டீரான், வால்வைத் தளர்த்திவிடு கிறது. அதிகமாகச் சாப்பிடுவது அல்லது மல்லாந்து படுப்ப தாலேயே அவ்வப்போது நெஞ்சு எரிச்சல் வருகிறது. எனவே, ஒரேயடியாகச் சாப்பிடாமல் குறைந்த இடைவெளி களில் சிறுகச் சிறுக சாப்பிட்டு, பிரச்னை வராமல் தவிர்க்கவேண்டும்.

இரவில் நெஞ்சு எரிச்சலோடு எழுந்திருக்க வேண்டியிருந் தால், உங்கள் பக்கத்தில் தயாராக ஒரு டம்ளர் பாலை வைத்துக்கொள்வது நல்லது. சாதாரண அமிலக்குறைப்பு மருந்துகளான அன்டாசிட் கலவைகள் அல்லது மெக்னீசியம் ட்ரைசிலிகேட் பயன்படுத்தலாம். நெஞ்சு எரிச்சலுக்குத் தொடர்ச்சியாகப் பயன்படுத்தும் மாத்திரைகளான சிமெடைடின், ரானிடைடின் மற்றும் ஃபேமோடைடின் போன்றவற்றைத் தவிர்த்துவிட வேண்டும்.

சாப்பிட்ட பிறகு கால்களை நீட்டிப் படுப்பதையும், உடனே குனிந்து உட்காருவதையும் தவிர்க்க வேண்டும். வசதியாக நிமிர்ந்த நிலையில் உட்கார்ந்துகொள்ள வேண்டும். இவ்வாறு செய்தால், சாப்பிட்ட உணவு சிறுகுடலுக்குள் நேர்த்தியாகச் செல்லும். தலைப்பாகம் உயர்ந்துள்ள படுக்கையில் படுத்தால் உறக்கம் நன்றாக வரும். பால் அருந்துவதும் பயனுள்ளதாக இருக்கும்.

எனக்குத் தொடர்ந்து தலைவலி ஏற்படுகிறது. இந்தப் பிரச்னையைப் போக்க என்ன செய்யவேண்டும்? ஆஸ்பிரின் சாப்பிடலாமா?

கர்ப்பக் காலத்தில் இது ஒரு சாதாரண பிரச்னைதான். இதற்கும் ஹார்மோன்களே காரணமாகின்றன. இதைத் தவிர்க்க,வெப்பமான, காற்றோட்டம் இல்லாத சுற்றுச் சூழல்களைத் தவிர்க்கவேண்டும். ஓய்வுடனும், உடல் மற்றும் மனத் தளர்வுடனும் இருப்பது அவசியம். அதிகத் தண்ணீர் அல்லது திரவ உணவை எடுத்துக்கொள்ள வேண்டும். தவறாமல் குளிப்பது, குளிர்ந்த நீரில் கைகால் களை வைத்திருப்பது போன்றவை பலன் தரும்.

தலைவலி தொடர்ந்து நீடித்தால் மருத்துவர் ஆலோசனையுடன் சாதாரண பாராசிடமால் மாத்திரை சாப்பிடலாம். ஆனால், ஆஸ்பிரினை சாப்பிடக் கூடாது. பாராசிடமால் பாதுகாப் பானது என்பதோடு குழந்தைக்கும் எந்தக் கெடுதலையும் உண்டாக்காது. தலைவலியானது அவ்வப்போது வருவதாக வும், தீவிரமாகவும் இருந்தால் உங்கள் மருத்துவரிடம் கூறவும். கர்ப்பக் காலத்தின் கடைசி வாரங்களில் இவ்வாறு தலைவலி ஏற்படுவது மிகை ரத்த அழுத்தத்தின் அறிகுறியாகவோ அல்லது வேறு பிற சிக்கலாகவோ இருக்கக்கூடும்.

மூக்கை சிந்தினாலே ரத்தம் கொட்டுகிறது. ஏதேனும் பிரச்னைகள் இருக்குமா? அடிக்கடி ஏற்படும் ரத்தப்போக்கை எவ்வாறு நிறுத்து வது? தொற்றுநோய் ஏதேனும் இருக்குமா?

கர்ப்பக் காலத்தில் மூக்கில் ரத்த ஒழுக்கு ஏற்படுவது மிகவும் சாதாரணம். பொதுவாகக் குறைந்த அளவிலும், சில வேளைகளில் மிகவும் அதிகமாகவும் ஏற்படுவது உண்டு. நீண்ட நேரத்துக்கு அதிக ரத்தம் வெளியேறவிடாதீர்கள். இதைப்பற்றி கவலைப்படுவதற்கும் ஒன்றும் இல்லை. மூக்கை வேகமாகச் சிந்தாமல், மெதுவாகச் சிந்துங்கள். தும்மல்களை அடக்க முயற்சி செய்யுங்கள்.

ரத்தப்போக்கை நிறுத்துவதற்கு மூக்கை அழுத்திப் பிடியுங்கள் ரத்தப் போக்கு உடனே நின்றுவிடும். நோய்த்தொற்று போன்றவை இருக்கும் என சந்தேகப்பட்டால், காது மூக்கு தொண்டை நிபுணரை அணுகி, நீங்கள் கர்ப்பமாக இருக்கும் விவரத்தைக் கூறி ஆலோசனை மற்றும் சிகிச்சை பெறுங்கள்.

சின்னச்சின்ன பொருள்களைக் கடித்துச் சாப்பிட்டாலும் என் ஈறுகளில் ரத்த ஒழுக்கு ஏற்படுகிறது. ஈறுகள் வீங்கிவிடு கின்றன. எதையும் சாப்பிட முடியவில்லை. இதைத் தடுக்க என்ன செய்யலாம்?

நீங்கள் கர்ப்பிணியாக இருந்தாலும், இல்லாமல் போனாலும், ஈறுகளில் ரத்த ஒழுக்கு ஏற்படுவதற்குக் காரணம், பற்களின் மீது பாக்டீரியாக்கள் ஏற்படுத்தும் கறைகளே ஆகும். இது ஈறுகளை அழற்சிக்கு உள்ளாக்குகிறது.

தவிர, கர்ப்பக் காலத்தில் ஈறுகள் மென்மையானவையாக மாறும். கடினமான உணவுப் பொருள்களைக் கடிப்பது, பற்

களை அழுத்தித் தேய்ப்பது போன்ற இரண்டுமே பற்களைப் பாதித்துவிடும்; நோய்த் தொற்றையும் உண்டாக்கும்.

கர்ப்பக் காலத்தின்போது, உங்களுடைய பற்களைச் சுத்தப்படுத்துவதற்கு சிறப்புக் கவனம் செலுத்த வேண்டும். படுக்கப்போவதற்கு முன்பும், அதிகாலையில் எழுந்த பிறகு காலை உணவு உண்பதற்கு முன்புமாக ஒரு நாளைக்கு இருவேளையாவது பல் துலக்குங்கள், பற்களை நன்றாகத் தேய்த்து எல்லா கறைகளும் நீங்குமாறு துலக்குங்கள். மிருதுவான பல் துலக்கியைப் பயன்படுத்துங்கள்.

கர்ப்பக் காலத்தில் பற்களையும், ஈறுகளையும் பாதுகாப்பது மிக முக்கியமானது.

பிறப்புறுப்புப் பகுதியில் எனக்கு அடிக்கடி நமைச்சல் எடுக்கிறது. என்ன காரணம்?

கருப்பையில் உள்ள குழந்தை வளர வளர உங்கள் வயிற்றுப் பகுதியில் உள்ள சருமம் இறுக்கமாகத் தொடங்குகிறது. இதனால், வரிக் கோடுகள் தோன்றி அப்பகுதியில் நமைச்சல் எடுக்கும்.உடல் முழுவதும் நமைச்சல் அதிகமாக இருந்தால் கல்லீரல் பிரச்னை இருக்கக்கூடும். மருத்துவப் பரிசோதனை மேற்கொள்ளுங்கள்.

மென்மையான, தளர்த்தியான ஆடைகளை அணிவது நல்ல பலன் தரும். குளிப்பதும் நல்ல பலனைத் தரும். நமைச்சல் உள்ள இடத்தில் களிம்புகள் அல்லது லோஷன்கள் அல்லது டால்கம் பவுடர்களைப் தடவுவது இதமாக இருக்கும்.

தொடர்ந்து வெள்ளைப்போக்கு ஏற்படுகிறது. இது ஏன்? இதனால் குழந்தைக்கு ஏதேனும் ஆபத்து ஏற்படுமா? வெள்ளைப்படுதலைத் தடுக்க என்ன செய்யலாம்?

கர்ப்பக் காலத்தில் எல்லா பெண்களுக்கும் அதிகளவில் வெள்ளைப்படும். இதனால் புண்ணோ, நமைச்சலோ ஏற்படாதவரை அது முற்றிலும் இயல்பானதே.

தேவைப்பட்டால் டேம்ப்பூன் எனப்படும் அடைப்பான்களை பயன்படுத்தலாம். புண், எரிச்சல் அல்லது நிறமாற்றம் மற்றும் நாற்றத் துடன் வெள்ளைப்பட்டால், உங்களுக்கு சிலவகையான புணர்புழைத் தொற்று ஏற்பட்டிருக்க வாய்ப்பு

உண்டு. இவ்வாறு தொற்றும் கிருமி களில் பொதுவானது காண்டிடியாஸ் என்ற கிருமி. இது ஒரு பூஞ்சன நோய்த் தொற்று ஆகும். இது புணர்புழைச் சுவரைச் சுற்றி வெள்ளை நிறத் தயிர் போன்ற பொருள்போல் ஒட்டிக்கொண்டிருக்கும். மருத்துவர் ஆலோசனையுடன் களிம்புகளையோ, மருந்து களையோ பயன்படுத்தலாம். இதனால், கர்ப்பத்தில் இருக்கும் குழந்தைக்கு பிரச்னை எதுவும் ஏற்படாது.

கடந்த முறை எனக்கு புறக்கர்ப்பம் ஏற்பட்டது. அறுவைச் சிகிச்சையின் மூலம் ஒருபக்க கருக் குழாயை அகற்றிவிட்டு ஒரு பக்க கருக்குழாய் போதும் என்றார்கள். இரண்டு ஆண்டுகளாகியும் கருத்தரிக்கவில்லை. நான் மீண்டும் கருத்தரிக்க இயலுமா? புறக்கர்ப்பம் ஏற்படும் வாய்ப்பு மீண்டும் இருக்குமா? அந்தக் கருக்குழாய் பாதிக்கப்பட்டிருந் தால் எப்படிக் கருத்தரிப்பது?

ஒருபக்கத்தில் கருக்குழாய் இருப்பதால் எளிதில் கருத்தரிப் பதற்கான வாய்ப்புகள் அதிகம் உண்டு. சில வேளைகளில் இன்னொரு பக்க கருக்குழாய் பாதிக்கப்படவும் வாய்ப்பு உண்டு. இந்நிலையில் புறகர்ப்பம் தரிக்கும் நிலை உருவா கிறது. முன்னெச்சரிக்கை நடவடிக்கைகள் மேற்கொண்டு கருத்தரிப்பைச் சாத்தியப்படுத்த வேண்டும். கருக்குழாய் மோசமான நிலையில் பாதிப்படைந்திருந்தால் நன்மையை விட தீமையே அதிகம் என்பதால் அதை நீக்கிவிட்டு சோதனைக் குழாய் முறையில் கருவாக்கம் செய்து கொள்ளலாம்.

எனக்கு சமீபத்தில் மூன்று மாதத்தில் கருச்சிதைவு ஏற் பட்டது. அடுத்த ஓர் ஆண்டு வரை கருத்தரிக்க வேண்டாம் என்றும், இது முத்துப் பிள்ளை என்றும் டாக்டர் கூறினார். தொடர்ந்து மருத்துவரின் கண்காணிப்பில் இருக்க வேண் டும் என்றும் அறிவுறுத்தினார். முத்துப்பிள்ளை என்றால் என்ன? அது ஏன் வருகிறது?

பனிக்குட பாதிப்பு போன்ற நிலைகளில் இயல்புக்கு மாறான கருவுறல் நிகழும்போது முத்துப்பிள்ளை ஏற்படும். இதன் விளைவாக ரத்த நாளங்கள் சிதைந்து, கருக்கோளகத்தின் வெளி அடுக்கு பாதிக்கப்பட்டு கரு அழிந்துவிடுகிறது. கருக்கோளகச் சிம்புகளும், கிளைச்சிம்புகளும் திராட்சைக்

கொத்து மாதிரி ஆகும். இதுதான் முத்துக்கர்ப்பம். ரத்தத்துடன் பிறப்புறுப்பு வழியாக வெளியேறும்.

பெரிதாக வளர்ந்த பனிக்குடம் அதிக அளவில் கருத்தரிப்பு ஹார்மோனை உருவாக்கும். முட்டை வெளியான பிறகு எட்டு வாரத்துக்குள் ஹார்மோன் இயல்பு நிலைக்கு வந்துவிடும். அப்படி வராவிட்டால் பிரச்னை ஏற்படும். ஆகவேதான், கர்ப்பக் காலத்தின் துவக்கத்திலேயே ஹார்மோன் பரிசோதனை மேற்கொள்கிறார்கள்.

சிலவேளை ஹார்மோன் குறையாமல் தொடர்ந்து அதிகரிக்கும் அல்லது ரத்தப்போக்கு தொடர்ந்து ஏற்படும். அல்ட்ரா-சவுண்டு பரிசோதனையில் பார்த்தால் கருப்பை முழுவதுமாக வடிந்துவிட்டிருக்கும். இது ஆபத்தான நிலை யாகும். புற்றுநோய் போன்றவை ஏற்பட வழிவகுக்கும். இங்கு ஏற்படும் புற்றுநோய் உடனடியாக நுரையீரல், கல்லீரல் மற்றும் மூளை ஆகிய இடத்துக்குப் பரவும். எனவேதான், முத்துப்பிள்ளை உருவானால் மிக எச்சரிக்கை நடவடிக்கையாக அடுத்த கர்ப்பத்தைத் தள்ளிப்போட்டு விட்டு, மருத்துவரின் நேரடிக் கண்காணிப்பின் கீழ் இருக்க வேண்டும் என மருத்துவர் கூறுகிறார். அவரது ஆலோ சனையைப் பின்பற்றவும்.

கர்ப்பக் காலத்தில் மருந்துகளைப் பயன்படுத்தக் கூடாது என்பது ஏன்? அதைப் பற்றி விரிவாகக் கூறுங்கள். ஆயுர்வேத மருந்துகள் சாப்பிட லாமா?

கர்ப்பக் காலத்தின் தொடக்கத்தில் சாப்பிடும் மாத்திரை மருந்துகள் கர்ப்பத்தில் இருக்கும் குழந்தையைப் பாதித்து குறைவளர்ச்சி அல்லது பிறவிக் குறைபாட்டை உண்டாக் கும். மருத்துவரிடமோ அல்லது பல் மருத்துவரிடமோ செல்லும்போது அவர்கள் உங்களுக்கு மருந்துகளைப் பரிந்துரை செய்வதற்கு முன்பு நீங்கள் கர்ப்பமாக இருக்கும் விவரத்தைக் கூறுங்கள்.

நீங்களாக கடைகளில் வாங்கும் மருந்துகளோ அல்லது மாற்று முறை மருந்துகளோகூட பாதுகாப்பானவையாக இருக்காது. நீங்கள் தொடர்ந்து மருந்து சாப்பிடுகிறவராக இருந்தால், அதனுடைய பாதுகாப்புத்தன்மை பற்றி உங்கள்

மருத்துவரிடம் விவாதியுங்கள். கர்ப்பக் காலத்தில் சரியான காரணம் இல்லாமல் முதல் மூன்று மாதங் களுக்கு மருந்து மாத்திரை சாப்பிடக் கூடாது.

பாதுகாப்பான மருந்து அளவு, சிகிச்சை மேற்கொள்ளும் கால அளவு ஆகியவை பற்றி முழுவதுமாகக் குறிப்பெடுத்துக் கொள்ள வேண்டும். குறிப்பாக, புதிய மருந்துகளைப் பயன்படுத்தத் தீர்மானிக்கும்போது இவ்வாறு குறித்துக் கொள்வது அவசியம்.

நான் இரண்டு மாத கர்ப்பிணி. எனக்கு வயிற்றில் ஃபைப் ராய்டு கட்டி இருப்பதால், இதற்காக எக்ஸ்-ரே எடுக்கச் சொல்கிறார்கள். எக்ஸ்-ரே எடுத்தால் குழந்தைக்குப் பாதிப்பு ஏதேனும் ஏற்படுமா?

மருத்துவர், எக்ஸ்-ரே பரிசோதனை மிக அத்தியாவசியம் எனக் கருதினால் மட்டுமே, அந்தப் பரிசோதனையை மேற்கொள்ளலாம். எக்ஸ்-ரே எடுப்பவரிடம் உங்களுக்குத் தேவையான பாதுகாப்பை வழங்குமாறு கேட்டுக்கொள்ள லாம். உடலின் வேறுபகுதியில் எக்ஸ்-ரே எடுக்கப்பட வேண்டியிருந்தால் வயிற்றின் மீது ஈயத்தாலான ஓர் அங்கியைப் போர்த்தச் சொல்லலாம்.

பொதுவாக, எக்ஸ்-ரே பரிசோதனை அறைகள், கதிர்வீச்சு சிகிச்சை அறைகள், கதிர்வீச்சுப் பொருள்களைப் பயன் படுத்தும் தொழிற்சாலை போன்ற அனைத்துவிதமான கதிர் வீச்சு தொடர்பான பொருள்களில் இருந்தும் விலகியிருப்பது தான் நல்லது.

நான் முதன்முறை கருத்தரிக்க விரும்புகிறேன். கர்ப்பக் காலத்தில் என்னென்ன விஷயங்களைத் தெரிந்து கொள்ள வேண்டியிருக்கும்; பிரச்னைகளை எதிர் கொள்ள வேண்டியிருக்கும்?

கருத்தரிக்கவேண்டும் எனத் திட்டமிடுவதில் இருந்தே சில அடிப்படை உண்மைகளைத் தெரிந்துகொள்ள வேண்டும். அவற்றை சுருக்கமாகத் தெரிந்து கொள்ளுங்கள்.

ஆலோசனை

இதுதான் கர்ப்பம் தரிக்கும் ஒவ்வொரு பெண்ணுக்கும் மிக முக்கியம். கருத்தரிக்கும் முன்பு என்னென்ன பரிசோதனைகளை மேற்கொள்ள வேண்டும், எப்போது கருத்தரிக்கும் என்பன போன்ற விவரங் களையும், பாதுகாப்பான முறைகளையும் தெரிந்து கொள்ள வேண்டும்.

மாதவிலக்கு தள்ளிப்போதல்

கர்ப்பத்தின் அடையாளம் இது. மருந்து, மாத்திரை களின் பக்கவிளைவாலும் இப்படி நேரிடலாம். அடுத்த விலக்கு வரும்வரை பொறுத்திருந்து கர்ப்ப மானதை உறுதி செய்துகொள்ளவேண்டும்.

உணவு

தாய் போதுமான ஊட்டச்சத்து உள்ள உணவுகளை உட்கொண்டால்தான் பிறக்கப்போகும் குழந்தை ஆரோக்கியமாக இருக்கும்.

உணவின் மீது ஆசைகள்

கர்ப்பக் காலத்தில் ஏற்படும் ஹார்மோன் மாற்றங் களால் உணவின் மீது வித்தியாசமான ஆசைகள் ஏற்படலாம். கரி, சாம்பல், மண் போன்றவற்றை சாப்பிட வேண்டும் என்ற எண்ணம் தோன்றும். முதல் சில மாதங்கள் மசக்கை இருப்பதால் சாப்பிடப்

பிடிக்காது. இவற்றைச் சாப்பிடுவது உடலுக்குக் கேடானது என்பதை அறிந்து தவிர்த்துவிட வேண்டும்.

ரத்த சோகை

கர்ப்பக் காலத்தில் குழந்தைக்கு ஆக்ஸிஜன், ஊட்டம் போன்றவை தாயின் ரத்தத்தில் இருந்தே அனுப்பப் படுகிறது. எனவே, தாய்க்குக் கூடுதலான ரத்த உற்பத்தி இருக்க வேண்டும். பழங்கள், கீரைகள் போன்றவற்றை நிறைய சாப்பிட்டால் ரத்த உற்பத்தியும், ஊட்டமும் கிடைக்கும். இல்லாவிட்டால் ரத்த சோகை ஏற்படும். இது கர்ப்பிணிக்கு மட்டுமின்றி கருவுக்கும் ஆபத்தைத் தரும். இரும்புச்சத்து, ஃபாலிக் அமில மாத்திரைகள் போன்றவற்றைச் சாப்பிடவேண்டும்.

கால்சியம்

குழந்தையின் எலும்பு, பல் உருவாக்கம் மற்றும் வளர்ச்சிக்கு கால்சியம் சத்து தேவை. பால், பால் பொருள்களை அதிகம் சாப்பிட வேண்டும்.

வலிகள்

கருப்பை வளர்ந்து முன்னே தள்ளும்போது உடல் சம நிலையை இழந்து தடுமாறும். இதனால், முதுகு வலி வரக்கூடும். கால்களுக்குச் செல்லும் ரத்த நாளங்கள், கருப்பை வளர்ச்சியால் அழுத்தப்படுவதால் கால்கள் வலிக்கும். வாசனைகளை முகர்ந்தால் தலைவலி போன்றவை வரக்கூடும்.

மார்பகங்கள்

கர்ப்பம் தரித்த பிறகுதான் மார்பகத்தின் வளர்ச்சி முழுமை அடையும். நிறமாற்றங்கள் ஏற்படும். ரத்த அழுத்தம் அந்தப் பகுதிக்கு அதிகம் செல்வதால் ரத்த நாளங்கள் வீங்கி, தொட்டாலே வலிக்கும். மார்பகப் பகுதிகளைச் சுற்றி சின்னச்சின்ன முடிச்சுகள் தோன்ற ஆரம்பிக்கும். இதெல்லாம் மார்பக மாற்றங்கள்.

இதை ஏதோ பிரச்னை என நினைத்து பயந்துவிடக் கூடாது.

மூச்சுத் திணறல்

கரு வளரும்போது கருப்பையானது மேல் நோக்கி அழுத்துவதால் நுரையீரல் முழுமையாக விரிவடைய இயலாது. இதனால், ஆழ்ந்து சுவாசிக்க இயலாமல் அவ்வப்போது மூச்சுத் திணறல் ஏற்படும். இது கர்ப்பக் காலத்தில் சாதாரணம்.

மயக்கம்

ரத்த அழுத்தம் அவ்வப்போது குறைந்துவிடுவதால் களைப்பு, கிறுகிறுப்பு, திடீர் மயக்கம் போன்றவை ஏற்படக்கூடும்.

மலச்சிக்கல், மூலநோய்

ஜீரண மண்டலம் மெதுவாகச் செயல்படுவதாலும், ஹார்மோன் மாற்றத்தால் குடல் விரிவடைவதாலும் குடலுக்குள் உணவுப் பொருள்கள் தள்ளப்படுவதில் தாமதம் ஏற்படும். அந்தச் சமயத்தில், நீர்ச்சத்துகளை குடல் உறிஞ்சிவிடும். இதனால், மலச்சிக்கல் ஏற்படும். இது தொடர்ந்தால் மூல நோய் வரும். இடுப்புக்கூட்டை கருப்பை அழுத்துவதாலும், ஆசனவாயின் சிரை நாளங்கள் வெளிநோக்கித் தள்ளப்பட்டு மூலக் கட்டிகள் தோன்றும். பிரசவத்துக்குப் பிறகு இந்தப் பிரச்னை சரியாகிவிடும் என்றாலும், எச்சரிக்கை உணர்வோடு நடந்துகொள்ளவேண்டியது அவசியம்.

காய்கறிகள், பழங்கள், நார்ச்சத்து உள்ள உணவுகளைச் சாப்பிடுவது அவசியம்.

கண்களில் மாற்றம்

திடீர் திடீரென ரத்த அழுத்தம் உயர்வதும், குறைவதும் இயல்பான விஷயங்கள். ரத்த அழுத்தம் உயர்வதால், கண்களில் ஏதோ திரை விழுந்ததைப் போன்று

இருக்கும். பார்வை மங்கலாகும். இதற்குப் பயப்பட வேண்டியதில்லை. பிரசவத்துக்குப் பிறகு இந்தப் பிரச்னை சரியாகிவிடும்.

ஈறுகளில் அழற்சி

கர்ப்பத்தின்போது ஈறுகள் மென்மையடைவதால் ஈறுகளில் அழற்சி தோன்றுவது இயல்பு. கடினமான பொருள்களைக் கடிக்காதீர்கள். பல் பாதுகாப்பில் கவனம் செலுத்துங்கள்.

தடையற்ற சிறுநீர்

கர்ப்பத்தின் அழுத்தம் அதிகரிப்பதால் அதிர்ந்து சிரித்தாலோ அல்லது பேசினாலோ சிறுநீர் தானாகப் பிரியும். பிரசவம் நெருங்கிய நாள்களில் இப்படி சிறுநீர்க்கசிவு தொடர்ந்து இருந்தால் பனிக்குடம் உடைந்திருக்க வாய்ப்பு உண்டு. எனவே மருத்து வரைப் போய்ப் பார்க்க வேண்டும். இல்லாவிட்டால் குழந்தைக்கு ஆபத்து.

உறக்கமின்மை

அடிக்கடி சிறுநீர் கழிக்க வேண்டிய உணர்வு இருப்ப தால் உறக்கமின்மை ஏற்படும். எந்தப் பக்கம் படுத்தால் சரியாக இருக்கும் என்பது தெரியாததாலும் இவ்வாறு ஏற்படும்.

நமைச்சல்

கர்ப்பக் காலத்தில் வயிற்றுப் பகுதியில் வரிக்கோடுகள் தோன்றுவதால் நமைச்சல் எடுக்கும். உடல் முழு வதும் நமைச்சல் எடுத்தால் கல்லீரல் பாதிக்கப் பட்டிருக்கலாம். மருத்துவரை அணுகுவது நல்லது.

மூட்டுகள்

கர்ப்பக் காலத்தில் ஹார்மோன் மாற்றங்கள் ஏற்படுவ தால் தசைநார்கள் தளர்ந்து மென்மையாகிவிடும். இதனால், உடலில் உள்ள மூட்டுகளில் வலி ஏற்படும்.

ஓய்வு எடுப்பது, உறங்குவது ஆகியவற்றை மேற் கொள்ளலாம். மருத்துவ ஆலோசனையும் தேவை.

உடலுறவுச் சிந்தனைகள்

ஹார்மோனின் ஏற்ற இறக்கங்களால் உடலுறவு வேட்கை அதிகரிப்பதும், குறைவதும் கர்ப்பக் காலத்தில் இயல்பு.

மனநிலையில் மாற்றம்

தாய்மையை நினைத்து சந்தோஷப்பட்டாலும், உடலில் ஏற்படும் மாற்றங்கள், பிரசவத்தைப் பற்றிய பயம் ஆகியவற்றால் திடீரென பயம், கவலை போன்ற மன மாற்றங்கள் வரலாம். கர்ப்பக் காலத்தில் அதிகமாக வேலை செய்ய நேர்ந்தால், அதனால் எரிச்சல், கோபம், சோர்வு போன்றவை ஏற்பட்டு, மன நிலையில் மாறுதல் வரலாம்.

மசக்கை

கர்ப்பத்தின் தொடக்க நிலையிலேயே இப்பிரச்னை தோன்றும். வாந்தி, குமட்டல், பசியின்மை, எதைக் கண்டாலும் வெறுப்பு போன்றவை தோன்றும். இது இயல்பு.

மூக்கில் ரத்தம்

மூக்குப் பகுதியில் அதிக ரத்த ஓட்டம் இருப்பதால். மூக்கை சிந்தியதும் ரத்த ஒழுக்கு ஏற்படலாம். இதற்காகப் பயப்பட வேண்டாம்.

நீர்கோத்தல்

கர்ப்பக் காலத்தில் உடலில் நீர்கோத்தல், பனிக்குடத் தில் நீர் சேருதல் இயல்பு. இதனால், கைகால்களில் வீக்கம் வருவதும் இயல்பு. பயப்பட வேண்டாம். நடைப் பயிற்சி செய்யுங்கள். நன்றாக ஓய்வெடுங்கள்.

இதயத் துடிப்பு

கர்ப்பக் காலத்தில் இதயம் மிக அதிகமாகத் தூண்டப்படுவதால் படபடப்பு அதிகமாகும். பயம் வேண்டாம்.

தோல்

தோலில் வரிக்கோடுகள் தோன்றும். இளமையான தோலும் இப்போது மாறத் தொடங்கும். இது இயல்பு. பெரும்பாலான கோடுகள் மறைந்துவிடும். சில கோடுகள் நிரந்தரமாகிவிடும்.

எடை அதிகரிப்பு

கர்ப்பக் காலத்தில் 12 கிலோவரை எடை அதிகரிக்கும்.

கரு நெளிதல்

18-20 வாரங்களில் முதன்முறையாக கரு நெளிதல் ஏற்படும். குழந்தையின் உதைப்பு, வலித்தாலும் இன்பம் தரக்கூடியது. இந்த உதைப்பு குறைந்து விட்டால் மருத்துவரைப் பார்க்க வேண்டும்.

வேலை, ஓய்வு

கர்ப்பக் காலம் முதல் பிரசவத்துக்குத் தயாராவது வரை வேலை செய்வதில் தவறில்லை. ஆனால், போதுமான ஓய்வு தேவை. அலைச்சல் இருக்கக் கூடாது.

மருந்து, மாத்திரைகள்

கர்ப்பம் தரிப்பதற்கு முன்பிருந்தே மருந்து, மாத்திரை பயன்படுத்த வேண்டியிருந்தால் டாக்டரிடம் ஆலோசனை கேளுங்கள். இல்லாவிட்டால், குழந்தை உருவாகும்போதே குறைபாடுகள் தோன்றலாம்.

பிரசவ காலம்

கடைசி மாதவிலக்கின் முதல் நாளில் இருந்து கர்ப்பக் காலம் கணக்கிடப்படுகிறது. சரியான பிரசவ

காலத்தைத் தெரிந்துகொள்ள, கடைசியாக உங்களுக்கு மாதவிலக்கு எப்போது ஆனது என்பதைக் குறித்து வைத்துக்கொள்ள வேண்டும்.

பிரசவம்

பிரசவிக்கும்போது வலி இருக்கத்தான் செய்யும். இந்த வலி, பத்து நிமிடங்கள் அல்லது அதிகமாகக்கூட இருக்கலாம். குழந்தை பிறப்பதற்கு வசதியாக அமைந்திருந்தால் சாதாரணமாகப் பிறந்துவிடும். இல்லாவிட்டால் சிசேரியன் நடக்கலாம்.

இவைதான், கர்ப்பக் காலத்தில் நடக்கும் முக்கிய சம்பவங்கள். முதன்முறையாக நீங்கள் கர்ப்பம் தரிக்க இருப்பதால் இந்த விவரங்கள் முழுவதையும் தெரிந்துகொள்ளுங்கள். பயன்தரும்.

குழப்பங்களும் தெளிவும்

5

கர்ப்பக் காலத்தில் நான் எத்தகைய உடைகளை அணிய வேண்டும்? காலணிகள் அணிவதில் கட்டுப்பாடுகள் ஏதேனும் உள்ளனவா?

தளர்த்தியான ஆடைகள் அணிவது மிகச் சிறந்தது. உங்கள் அளவுக்கும் தேவைக்கும் பொருத்தமாகவும், ஆளுமைக்குப் பொருந்திவரக்கூடிய டிசைன்களிலும் ஆடைகளை வாங்கிக் கொள்ளலாம்.

கூடுமானவரை இறுக்கமான ஆடைகளைத் தவிர்த்துவிடுங்கள். அவை இரைப்பையில் உள்ள ஜீரண அமிலத்தைத் தூண்டிவிடுவதால், அஜீரணத்தை அதிகமாக்கி நெஞ்சு எரிச்சலை உண்டாக்கும். தவிர, பிறப்புறுப்பில் பூஞ்சைத் தொற்று ஏற்படும் அபாயத்தையும் அதிகப்படுத்துகின்றன. உயரமான ஹீல்ஸ் வைத்த ஷூக்கள் / செருப்புகள் வேண்டாம். இவை முதுகில் சிரமத்தை உண்டாக்குவதோடு, பிரசவ காலம் நெருங்கி

வரும் காலகட்டத்தில் உடலின் சமநிலைத் தன்மையையும் சீர்குலைக்கிறது. உங்களை இடறச் செய்கிற, சறுக்கி விடுகிற, விழக்கூடிய நிலையை உண்டாக்கிவிடுகின்றன.

நான் மூன்று மாத கர்ப்பமாக இருக்கிறேன். கர்ப்பக் காலத்தில் எத்தகைய உடற்பயிற்சியில் ஈடுபடலாம்? எவ்வாறு ஓய் வெடுக்கலாம்? உடற்பயிற்சியில் ஈடுபடுவது ஆபத்தா?

நீங்கள் இயல்பாக இருக்கும்போது தேவைப்பட்டதைப் போலவே கருவுற்றிருக்கும்போதும் உங்களுக்குக் கொஞ்சம் ஓய்வும், கொஞ்சம் உடற்பயிற்சியும் தேவைப்படும்.

தொடக்க மாதங்களிலும், கடைசி மாதங்களிலும் விரை வாகக் களைப்பு வந்துவிடும். ஓய்வு எடுத்துக்கொள்ளுங்கள். இரவில் சீக்கிரமாகப் படுக்கச் செல்லுங்கள். நண்பகலில் படுத்து ஓய்வெடுங்கள். இரவில் படுத்து ஓய்வெடுக்க இயலாத நிலையிருந்தால், ஒரு மணி நேரமாவது அமைதி யாக கால்களை உயரத் தூக்கிவைத்து உட்கார்ந்து இருங்கள்.

நாள் முழுக்க உட்கார்ந்திருந்தாலும் கொஞ்சம் நடப்பது நல்லது. எது சரியெனப்படுகிறதோ, எது மகிழ்ச்சியைத் தருகிறதோ அதைச் செய்யுங்கள். களைப்படையும் வேலை களைச் செய்யாதீர்கள். அதற்காக சோம்பலாகவும் இருக்கா தீர்கள். அன்றைய வேலையை முடித்த பிறகும் உங்களுக்கு மன இறுக்கம் இருப்பதுபோல் இருந்தால், உடற்பயிற்சியின் மூலம் அதைத் தளர்த்திக்கொள்ளலாம்.

வழக்கமாக, இருபது முதல் முப்பது நிமிட நேர நடப்பது உங்கள் உடலையும் மனத்தையும் ஆரோக்கியமாக வைத்துக் கொள்ள உதவுவதோடு, கால்களில் ரத்த ஓட்டத்தையும் அதிகரித்து, உங்களையும் பலப்படுத்தும்.

நான் பேட்மிண்டன் விளையாட்டு வீராங்கனை. ஐந்து மாத கர்ப்பிணி. நான் பேட்மிண்டன் விளையாடினால் குழந்தைக்கு ஆபத்து வரும் என எனது மாமியார் வீட்டில் சொல்கிறார்கள். நான் தொடர்ந்து விளையாடினால் குழந்தைக்கு ஆபத்து ஏற்படுமா?

பேட்மிண்டன் விளையாட்டு மட்டுமல்ல, நீச்சலை விரும்பு கிறவர்கள், டேபிள் டென்னிஸ் விளையாடுகிறவர்கள்

அவ்வாறு தொடர்ந்து விளையாடலாம். தவறில்லை. விளையாடக் கூடாது எனக் கூறுவதற்கு எந்தக் குறிப்பிட்ட காரணமும் இல்லை. உங்களுக்கு சௌகரியமாக இருக்கும் வரை நீங்கள் விரும்பும் எந்த விவேகமான விளையாட்டையும் விளையாடுங்கள். கர்ப்பம் இவற்றுக்குத் தடையாக இருக்காது.

கர்ப்பக் காலத்தில் ஆற்றைக் கடந்து பயணம் போகக் கூடாது என்கிறார்களே? ஏன்? இதனால் பாதிப்புகள் ஏதேனும் ஏற்படுமா? ரயிலில், பஸ்ஸில் நீண்ட தூரம் போகலாமா?

கர்ப்பக் காலத்தில் ஆற்றைக் கடக்கக் கூடாது எனச் சொல்வதெல்லாம் மூட நம்பிக்கை. அறிவியல் ஆதாரம் இல்லாதது. நீங்கள் எவ்வளவு விரும்புகிறீர்களோ, அவ்வளவுக்குப் பயணம் மேற்கொள்ளலாம். ஆனால், அந்தப் பயணம் மன இறுக்கத்துடனோ, சிரமத்துடனோ இல்லாமல் ஓய்வெடுக்கும் முறையில் இருக்க வேண்டும். விமானத்தில் பறக்கவோ, ரயிலில் பயணிக்கவோ எந்தக் கட்டுப்பாடும் கிடையாது. ஆனாலும், கர்ப்பக் காலத்தின் கடைசி மாதங்களில் நீண்ட தூரம் பயணம் மேற்கொள்வதால் ஏற்படும் விரும்பத்தகாத விளைவுகள் நேரிடுவதற்கான சாத்தியக்கூறுகள் பற்றி ஆராய்வது புத்திசாலித்தனமாகும்.

வழியில் எங்கேனும் குழந்தை பிறக்கக்கூடிய அபாயத்தை நீங்கள் விரும்பாவிட்டால் பிரசவ நெருக்கத்தில் நீங்கள் வீட்டிலேயே அல்லது வீட்டுக்கு அருகிலேயே தங்கி யிருப்பது மிக நல்லது.

கர்ப்பக் காலத்தில் தாம்பத்திய உறவைத் தவிர்க்க வேண்டும் என என் கணவர் சொல்லிவிட்டு ஒதுங்கிக்கொள்கிறார். இது சரியா?

இயல்பான கர்ப்பத்தின்போது உடலுறவைத் தவிர்க்க வேண்டும் என்பதற்கான கட்டாயம் எதுவும் இல்லை. உடலுறவுகொள்வதால் குழந்தைக்கு எந்தப் பாதிப்பும் ஏற்படாது. ஆணுறுப்பு, பெண்ணுறுப்பைத் தாண்டி தூண்டப்படுவதில்லை. கருப்பைக் கழுத்தின் தசைகளும், கர்ப்பத்தின்போது உருவாகும் சளித் தொகுப்பும் கருப்பையை முற்றிலுமாக மூடிவைத்துவிடுகின்றன. இருந்தாலும்,

இதற்கு முன்பு கருச்சிதைவு ஏதேனும் ஏற்பட்டிருந்தால் கர்ப்பமான முதல் மூன்று அல்லது நான்கு மாதங்கள் வரை உடலுறவைத் தவிர்ப்பது பற்றி தீர்மானிக்கலாம்.

இவ்வாறு தவிர்ப்பது மிகவும் பாதுகாப்பானது. எப்போதாவது சிறிது ரத்தக்கசிவு இருப்பது தெரியவந்தால், பிறப் புறுப்பு அல்லது அடிவயிற்று வலி இருந்தால் உடலுறவைத் தவிர்ப்பதும் முழுமையாக ஓய்வெடுப்பதும் சிறந்தது.

உடலுறவு திருப்தியாக இல்லை, வலியும் எடுக்கிறது; உடலுறவை எப்போது முதல் நிறுத்திக்கொள்ளலாம்?

கர்ப்பக் காலத்தின் பிற்பகுதியில் கருப்பையின் தசைகள் இறுக்கமடைவதால் அவ்வப்போது உச்சக்கட்டம் ஏற்படுவது குறையக்கூடும். உடலுறவுக்குப் பிறகு கருப்பைச் சுருக்கம் அசௌகரியமாக இருந்தால் இத்தகைய சுருக்கங்கள் நீங்கும்வரை அப்படியே படுத்திருப்பது நல்லது. இதன் மூலம் வலி நீங்கும்.

பாக்டீரியாக்கள் அதிகரிப்பதற்கான சாத்தியக்கூறுகளுக்கு உடலுறவு வழிவகுக்கும் என்பதால், குழந்தை பிறப்பதற்கு ஆறு வாரம் இருக்கும்போதே உடலுறவு செயல்பாடுகளை நிறுத்திக்கொள்வது நல்லது. இல்லாவிட்டால், குழந்தை பிறந்த பிறகு அதற்கு நோய்த்தொற்று ஏற்படக்கூடும்.

எந்தவொரு நிலையிலும் கர்ப்பக் காலத்தில் உடலுறவு கொள்ளக் கூடாதென சில தம்பதியர் நினைக்கிறார்கள். நேசிக்கவும், நேசிக்கப்படவும் வேண்டும் என்பதற்காக அவ்வாறு அவர்கள் வேறுபிற வழிகளை நாடுகிறார்கள். அத்தகைய கட்டுப்பாடு இருந்து நீங்களும் அவ்வாறான வழியை நாடினால் முற்றிலும் நல்லதுதான்.

கர்ப்பக் காலத்தில் எவ்வாறு உடலுறவு கொள்வது? எந்த நிலையில் இருந்து உடலுறவு கொண்டால் குழந்தைக்குப் பிரச்னை இருக்காது. குழந்தைக்குப் பாதிப்பு ஏற்படாமல் தவிர்க்க ஏதாவது யுக்திகள் இருக்கின்றனவா?

முதன்முறையாகக் கர்ப்பம் தரித்த பல பெண்களுக்கு இத்தகைய பயம் இருக்கத்தான் செய்கிறது. இந்தப் பயத்தைத் தவிர்க்கவும், உடலுறவைப் பயமின்றி பெறவும் நீங்கள் சில

அட்ஜஸ்ட்மென்ட்களைச் செய்துகொள்ளலாம். உதாரண மாக, குழந்தையின் காரணமாகவும், மார்பகங்கள் மிகவும் வலியுணர்வுடன் இருப்பதாலும் ஆண் மேற்புறம் இருந்து உடலுறவுகொள்வது அசௌகரியம் தரலாம். தவிர, ஆணுறுப்பு மிக ஆழமாக ஊடுருவுமேயானால் பெண்ணுக்கு அசௌகரியமாக இருக்கும். ஆகவே, ஒருக்களித்த நிலையில் அல்லது ஆண், பெண்ணின் பின்புறம் இருந்து அல்லது பெண், ஆணின் மீதிருந்து உறவுகொள்வதே பொருத்தமாக இருக்கும்.

சந்திர கிரணம், சூரிய கிரணத்தின்போது கர்ப்பிணிகள் அதைப் பார்க்கக் கூடாது எனச் சொல்லப்படுவது ஏன்?

இது ஒருவித மூடநம்பிக்கைதான். கிரணம் முடியும் வரை அறையை மூடிக்கொண்டு படுத்துக்கிடக்க வேண்டும். வெளியே எட்டிப்பார்த்துவிடக் கூடாது என்று சொல் வார்கள். அறிவியல்பூர்வமாக இதற்கு விளக்கம் சொல்லும் போது, அல்ட்ரா வயலட் கதிர்கள் (புற ஊதாக் கதிர்கள்) தாயை ஊடுருவும்போது, அது குழந்தைக்குப் பாதிப்பை உண்டாக்குகிறது என்கிறார்கள். இதைக் கேட்டு உடனே நடுங்கிவிடவோ, திடுக்கிடவோ வேண்டாம். இவையெல் லாம் சாதாரணமானவை. எதையும் அறிவியல்பூர்வமாக அணுகி அதன்படி நடக்கத் தொடங்குங்கள்.

நான் கர்ப்பமானது முதல் எனது வீட்டில் உள்ளவர்கள் இனிமையான கதைகளை, நாவல்களைப் படி, திகில் கதைகளைப் படிக்காதே. சந்தோஷமாக இருந்தால்தான் குழந்தை நன்றாகப் பிறக்கும் என்றார்கள். தாய் என்ன நினைக்கிறாளோ, அதற்கேற்ப குழந்தை பாதிக்கப்படும் என்பது உண்மையா? தாயை மகிழ்ச்சியாகவோ, வருத்தமாகவோ இருக்கக் கட்டாயப்படுத்துவது எப்படி குழந்தையைப் பாதிக்கும்?

கருக்காலத்தில் மட்டுமல்ல, வாழ்க்கையின் எல்லா நிலைகளிலும் மகிழ்ச்சியாக இருப்பது நல்லதுதானே. நீங்கள் சொல்வதுபோல், திகில் கதைகளைப் படித்தால் குழந்தையைப் பாதிக்கும், மகிழ்ச்சியான புத்தகங்களைப் படித்தால் குழந்தைக்கு நல்லது என்பதெல்லாம் இன்னும் உறுதிப்படுத்தப்படவில்லை.

எதையும் விட்டுக்கொடுத்து, கர்ப்பக் காலத்தில் இனிமையாக இருக்கும் தாய்க்குப் பிறக்கும் குழந்தைகள் அறிவில் சிறந்து விளங்குவதாக ஒரு சில ஆய்வுகள் கூறுகின்றன.

என் மூத்த மகனுக்கு எக்ஸ்-ரே எடுக்கவேண்டியிருக்கிறது. நான் சென்று எடுக்கலாமா? அல்லது அதைத் தவிர்க்க வேண்டுமா?

நீங்கள் எக்ஸ்-ரே எடுக்காவிட்டாலும், எக்ஸ்-ரே பரி சோதனை அறையில் நண்பருக்காகவோ அல்லது உறவின ருக்காவோ நின்று கொண்டிருப்பதை தவிர்த்துவிடுங்கள்.

கர்ப்பிணிக்கான உணவு

6

***நா*ன் அதிக உடல் பருமனுடன் இருக்கிறேன். எனக்குப் பிறக்கும் குழந்தையும் இவ்வாறு பிறக்க வாய்ப்பு இருப்பதால் பிரசவ காலச் சிக்கல் ஏற்படும் என்றும், குழந்தைக்கு நீரிழிவு போன்ற நோய்கள் எளிதில் வரும் என்றும் என் கணவர் கூறுகிறார். வயிறு, வாயைக் கட்டி உடம்பைக் குறைத்துக் கொள் என அறிவுறுத்துகிறார். இதற்காக பட்டினி கிடந்து உடம்பைக் குறைத்துக்கொண்டால் குழந்தை நோயின்றி, சிறியதாகப் பிறக்குமா? அல்லது குழந்தை பெற்ற பிறகு உடம்பு தானாக இளைக்குமா?**

உணவுக் கட்டுப்பாட்டை மிக அதிகமாகப் பின்பற்றினால் மிகக் குறைந்த எடையுடன் குழந்தை பிறக்க வாய்ப்புள்ளது. இதனால், குழந்தைக்கு நோய் எதிர்ப்புத்திறன் குறைவதோடு, ஊட்டச் சத்துக் குறை நோய்களும் வரும். உடல் பருமன் அதிகமாக இருந்தால் தானாக குறைவதற்கும் வாய்ப்பில்லை. கூடு

மானவரை நடப்பது, நீந்துவது போன்ற உடற்பயிற்சியுடன் கலோரி குறைந்த உணவு வகைகளைச் சாப்பிட்டுப் பழகுங்கள். அதேசமயம், கர்ப்பக் காலத்தில் தேவையான சத்தின் அளவைக் குறைத்துக்கொள்ளாமல் இருக்கவும் உணவியல் நிபுணரை அணுகி ஆலோசனை பெற்றுக் கொள்ளுங்கள்.

இனிப்பு மற்றும் பால் பொருள்கள் மீது அதிக ஆவல் ஏற்படுகிறது. இவற்றைச் சாப்பிட்டால் உடல் பருத்துவிடும், வேறு ஏதாவது சாப்பிடப் பழகிக்கொள் என்று சொல் கிறார்கள். வேறு என்னவிதமான உணவு வகைகளைச் சாப்பிடுவது?

பால், பால் பொருள்கள் மற்றும் இனிப்பு வகைகளில் நிறைய கொழுப்பு இருப்பதால் எளிதில் உடல் பருமன் அடைய வாய்ப்பு உண்டு. எனவே, மிகக் குறைந்த கலோரி மற்றும், கொழுப்பு குறைவான காய்கறிகள், பழங்கள் ஆகியவற்றைத் தேவையான அளவு சாப்பிட்டு வாருங்கள்.

நான் ஒல்லியாக இருக்கிறேன், என்ன சாப்பிட்டாலும் எடை உயர்வதில்லை. இதனால் என்ன பிரச்னை வரும்? அதிகமாக உடல் எடையை உயர்த்திக்கொள்ள என்ன வழி? நான் எவ்வளவு எடை இருக்க வேண்டும்?

கர்ப்பக் காலம் முழுவதும் உங்களுடைய மொத்த எடை அளவு, இயல்பான எடையுடன் பத்து அல்லது பன்னிரண்டு கிலோவுக்கு மிகாமல் பார்த்துக்கொள்ள வேண்டும். அதிக எடை அல்லது இயல்பைவிட குறை எடை ஆகிய இரண்டுமே பல அபாயங்களைக் கொண்டு வருவதாகப் பல ஆய்வுகள் கூறுகின்றன.

தாயின் எடை உயராமல் நிலையாகவோ அல்லது இயல்பை விட குறைவாகவோ இருந்தால் குறைப்பிரசவத்தில் குழந்தை பிறத்தல் அல்லது கர்ப்பத்திலேயே இறத்தல் ஆகிய அபாயங்கள் ஏற்படுகின்றன. கர்ப்பிணியின் எடை அதிகமாக இருந்தால், பிறக்கப் போகும் குழந்தைக்கு மற்ற பிரச்னை களுடன் டாக்ஸீமியா நோய் உடனடியாக ஏற்படுவதோடு, பிற்காலத்தில் அக்குழந்தை உடல் பருமன் பிரச்னையால் அவதியுற நேரிடும் வாய்ப்பும் அதிகரிக்கிறது.

இயல்பான எடையைத் தொடர்ந்து தக்கவைத்துக்கொள் வதற்கு மருத்துவ ஆலோசனைகளைக் கேளுங்கள், சரிவிகித ஊட்டச்சத்து உணவைப் பின்பற்றுங்கள்.

உடலில் கொழுப்பு சேர்வதற்குக் காரணம் என்ன? எந்த மாதத்தில் இருந்து உடலில் கொழுப்பு சேர்கிறது?

புரொஜெஸ்டீரான் ஹார்மோனின் தூண்டுதல் காரணமாக உடல் கொழுப்பைச் சேகரிக்கிறது. இவ்வாறு கொழுப்பைச் சேர்ப்பதற்கான உண்மைக் காரணம், தாய்க்குப் போதுமான உணவு கிடைக்காமல் பற்றாக்குறை ஏற்பட்டால் அதைச் சமாளிப்பதற்குத் தயார் நிலையில் இருப்பதற்குத்தான்.

கர்ப்பக் காலத்தில் உடலில் சேரும் கொழுப்புகள் பெரும்பாலும் உடல் பகுதியின் கீழ்ப்புறத்திலும், மேற்புறத் தொடைகளிலும் ஏற்படுகிறது. இது இரண்டாவது மூன்று மாத கருக்காலத்தின் மையப் பகுதியில் அதிகரிக்கிறது.

என்னுடைய உடல் எடை வெகுவேகமாக அதிகரித்துக் கொண்டே போகிறது. என்னென்ன பொருள்களைத் தவிர்க்கவேண்டும்? எதைக் குறைக்க வேண்டும்? வாரத்துக்கு எவ்வளவு எடை உயர்வு இருக்கவேண்டும்?

தேவையில்லாமல் எடை அதிகரிப்பதை நீங்கள் தவிர்க்க வேண்டும். புரதம், வைட்டமின்கள் மற்றும் தாதுக்கள் இல்லாத அதிக கலோரிகள் உள்ள உணவுப் பொருள்களின் அளவைக் குறைத்துக்கொள்ள வேண்டும்.

வறுத்த உணவுகள், கிரீம்கள், இனிப்புகள், சாக்லேட்டுகள், சர்க்கரை, குளுக்கோஸ், கேக்குகள், மாவுப் பொருள்கள், ஆவியில் வேக வைக்கப்பட்ட உணவுகள், பிஸ்கட்டுகள், ஜாம், தேன் மற்றும் தேன் கலந்த உணவுப் பொருள்களும்

புழுங்கல் அரிசியில் வைட்டமின்-பி சத்து அதிகம் உள்ளது. ஆனால், பாலிஷ் செய்யப்பட்ட புழுங்கல் அரிசியில் இருந்து இச்சத்து பிரிக்கப்படுவதால் சத்து கிடைக்காது. வைட்டமின்-பி சத்து, நீரில் கரையும் தன்மை உள்ளது. வேகவைத்து கஞ்சியை வடித்துவிடும்போது அதில் சென்று வீணாகிறது. கஞ்சித் தண்ணீர் குடிப்பது நல்லது.

தவிர்க்கப்பட வேண்டும். இந்தக் கட்டுப்பாடுகள் எல்லா வற்றையும் கடைப்பிடித்த பிறகும் எடை அதிகரித்தால் மருத்துவரைக் கலந்தாலோசியுங்கள். வாரத்துக்கு அரை கிலோவுக்கு மேல் எடை உயர்வது பிரச்னைக்குரியது.

வைட்டமின்கள் ஏன் தேவை? இவற்றில் குறைபாடு ஏற் பட்டால் என்ன ஆகும்?

நல்ல உடல் ஆரோக்கியத்துக்கு இன்றியமையாதவை. இவை தினமும் மிகக் குறைந்த அளவில் உணவின் மூலம் பூர்த்தி செய்யப்பட வேண்டிய, உடலுக்கு மிக முக்கியமான அங்ககப் பொருள்கள்தான் வைட்டமின்கள். இவை மாவுச்சத்து (கார்போஹைட்ரேட்), புரதம் (புரோட்டீன்), கொழுப்பு ஆகியவற்றின் வளர்சிதை வினை மாற்றத்தைக் கட்டுப்படுத்துவதில் நேரடியாக ஈடுபடுகின்றன. உடல் திசுக்கள் பராமரிக்கப்படுவதன் மூலம் ஏற்படும் எதிர் வினைகளை ஒழுங்குபடுத்துவதிலும் உதவி செய்கின்றன.

உடலில் உள்ள பெரும்பாலான எதிர்வினைகளுக்கு ஒன்றுக்கு மேற்பட்ட வைட்டமின்கள் தேவை. இவற்றுள் ஏதேனும் ஒன்று குறையும்போது இன்னொன்றின் செயல்பாட்டில் குறுக்கீடு ஏற்படும்.

கர்ப்பக் காலத்தில் தேவைப்படும் அத்தியாவசிய வைட்டமின் கள் எவை எவை? அவை எந்தெந்தப் பொருள்களில் நிறைய கிடைக்கின்றன? இந்தச் சத்துகள் குறைந்தால் என்னென்ன பாதிப்புகள் உண்டாகும்?

வைட்டமின்-ஏ

நோய்த்தொற்றுக்கு எதிராக உடலின் எதிர்ப்புச்சக்தியை அதிகப்படுத்தும் மியூக்கஸ் மெம்ப்ரேன் என்கிற சீதப்படல ஒருங்கிணைவைப் பராமரிக்க இது உதவுகிறது.

இச்சத்து குறைந்தால் தோல் வறண்டு சொறசொறப்பாகும். கண்ணின் கருவிழிப் படலம் காய்ந்து அதில் புண் உண்டாகும். கண் எரிச்சல், இரவு நேரத்தில் பார்வை குறைதல், மாலைக் கண், காயங்கள் எளிதில் ஆறாத நிலை போன்றவை வரும். இவற்றைப் போக்கவும் இயல்பான எலும்பு வளர்ச்சிக்கும், பல் வளர்ச்சிக்கும் இச்சத்து மிக முக்கியம்.

பால், வெண்ணெய், முட்டையின் மஞ்சள் கரு, கல்லீரல், மீன் எண்ணெய் ஆகிய விலங்குப் பொருள்களிலும், பப்பாளி, கேரட், முட்டைக்கோஸ், கீரை, முள்ளங்கி, கறிவேப்பிலை, புதினா, மஞ்சள் பூசணி, பச்சைப் பட்டாணி, பச்சை மிளகாய், சோளம், தக்காளி, வாழைப்பழம் போன்ற தாவர உணவு/களிலும் வைட்டமின்-ஏ அதிகம் உள்ளது. தாவர உணவுகளில் உள்ள கரோட்டீன், வைட்டமின் ஏ-வின் முன்னோடியாகும். கரும்பச்சை, அடர் மஞ்சள் காய்கறிகள் மற்றும் பழங்கள், வனஸ்பதி ஆயில் மற்றும் பால் ஆகியவற்றில் எல்லாம் வைட்டமின்- ஏ சத்து நிறைந்துள்ளது.

வைட்டமின்-பி

நல்ல ஊட்டச்சத்துக்குத் தேவையான எண்ணற்ற வேறு வேறு வைட்டமின்களை எல்லாம் பி-காம்ப்ளக்ஸ் பிரிவு உள்ளடக்கியிருக்கிறது. அவற்றுள் தையாமின் (வைட்டமின் பி-1), வைட்டமின் பி-2 எனப்படும் ரிபோஃபிளேவின், நையாசின் எனப்படும் வைட்டமின் பி-6, ஃபோலாக்சின் எனப்படும் ஃபோலிக் அமிலம், வைட்டமின் பி-12 எனப்படும் சையானோ கோபாலமின் ஆகியவை அடங்கும்.

இவை நொதிப்பொருள்கள் (என்சைம்கள்) மற்றும் கூட்டு நொதிப்பொருள்கள் (கோ-என்சைம்கள்) ஆகியவற்றின் கூட்டுப் பொருள்கள்போல் செயல்பட்டு உடலில் பல்வேறு எதிர்வினைகளை ஏற்படுத்துகின்றன. அவற்றுள் செல் சுவாசம், குளுக்கோஸ் உயிர்வளியேற்றம் மற்றும் வளர்சிதை வினைமாற்ற சக்தி ஆகியவற்றை இதற்கு உதாரணமாகக் குறிப்பிடலாம்.

வைட்டமின்-பி சத்து குறைந்தால் பசியின்மை, வலுவின்மை, வீக்கம், மெதுவான நாடித்துடிப்பு, வாதம் முதலியன ஏற்பட்டு

விலங்கு உணவுகளில் இருந்து மட்டுமே வைட்டமின்-பி12 கிடைக்கிறது. ரத்த அணுக்கள் உண்டாக வைட்டமின்-பி 12 தேவை. ரத்த சோகை உண்டாவதற்கு இதன் பற்றாக்குறையும் ஒரு காரணம் ஆகும். மீன், முட்டை, பால், இறைச்சி ஆகியவற்றை அதிகமாக சாப்பிட்டு இச்சத்தைப் பெறலாம்.

நரம்பு மண்டலம் பாதிக்கப்படுகிற பெரிபெரி என்ற நோய் உண்டாகும்.

நியாசின் என்ற வைட்டமின்-பி சத்து குறைந்தால் வாய்ப்புண், தோல் எரிச்சல், அஜீரணம், மந்தம், தோல் வெடிப்பு ஆகியவை உண்டாகும்.

ஃபாலிக் அமிலம் குறைந்தால் ரத்தசோகை உண்டாகும்.

பி-6 என்ற வைட்டமின் குறைந்தால் ரத்த சோகை, உடல் எடை குறைதல், அதிகமான மசக்கை ஆகியவை உண்டாகும்.

பி-12 என்ற வைட்டமின் குறைந்தால் ரத்த சோகை உண்டாகும்.

வைட்டமின்- பி சத்துகள் எல்லாம் ஒரே உணவில் மட்டும் சேர்ந்து காணப்படுவதில்லை. பால், முழு தானியம், பிற தானிய வகைகள் மற்றும் ரொட்டிகள், மொச்சை, அடர் பச்சை நிற காய்கறிகள், முட்டைகள், இறைச்சிகள் ஆகியவற்றைக் கூட்டாகச் சேர்த்து சாப்பிடும்போது இச்சத்து கிடைக்கிறது.

ஃபாலிக் அமிலம்

பி-வைட்டமின்களில் ஒன்று ஃபாலிக் அமிலம். இது டி.என்.ஏ. மற்றும் ஆர்.என்.ஏ. உருவாக்கத்துடன் தொடர் புடையது. ஃபாலிக் அமிலக் குறைபாடுகள் இருந்தால் செல் பிரிதல் இயல்பாக நடக்காது.

கருவில் இருக்கும் குழந்தையின் வளர்ச்சிக்காகவும், தாயின் ரத்த அளவு அதிகரிக்கவும் ஃபாலிக் அமிலம் தேவைப் படுகிறது. கர்ப்பக் காலத்தின் ஆரம்பத்திலேயே தாய்க்கு போதுமான அளவு ஃபாலிக் அமிலச் சத்து இருந்தால் குழந்தைக்கு நரம்பு மண்டலக் குறைபாடு ஏற்படும் அபாயம் வெகுவாகக் குறைவதாக சமீபத்திய ஆய்வுகள் கூறுகின்றன.

பச்சைக் காய்கறிகள், மற்ற கீரைகள், ஈரல்கள், ஈஸ்ட், அவரை, மொச்சைகள், கொட்டைகள், முழு தானியங்கள் ஆகியவை ஃபாலிக் அமிலம் அதிகம் உள்ள பொருள் களாகும். சமைக்கும்போது அல்லது சேமித்து வைக்கும்

போதே எண்பது சதவீதம் ஃபாலிக் அமிலச் சத்து அழிக்கப் பட்டுவிடுகிறது. எனவே, இந்த ஊட்டச்சத்துப் பொருள் அவ்வப்போது பரிந்துரை செய்யப்படுகிறது.

வைட்டமின்-சி

உடல் செல்களையும், திசுக்களையும் ஒருங்கிணைப்பதால் சில வேளைகளில் சிமெண்ட் என்றே இவை அழைக்கப் படுகின்றன.

உறுதியான எலும்புகள் மற்றும் பற்களை உருவாக்கு வதற்கும், காயங்களை ஆற்றுவதற்கும், நோய்த்தொற்று ஆகியவற்றை எதிர்த்து உடலின் திறனை அதிகரிப்பதற்கும் இது பயன்படுகிறது.

இந்தச் சத்து குறைந்தால் சொறி, கரப்பான் நோய், தலைச்சுற்றல், வாய்ப்புண், எலும்பு மூட்டுகளில் வலி, பற்களில் வலுவின்மை, ஈறுகளில் ரத்த ஒழுக்கு, மூக்கு மற்றும் பிற உறுப்புகளில் ரத்தக் கசிவு போன்ற பல தொல்லைகள் உருவாகும்.

புத்தம் புதிய காய்கறிகளிலும், பழங்களிலும் வைட்டமின்-சி சத்து காணப்படுகிறது. புத்தம் புதிய ஸ்ட்ராபெர்ரி, அன்னாசி, கொய்யா, தக்காளி, பச்சைக் காய்கறிகள், நெல்லிக்காய், ஆரஞ்சு, நாவல் பழம், மிளகாய், முருங்கைக்காய், பச்சைப் பட்டாணி, கடலை, உருளைக் கிழங்கு, முளைத்த கடலை, கொய்யா போன்றவற்றில் வைட்டமின்-சி அதிகம் உள்ளது.

காற்றில் வெளிக்காட்டினாலோ, அதிகமாகச் சமைத்தாலோ அல்லது அதிக நீரில் சமைத்தாலோ வைட்டமின்-சி அழிந்துவிடும்.

வைட்டமின்-டி

எலும்பில் கால்சியம் மற்றும் பாஸ்பரஸ் உருவாகவும், அது சேர்வதற்கும், அதன் பயன்பாட்டுக்கும், பல் மொட்டு உருவாவதற்கும் வைட்டமின்-டி அவசியம்.

இந்தச் சத்து குறைந்தால் ரிக்கெட்ஸ் எனப்படும் நோய் வரும். எலும்புகளில் பலவீனம், மண்டையோட்டு எலும்பு கள் பொருந்தாத நிலை ஆகிய குறைபாடுகள் தோன்றும்.

பால், முட்டையின் மஞ்சள் கரு, ஈரல், குறிப்பிட்ட சில மீன்கள் ஆகியவற்றில் அதிக அளவு வைட்டமின்-டி உள்ளது. குழந்தைகளுக்கு ரிக்கெட்ஸ் எனப்படும் நோயைத் தடுப்பதற்குப் பல ஆண்டுகளாக காட் லிவர் ஆயில் எனப்படும் மீன் எண்ணெய் பயன்படுத்தப்பட்டு வருகிறது. வைட்டமின்-டி யைத் தயாராக்குவதற்கு இது வனஸ்பதி எண்ணெய், வெண்ணெய் மற்றும் பாலுடன் சேர்க்கப் படுகிறது. தோலின் மீது சூரிய வெளிச்சம் படும் செயலினால் மனித உடலும்கூட சிறிதளவு வைட்டமின்-டியை உற்பத்தி செய்கிறது.

வைட்டமின்-ஈ

வைட்டமின்-ஈ முக்கியமாக ஓர் ஆன்ட்டி ஆக்ஸிடண்ட். உறிஞ்சப்பட முடியாத கொழுப்பு அமிலங்களில் உள்ள உயிர்வலியேற்றத்தைக் குறைக்கவும், செல் சவ்வுகளின் ஒருங்கிணைவைப் பராமரிக்கவும் உதவுகிறது. இது சில குறிப்பிட்ட நொதிப்புச் செயல்கள் மற்றும் வளர்ச்சிதை மாற்ற பிரதிவினைகளிலும் சம்பந்தப்பட்டுள்ளது.

காய்கறிக் கொழுப்புகள் மற்றும் எண்ணெய்கள், பச்சை நிறக் காய்கறிகள், கீரைகள், தானியங்கள், கொட்டைகள், மஞ்சள் கரு, முளைகட்டிய தானியங்கள், அவரை, தக்காளி, கோதுமை ஆகியவை வைட்டமின்- ஈ அதிகம் உள்ள உணவுகளாகும்.

வைட்டமின்-கே

ரத்தத்தை உறைய வைக்கும் பொருளான ப்ரோத்ராம்பின் உருவாக இது முக்கியக் காரணியாக உள்ளது. இந்தச் சத்து குறைந்தால் ரத்தம் இயல்பாக உறையாது. தொடர்ந்து ரத்தக்கசிவு இருந்துகொண்டே இருக்கும்.

இனப்பெருக்கம் நடைபெறுவதற்கு அதிகமான வைட்டமின்-ஈ சத்து தேவை. இச்சத்து குறைந்தவர்கள் மலட்டுத்தன்மை உள்ளவர்களாக இருப்பர். விந்தணுக்கள் உண்டாகாது. கருத்தரிக்காது, தரித்தாலும் கருச்சிதைவு உண்டாகும்.

கீரைகள், பச்சைக் காய்கறிகள், உருளைக் கிழங்கு, பன்றி ஈரல், பச்சைப் பட்டாணி, முட்டை கோஸ் ஆகியவை இந்த வைட்டமின் அதிகம் உள்ள பொருள்களாகும். வைட்ட மின்-கே இயற்கையிலும் கிடைக்கிறது. சிறுகுடலின் பாதையில் கீழ்ப்பகுதியில் உள்ள சில நல்ல பாக்டீரியாக்கள் நமக்காக இதை உருவாக்குகின்றன.

கர்ப்பக் காலத்தில் எத்தனை கலோரிச் சத்துகள் தேவைப் படும்?

சாதாரண நிலையில் ஒரு பெண்ணுக்கு 2200 கலோரியும், கர்ப்பக் காலத்தில் 2500 கலோரி சத்தும், பாலூட்டும் காலத்தில் 3000 கலோரியும் தேவைப்படும்.

புரதம் : சாதாரண நாள்களில் 60 கிராமும், கர்ப்பக் காலத்தில் 85 கிராமும், பாலூட்டும்போது 100 கிராமும் தேவை.

சுண்ணாம்பு : சாதாரண நாள்களில் 0.8 கிராமும், கர்ப்பக் காலத்தில் 1.5 கிராமும், பாலூட்டும்போது 2 கிராமும் தேவை.

இரும்பு : சாதாரண நாள்களில் 20 மில்லி கிராமும், கர்ப்பக் காலத்தில் 40 மில்லி கிராமும், பாலூட்டும்போது 30 மில்லி கிராமும் தேவை.

வைட்டமின்-பி : சாதாரண நாள்களில் 1.5 மில்லி கிராமும், கர்ப்பக் காலத்தில், 1.8 மில்லி கிராமும், பாலூட்டும்போது 2.3 மில்லி கிராமும் தேவை.

வைட்டமின்-சி : சாதாரண நாள்களில் 70 மில்லி கிராமும், கர்ப்பக் காலத்தில் 100 மில்லி கிராமும், பாலூட்டும்போது 100 மில்லி கிராமும் தேவை.

வைட்டமின்-ஏ : சாதாரண நாள்களில் 3000 மைக்ரோ கிராமும், கர்ப்பக் காலத்தில் 3600 மைக்ரோ கிராமும், பாலூட்டும்போது 4800 மைக்ரோ கிராமும் தேவை.

வைட்டமின்-டி : சாதாரண நாள்களில் 10 மைக்ரோ கிராமும், கர்ப்பக் காலத்தில் 20 மைக்ரோ கிராமும், பாலூட்டும்போது 20 மைக்ரோ கிராமும் தேவை.

இந்த விகிதத்தில் உணவு முறை இருக்குமாறு பார்த்துக் கொள்ள வேண்டும்.

உணவில் எந்தெந்த சத்துப் பொருள்கள் உள்ளன?

உணவானது கார்போஹைட்ரேட், கொழுப்பு, புரதங்கள், வைட்டமின்கள், தாதுக்கள் மற்றும் நீர் ஆகியவற்றால் ஆனது.

கார்போஹைட்ரேட் (மாவுச்சத்து)

கார்போஹைட்ரேட் எனப்படும் மாவுச்சத்து உடலுக்குத் தேவையான சக்தியைத் தருகிறது.

மாவுச்சத்து அதிகம் உள்ள முக்கியப் பொருள்கள்:

பருப்பு, பட்டாணி, தானியத் தயாரிப்புகள், சாக்லேட் போன்ற மாவுப்பொருள் தயாரிப்புகள் ஆகியவை. சுத்திகரிக்கப்படாத மூலப் பொருள்களில் நிறைய நார்ச்சத்து உள்ளன. இனிப்புப் பொருள்களில் உள்ள மாவுச்சத்தில் ஊட்டச்சத்து போதுமானதாக இல்லாததால், இவை கலோரி அற்றவை எனப்படுகின்றன.

கொழுப்பு

இது, உடலுக்குத் தேவையான வீரியமிக்க சக்திக்குரிய ஒரு மூலப்பொருள். மாவுச்சத்தைப்போல் இரண்டு மடங்குக்கும் அதிக கலோரிகளைத் தரக்கூடியது. அதே வேளையில், உணவில் உள்ள கொழுப்பு, அத்தியாவசியமான கொழுப்பு அமிலங்களையும் அளிக்கிறது. கொழுப்பில் கரையும் வைட்டமின்களான வைட்டமின்-ஏ, டி, இ மற்றும் கே ஆகியவற்றை அளிப்பதோடு அவற்றை உடல் முழுவதும் எடுத்துச் செல்கிறது. எண்ணெய் மற்றும் தாவர எண்ணெய்கள் போன்ற கொழுப்புகள், உணவில் சுவை கூட்டுவதற்கு உதவுகின்றன.

புரோட்டீன் (புரதம்)

உடல் செல்களை உருவாக்கி, அவற்றைச் சீர்செய்வதுதான் புரதங்களின் முக்கியச் செயல்பாடாகும். குழந்தையினுடைய திசுக்களின் வளர்ச்சிக்கும், தாய்மைப் பராமரிப்புக்கும் கர்ப்பக் காலத்தில் அதிக அளவு புரதங்கள் தேவை. இவை இருபதுக்கும் மேற்பட்ட வெவ்வேறு வித அமினோ அமிலங்களின் கூட்டுச் சேர்க்கையால் ஆனவை. இவற்றுள்

எட்டு அமினோ அமிலங்களின் தொகுப்பு உடலால் தயாரிக்க முடியாதவை. எனவே, இவற்றை அத்தியாவசிய அமினோ அமிலங்கள் என்று குறிப்பிடுகிறார்கள். இவை உணவுப் பொருள்களில் இருந்து மட்டுமே பெறப்படுகின்றன.

எட்டுவிதமான அத்தியாவசிய அமினோ அமிலங்களைப் போதுமான அளவு உள்ளடக்கி இருக்கும் புரதங்கள் முழுமையான புரதங்கள் எனப்படுகின்றன. புரதங்களைத் தரும் பெரும்பாலான காய்கறிகளில் ஒன்று அல்லது அதற்கு மேற்பட்ட அத்தியாவசியமான அமினோ அமிலங்கள் குறைவாக இருக்கும்.

அமினோ அமிலங்களைக் குறைவாகக் கொடுக்கும் எல்லாவித புரதங்களுக்கும் வீரியம் குறைந்த அமினோ அமிலங்கள் (லிமிட்டிங் அமினோ ஆஸிட்ஸ்) என்று பெயர். இந்தப் புரதங்களில், குறிப்பிட்ட அளவை உடல் பயன் படுத்தும்; மற்றவை சக்தியை உருவாக்குவதற்காகப் பயன்படுகிறது.

முழுமையாகாத புரதப் பொருள்களுடன் வெவ்வேறு விதமான வீரியம் குறைந்த அமினோ அமிலங்கள் ஒரே உணவில் சேர்க்கப்பட்டு முழுமையான புரதமாகப் பயன்படுத்தப்படுகிறது. உதாரணமாக, பருப்புகளில் உள்ள அமினோ அமிலங்கள் உணவு தானியங்களில் உள்ளவற்றை விட மிகச் சுலபமாக உடலில் சேரக்கூடியதாகும்.

உணவுப்பொருள் எப்படி சக்தியாக மாற்றப்படுகிறது? எல்லா சக்தியையும் உடலில் இருந்து பெற முடியுமா?

சில முக்கியத் தாதுப் பொருள்களைத் தவிர மற்றவற்றை உணவுப் பொருள்களில் இருந்து பெறலாம். இரைப்பையில் உணவு நொதிக்கப்படும்போது அதில் உள்ள புரதப் பொருள்கள், சிறுகுடலுக்குள் அமினோ அமிலங்களாக

தினமும், குறைந்த கொழுப்புள்ள பால் 750 மில்லி கிராம் அருந்தினால், அன்றையத் தேவையில் சுமார் 80 சதவீதம் கால்சியத்தைப் பூர்த்தி செய்யும். பால் சாப்பிடாதவர்கள், சிறிய வகை மீன்கள், பச்சைக் காய்கறிகள், சோயா, ஆரஞ்சு ஆகியவற்றைச் சாப்பிடலாம்.

மாற்றப்படுகின்றன. பிறகு அவை உறிஞ்சப்பட்டு ரத்தத்தில் கலக்கின்றன. அங்கு உடல் வளர்ச்சிக்குத் தேவையான பல அமினோ அமிலங்கள் உருவாகி ஒன்றாக இணைக்கப் படுகின்றன. இவ்வாறு மொத்தம் இருபத்திரண்டு அமினோ அமிலங்கள் இருக்கின்றன. இவற்றில் எட்டு வகை மனித உடலில் உருவாகின்றன. மற்றவற்றைப் பால், முட்டை, மீன், முதலியவற்றில் இருந்து பெறலாம்.

தாதுச்சத்து என்கிறார்களே அப்படி என்றால் என்ன? இச்சத்து எதற்குத் தேவை? இது உணவுப் பொருள்களில் இருந்து நிறைய கிடைக்குமா?

தாதுக்கள் ஊட்டச்சத்தின் ஒரு முக்கியமான அங்கமாகும். உடலின் முக்கிய மூலப்பொருள்களில் தாதுக்கள் உள்ளன. சில தாதுக்கள், உடலின் செயல்பாடுகளைச் சீர்படுத்து பவையாகவும், தூண்டக்கூடியவையாகவும் விளங்கு கின்றன.

மிகக் குறைந்த அளவில் கிடைக்கக்கூடிய இந்தச் சத்துகளுள் சில, உடலில் அதிக அளவில் காணப்படுகின்றன. மற்றவை, பெறப்படுகிற மூலப்பொருள்கள் அல்லது மிகக்குறைந்த ஊட்ட உணவுகள் எனப்படுகின்றன.

கால்சியம், பாஸ்பரஸ், இரும்பு, அயோடின், துத்தநாகம், சோடியம் போன்றவை எல்லாம் தாதுப்பொருள்களே ஆகும்.

கர்ப்பக் காலத்தில் தேவைப்படும் முக்கியமான தாதுச் சத்துகள் எவை?

கால்சியம், பாஸ்பரஸ், இரும்பு, அயோடின், துத்தநாகம், சோடியம் ஆகியவையெல்லாம் கர்ப்பக் காலத்தில் தேவைப்படும் முக்கியமான தாதுச் சத்துகளாகும்.

கால்சியம்

எலும்பு மற்றும் பற்களின் முக்கியப் பகுதிப்பொருளாக கால்சியம் விளங்குகிறது. இயல்பாக ரத்தம் உறைதல், தசையின் பரிணாமத்தை அதிகப்படுத்துதல், இதயத் துடிப்பை ஒழுங்குபடுத்துதல் போன்ற உடலின் பிற செயல்பாடுகளிலும் இது பயன்படுகிறது. கர்ப்பக் காலத்தின்

இறுதியில் மட்டும், மூன்றில் இரண்டு பங்கு கால்சியம் குழந்தையின் உடலில் சேர்கிறது என்றா லும், பிற்காலத் தேவையை சமாளிப்பதற்காகத் தாயினுடைய அன்றாட கால்சியத் தேவை கர்ப்பக் காலம் முழுவதும் அதிகரிக்கிறது.

பாலாடை, முட்டை, ஓட் தானியம், காய்கறிகள் மற்றும் பால் ஆகியவை கால்சியம் சத்துள்ள மிக முக்கிய உணவுப் பொருள்கள். இரண்டு பெரிய டம்ளர் பாலில் மட்டும் 1200 மில்லி கிராம் கால்சியம் கிடைக்கிறது.

பாஸ்பரஸ்

உடலில் உள்ள எல்லா செல்கள் மற்றும் திசுக்களின் முக்கியச் சேர்மானமாக பாஸ்பரஸ் விளங்குகிறது. பாலில் இருந்து அதிக அளவு பாஸ்பரஸ் மூலப்பொருள் கிடைக்கிறது. இது புரதத்தின் ஒரு கூட்டுப்பொருளாக இருப்பதால், புரதச் சத்து அதிகம் உள்ள மீன், முட்டை, இறைச்சி, பாலாடைக்கட்டி, ஓட் மீல், பச்சைக் காய்கறிகள் போன்றவை அடங்கிய உணவுகளைப் போதுமான அளவு சாப்பிடலாம்.

இரும்பு

ஹீமோகுளோபின் எனப்படும் ரத்தப் புரதத்தின் முதன்மை யான கூட்டுப் பொருள்களுள் இரும்புச்சத்தும் ஒன்று. இந்தப் பொருள் ரத்தத்தின் வழியாக செல்களுக்கு ஆக்ஸிஜனை எடுத்துச்செல்லும் பொறுப்பை வகிக்கின்றன.

கர்ப்பக் காலத்தில், குழந்தையின் ரத்தச் சிவப்பணுக்கள் மற்றும் தாயின் ரத்தச் சிவப்பணுக்களுக்காக ரத்தப் புரதத்தை உற்பத்தி செய்ய இரும்புச் சத்து தேவை. கர்ப்பக் காலத்தின் முதல் இரண்டு மூன்று மாதங்கள் குழந்தைக்கு மிதமான அளவு இரும்புச் சத்து மட்டும் பரிமாற்றம் செய்யப்படுகிறது. ஆனால், கடைசி மூன்றாவது மாதத்தின்போது குழந்தைக்குத் தேவைப்படும் இரும்புச்சத்தின் அளவு சுமார் பத்து மடங்கு அதிகரிக்கிறது. ஆகவே, தாயின் உணவில் இரும்புச் சத்து அதிகமாக இருக்கவேண்டியது அவசியம்.

அடர் பச்சைக் காய்கறிகள், கீரைகள், வெல்லம், பட்டாணி கள், பீன்ஸ், கொட்டைகள் மற்றும் உலர் திராட்சை, சிவந்த இறைச்சி, முட்டைகள் மற்றும் நண்டு ஆகியவற்றில் இரும்புச் சத்து அதிகம் உள்ளது.

அயோடின்

கர்ப்பிணிக்கும், குழந்தைக்கும் மிகச்சிறிய அளவு அயோடின் மட்டுமே தேவை. இது, தயார் நிலையில் நிலத்தில் இருந்து பெறப்படுகிறது. இந்தியாவில் உள்ள நிலங்கள் அயோடின் சத்து குறைந்தவையாக இருப்பதால், இந்த நிலங்களில் இருந்து பெறப்படும் நீரும், அவற்றில் விளையும் காய்கறிகளும் அன்றாடத் தேவையை முழுமை யாகப் பூர்த்திசெய்வதில்லை.

அயோடின் கலந்த உப்பைத் தினமும் உணவில் பயன் படுத்துவது, அயோடின் குறைவால் ஏற்படும் எல்லாவித மானக் குறைபாட்டையும் தடுத்துவிடுகிறது.

துத்தநாகம்

கர்ப்பக் காலத்தின்போது துத்தநாகம் மிக முக்கியப் பங்காற்றுகிறது. இதை குறைவாகச் சாப்பிட்டால் கருப்பை யில் இருக்கும் குழந்தை குறை வளர்ச்சியடைய நேரிடும் அபாயமும், அதனுடைய வாழ்நாள் குறைந்துபோகும் அபாயமும் ஏற்படுகிறது. அதனுடைய பற்றாக்குறையால், பிறவிக் குறைபாடுகள் மற்றும் பிரசவச் சிக்கல்களான நீண்ட நேரம் பிரசவ வலியால் துடித்தல் போன்ற பல்வேறு சிக்கல்கள் உண்டாகின்றன.

பால், மீன், முட்டையின் மஞ்சள் கரு போன்ற பெரும் பாலான புரத உணவுகளில் போதுமான அளவு துத்தநாகச் சத்து உள்ளது. ஆகவே, தினந்தோறும் தேவைப்படும் புரதச் சத்துணவைச் சாப்பிட்டாலே போதுமான அளவு துத்தநாகச் சத்தும் கிடைத்துவிடும்.

சோடியம்

விலங்கு உணவுகளிலும், சில காய்கறிகளிலும் சோடியம் உள்ளது என்றாலும், உப்புதான் இது அதிகமாகக் காணப்படும் மூலப் பொருளாகும்.

இதற்கு முன்பெல்லாம், டாக்சீமியா நோயைத் தடுப்பதற்கு உப்பை அதிகமாக உட்கொள்ளாமல் இருக்க வேண்டும் என்று கருதப்பட்டது. கர்ப்பக் காலத்தில் சோடியத்தின்

தேவை மிகவும் அதிகரிப்பதாக மருத்துவ ஆய்வக மற்றும் மருத்துவப் புள்ளிவிவரங்கள் கூறுகின்றன. கண்மூடித்தன மான வழியில் உப்புச் சத்தைக் கட்டுப்படுத்துவது தீமையாக முடியக்கூடும். பெரும்பாலான மருத்துவர்கள், கர்ப்பக் காலத்தின் ஆரம்பக்கட்டத்தில் இருக்கும் தங்கள் நோயாளி களுக்கு, சுவைக்காக, போதுமான அளவில் உணவில் உப்பைச் சேர்த்துக் கொள்ளுமாறு சாதாரணமாக ஆலோ சனைக் கூறுகிறார்கள்.

நீர்

ஊட்டச் சத்துகள் பட்டியல் இடப்படும்போது அவ்வப்போது நீர் விடுபட்டுவிடுகிறது. இது மிகவும் முக்கியமான ஓர் ஊட்டச்சத்தாகும். இது மனித உடலில் மூன்றில் ஒரு பங்கு நிறைந்துள்ளது. ஜீரணமாவதற்கு அவசியமான முக்கியக் கரை பொருளாகவும், செல்களுக்கு ஊட்டச்சத்து கடத்தப் படுவதற்கும், உடலில் இருந்து கழிவுகள் வெளியேற்றப் படுவதற்கும் நீர் மிக அவசியம்.

உடல் வெப்பத்தை ஒழுங்குபடுத்தவும், உயவுப் பொருளாக வும் நீர் பயன்படுகிறது. தினமும் சராசரியாக ஆறு முதல் எட்டு டம்ளர் வரை தண்ணீரைத் தாராளமாக உட்கொள்ள வேண்டும். தண்ணீரும், பழச்சாறுகளும் நல்ல தேர்வுகள்.

பல மகப்பேறு மருத்துவர்கள் வைட்டமின், கால்சியம், இரும்பு மாத்திரைகளை அதிகமாகக் கொடுப்பது ஏன்?

இந்த நிரப்பிகள், உணவில் இருந்து போதுமான அளவு கிடைக்காது என்பதால், இது கர்ப்பிணிகளுக்கு மிகவும் பாதுகாப்பானதாக இருக்குமென அவர்கள் கருதுகிறார்கள்.

பல மருத்துவர்கள் இரும்பு மற்றும் போலாசின் மாத்திரைகளை மட்டும் பரிந்துரை செய்கிறார்கள். சில நிரப்பிகள், சில குறிப்பிட்ட சூழ்நிலைகளுக்கு மட்டும் தேவைப்படலாம். பாலைக் குறைவாக அல்லது குடிக்காமல் இருப்பதால் ஏற்படும் கால்சியம் பற்றாக்குறை, மற்றும் சைவ உணவாளராக இருப்பதால் பி-12 வைட்டமின் கிடைக்காத நிலை ஆகியவை உள்ளவர்களுக்கு இது தேவைப்படலாம். ஏதாவது வைட்டமின் அல்லது தாதுப் பொருள் நிரப்பிகள் (சப்ளிமென்ட்) பயன்படுத்தப்பட்டால்,

உணவுப் பொருளுடன் பரிந்துரை செய்யப்பட்டதைக் காட்டிலும் கூடுதலாக எடுத்துக்கொள்ளக் கூடாது என்பதை பெண்கள் முக்கியமாகப் புரிந்துகொள்ள வேண்டும்.

கர்ப்பக் காலத்தில் தேவைப்படும் உணவின் அளவு எவ்வளவு?

கர்ப்பக் காலத்தில் கூடுதலான உணவு ஒதுக்கீடுகள்

உணவுப்பொருள்	கூடுதல் தேவை	கிடைக்கும் கலோரி
தானியங்கள்	35 கிராம்	118
பருப்புகள்	15 கிராம்	52
பால்	100 கிராம்	83
சர்க்கரை	10 கிராம்	40
மொத்தம்		293

நீங்கள் வழக்கமாக சாப்பிடுவதோடு, மேலே குறிப்பிட்ட அளவில் சத்துப் பொருள்களைக் கொஞ்சம் கூடுதலாகச் சேர்த்துக்கொள்ளுங்கள். அதுவே போதும்.

ஒரு கர்ப்பிணி, தனது வயிற்றில் உள்ள கருவுக்கும் சேர்த்து இரண்டு பேருக்காகச் சாப்பிட வேண்டும் என்ற கருத்து இருக்கிறதே இது சரியானதா? அவ்வாறு இருவருக்கும் சேர்த்து சாப்பிட்டால் என்ன ஆகும்?

இது மிகவும் ஆபத்துமிக்க தவறான வாதமாகும். குறைவாகச் சாப்பிடுவதைவிட அதிகமாகச் சாப்பிடுவதால் அதிக தீங்குகள் நேரிடுவதால், நீங்கள் மிதமாகச் சாப்பிட வேண்டும்.

அதிகமாக உண்பது உடல் பருமனுக்கு வழிசெய்வதோடு, ஜீரண மண்டலக் கேடுகளையும் உண்டாக்குகிறது. கர்ப்பக் காலத்தில் பேறுகால வலிப்பு மற்றும் டாக்சீமியாசிஸ் வரும் வாய்ப்புகள் அதிகமாகும். ஆனால், இந்தியாவில் தாயாகப் போகும் பெரும்பாலான பெண்களுக்கு அதிகக் கலோரி உள்ள உணவுகள் கொடுக்கப்படுகின்றன. இவை தவறானவை. சாதாரணமாக உங்களுக்குத் தினசரி உணவில் 300 கலோரிகள் கூடுதலாகத் தேவைப்படும்.

நீங்கள் பால் அருந்தும் அளவை தினமும் 600 மில்லியாக அதிகரித்துக்கொள்ளலாம். வாரத்துக்கு மூன்று அல்லது நான்கு முறை ஒரு துண்டு பாலடைக்கட்டியைச் சாப்பிடலாம். பருப்பு அல்லது இறைச்சி, மீன், முட்டை ஆகிய வற்றைத் தவறாமல் சாப்பிடுவது நல்லது. போதுமான அளவு புத்தம் புதிய காய்கறிகள் மற்றும் பழங்களை உணவில் சேர்த்துக்கொள்ளுங்கள்.

நான் முதன்முறையாகக் கருத்தரித்து இருக்கிறேன். என்னென்ன சாப்பிட வேண்டும் என்பது தெரியவில்லை. ஒரு கர்ப்பிணிக்கான உணவுப் பட்டியல் எப்படி இருக்க வேண்டும்?

கர்ப்பிணிக்கான உணவுத் திட்டம்
(கலோரிகள் 2200 - 48 கிலோ எடையுள்ள தாய்க்குப் பொருந்தக்கூடியது)

காலை 7 மணி

டீ-ஒரு கப், பேரீட்சை- 5 அல்லது 6 துண்டுகள், 2 அல்லது மூன்று மேரி பிஸ்கட் அல்லது ரஸ்க்.

காலை 8.30

ரொட்டித் துண்டுகள்- 2 அல்லது கஞ்சி- ஒரு கப் அல்லது இட்லி-2 அல்லது சிறிது காய்கறிகளுடன் சப்பாத்தி-2, பாலாடைக் கட்டி-1 துண்டு அல்லது ஒரு முட்டை மற்றும் பால் ஒரு டம்ளர்.

காலை 11 மணி

அவ்வப்போது கிடைக்கும் பழங்கள், முளை கட்டிய தானியம்-ஒரு கப்.

பிற்பகல் 1 மணி

சப்பாத்தி- 3 அல்லது 4 (நடுத்தரமானது) அல்லது சாதம் 3 கரண்டி, பருப்பு-1 கப், பச்சைக் காய்கறி- 1 கப், தயிறு- 1 கப், சாலடு- ஒரு சிறிய தட்டு நிறைய.

மாலை 4 மணி

மில்க் ஷேக்- ஒரு டம்ளர் அல்லது பாலாடை சாண்ட்விச்-1 அல்லது உப்புமா- உண்ணும் அளவு

இரவு 8.30 மணி

சப்பாத்தி- 3 அல்லது 4 அல்லது சாதம் 3 கரண்டி, பருப்பு- 1 கரண்டி, பச்சைக் காய்கறி- 1 கரண்டி, தயிர்- ஒரு கோப்பை, பனீர் அல்லது இறைச்சி, மீன் அல்லது கோழி இறைச்சி- ஒரு கப், சாலடு- ஒரு தட்டு.

இரவு 9.30 மணி

பால்- ஒரு டம்ளர்

ஒரு கர்ப்பிணி, தனது வயிற்றில் உள்ள கருவுக்கும் சேர்த்து இரண்டு பேருக்காகச் சாப்பிட வேண்டும் என்ற கருத்து இருக்கிறதே இது சரியானதா? அவ்வாறு இருவருக்கும் சேர்த்து சாப்பிட்டால் என்ன ஆகும்?

இது மிகவும் ஆபத்துமிக்க தவறான வாதமாகும். குறைவாகச் சாப்பிடுவதைவிட அதிகமாகச் சாப்பிடுவதால் அதிக தீங்குகள் நேரிடுவதால், நீங்கள் மிதமாகச் சாப்பிட வேண்டும்.

அதிகமாக உண்பது உடல் பருமனுக்கு வழிசெய்வதோடு, ஜீரண மண்டலக் கேடுகளையும் உண்டாக்குகிறது. கர்ப்பக் காலத்தில் பேறுகால வலிப்பு மற்றும் டாக்சீமியாசிஸ் வரும் வாய்ப்புகள் அதிகமாகும். ஆனால், இந்தியாவில் தாயாகப் போகும் பெரும்பாலான பெண்களுக்கு அதிகக் கலோரி உள்ள உணவுகள் கொடுக்கப்படுகின்றன. இவை தவறானவை. சாதாரணமாக உங்களுக்குத் தினசரி உணவில் 300 கலோரிகள் கூடுதலாகத் தேவைப்படும்.

நீங்கள் பால் அருந்தும் அளவை தினமும் 600 மில்லியாக அதிகரித்துக்கொள்ளலாம். வாரத்துக்கு மூன்று அல்லது நான்கு முறை ஒரு துண்டு பாலடைக்கட்டியைச் சாப்பிடலாம். பருப்பு அல்லது இறைச்சி, மீன், முட்டை ஆகியவற்றைத் தவறாமல் சாப்பிடுவது நல்லது. போதுமான அளவு புத்தம் புதிய காய்கறிகள் மற்றும் பழங்களை உணவில் சேர்த்துக்கொள்ளுங்கள்.

கருச்சிதைவும் தீர்வுகளும்

7

எனக்கு வயது 29. தொடர்ந்து மூன்று முறை கருச்சிதைவு ஏற்பட்டுவிட்டது. தற்போது நான்காவது முறையாகக் கருத்தரித்திருக்கிறேன். இந்த முறை கருச்சிதைவு ஏற்படாமல் இருக்க என்ன செய்ய வேண்டும்?

அடுத்தடுத்த கருச்சிதைவு என்பது வார்த்தையால் விவரிக்க முடியாத ஒன்று. கோபம், குற்ற உணர்ச்சி, எதையோ இழந்துவிட்டதைப் போன்ற உணர்வு ஆகியவை தோன்றும்.

முதன்முறை நீங்கள் கருக்கலைப்பு செய்திருந்தால் அடுத்து நீங்கள் கருத் தரிக்கும்போது கருச்சிதைவு ஏற்பட வாய்ப்பு உண்டு.

மறுமுறையும் இவ்வாறு நேரிடலாம். இதற்கான காரணத்தை ஹிஸ்டரோசல் பிங்கோகிராம் என்ற கருவியின் மூலம் கண்டறிந்து தெரிந்துகொள்ள மகளிர் நோயியல் மருத்துவரை அணுகுங்கள்.

உங்களுடைய நாளமில்லாச் சுரப்பிகள் சரியாகச் செயல் படுகின்றனவா? உங்களுக்குள் ரத்தப் பொருத்தம் உள்ளதா? நோய் எதிர்ப்புச் சக்தி போதுமானதாக உள்ளதா? ரத்த வெள்ளை அணுக்கள் ஒழுங்கற்ற முறையில் வேலை செய்கிறதா? கருப்பை வாய், கரு தங்குவதற்கு ஏற்ற முறையில் இல்லாமல் இருக்கின்றதா? புறக் கர்ப்பம் ஏற்படும் வாய்ப்புகள் அதிகமாக இருக்கிறதா என்பதை யெல்லாம் பரிசோதித்து, குறைபாடுகளைக் கண்டறிந்து கருச்சிதைவு ஏற்படாமல் தடுக்கலாம்.

கடந்த முறை, கர்ப்பம் முதிர்ந்த பிறகு கருச்சிதைவு நிகழ்ந்துவிட்டது. கரு ஏன் சிதைகிறது? இதற்கான காரணங் கள் என்ன?

கருச்சிதைவுகள், கருத்தரித்த பன்னிரண்டு வாரங்களுக்குள் ஏற்படுவது என்பது சர்வ சாதாரணம்.

கர்ப்பத்தின் மிக ஆரம்பக் கட்டத்தில் சினைமுட்டையில் ஏற்படும் ஏதோ ஒரு தவறின் காரணமாகவும், அடுத்து மரபியல் குறைபாடு காரணமாகவும் கருச்சிதைவு ஏற்படு கிறது. மேலும், கருப்பையில் சினை முட்டை சரியாகப் பதியமாகாவிட்டாலும் அது சிதைந்துவிடுகிறது. சில வேளைகளில், நஞ்சுக்கொடி சரியான செயல்படாததால், கருப்பைக் கழுத்து பலவீனமாகவும், ஆரம்பத்திலேயே திறந்துகொள்வதாலும், தீவிரமான மிகை ரத்த அழுத்தம், டாக்சீமியா, சைட்டோமெகாலோ வைரஸ்கள், ஹெர்ப்பஸ் சிம்ப்ளக்ஸ் வைரஸ் மற்றும் மைகோப்ளாஸ்மா காரணமாக ஏற்படும் உடலுறவுத் தொற்றுநோய்கள், நாளமில்லாச் சுரப்பிகளில் ஏற்படும் குறைபாடுகள் போன்ற கடுமையான நோய்கள்கூட கருச்சிதைவுக்குக் காரணங்களாகின்றன.

நான் மூன்று மாத கர்ப்பமாக இருந்தேன். சமீபத்தில், அந்தக் கரு கலைந்துபோய்விட்டது. நான் கர்ப்பக் காலத்தில் எனது கணவரை உடலுறவுக்கு அனுமதித்ததுதான் இதற்குக் காரணம் என்று சொல்கிறார்கள். உடலுறவு, கருச்சிதைவை உண்டாக்குமா?

கர்ப்பமாக இருக்கும்போது உடலுறவுகொள்வதால் கருச் சிதைவு ஏற்படும் என பலர் கருதுகிறார்கள். இது மிகவும் தவறானது. தம்பதியர் உடலுறவு கொண்ட உடனேயே

கருச்சிதைவு ஏற்பட்டால், அதற்கு உடலுறவு காரணமாக இருந்தது என்று சொல்லலாம். இதன்விளைவாக வேறு காரணங்கள் ஏதும் இருக்கக்கூடும். பலர் இவ்வாறு தங்களைத் தாங்களே குறைசொல்லிக்கொள்கிறார்கள். வேறு காரணங்களை மகளிர் மருத்துவரிடம் பரிசோதனை செய்து அறிந்துகொள்ளுங்கள்.

கருச்சிதைவுக்கான அறிகுறிகள் மற்றும் அடையாளங்கள் எப்படி இருக்கும்? எந்தெந்த காலகட்டத்தில் கருச்சிதைவு கள் உண்டாகும். இதை தடுத்துக்கொள்ள என்ன வழி?

கருச்சிதைவு என்பது இயற்கையான கருக்கலைப்பு. அது, 28 வாரங்களுக்கு முன்பே கர்ப்பமானது முடிவடைந்துவிடும் நிலை.

இருபத்தெட்டு வாரங்களுக்குப் பிறகு, குழந்தை பிறக்க நேரிட்டால் பிழைத்துக்கொள்வதற்குப் பிரகாசமான வாய்ப்பு உள்ளது.

அடுத்த மாதவிலக்கை எதிர்பார்த்திருக்கும் நேரத்தில் தொடக்க கால கருச்சிதைவு நிகழ்கிறது. இது மாதவிலக்கைப் போன்று உதிரப் போக்குடனும், வலியுடனும் இருக்கும். இதற்கு அடுத்த கருச்சிதைவு மூன்றாவது மாதத்துக்குப் பிறகு நிகழ்கிறது. கருவானது இப்போது உருவத்தைப் பெற்றிருப் பதால் இது பிரசவத்தைப்போல் மிகவும் வலி, வேதனை அளிக்கக்கூடியதாக இருக்கும்.

அதாவது, உதிரப்போக்கும், வலி மற்றும் வேதனையும்தான் கருச் சிதைவுக்கான அடையாளங்கள்.

ஏழில் ஒரு கரு சிதைகிறது, அவற்றில் பெரும்பாலானவை ஆறு முதல் பத்து வாரங்களில் சிதைந்துபோகின்றன. குறிப்பாக, இருபத்தைந்து வயதுக்கு உள்பட்ட பெண்களுக்குக் கருச்சிதை ஏற்படுவதற்கான வாய்ப்புகள் அதிகம். இவர்களுக்குப் பத்தில் ஒரு கரு வீதம் சிதையலாம். முப்பத்தைந்து வயதுக்கு மேலானால் ஐந்தில் ஒரு கரு கலைவதற்கான வாய்ப்புகள் அதிகம்.

டாக்டர், நான் மூன்று மாத கர்ப்பமாக இருக்கிறேன். எனது பிறப்புறுப்பில் இருந்து ரத்தக்கசிவு ஏற்படுகிறது. மருத்துவரிடம் சென்றால் கரு கலையவில்லை, அதற்கான அபாயங்கள் மட்டுமே இருக்கிறது. படுத்து ஓய்வெடுத்தால் இந்த நிலை சரியாகிவிடும் எனக் கூறுகிறார். அவர் சொல்வது சரியா? கருவை காப்பாற்ற முடியுமா?

இதற்கு அச்சுறுத்தும் கருச்சிதைவு என்று பெயர். இந்த நிலையில் உதிரப்போக்கு குறைவாகவோ அல்லது மாத விலக்குக் காலத்தில் ஏற்படுவதைப்போன்றோ இருக்கும். ஒரு நாளைக்கு சில மணி நேரம் வரையிலோ அல்லது சில நாள்கள் வரையிலோகூட உதிரப்போக்கு இருக்கலாம். இந்த நிலையைப் பார்த்து கர்ப்பம் கலைந்துவிட்டதாகப் பலர் நினைத்துக்கொள்வார்கள்.

உடனடியாக மருத்துவரை அணுகினால், இந்தப் பிரச்னைக்கு என்ன காரணம் என்பதை அல்ட்ரா-சவுண்டு பரிசோதனை மூலம் கண்டறிந்துவிடுவார். புறக் கர்ப்பம், குழந்தை சரியாக உருவாகாத நிலை போன்ற சில நிலைகளில் இத்தகைய அச்சுறுத்தும் கருச்சிதைவு உண்டாக வாய்ப்பு இருக்கிறது.

பயம் காட்டுமே தவிர, குழந்தைக்கு ஆபத்தை விளைவிக்காமல் தடுத்துக்கொள்ளலாம். சிலவேளைகளில், பிரச்னை தீவிரமாக இருந்தால் கருச்சிதைவை தவிர்க்கவும் இயலாது.

வைட்டமின்-ஈ மாத்திரைகள், படுக்கையில் முழுமையாக ஓய்வு எடுத்தல் போன்று மருத்துவரின் ஆலோசனையை சரியாகப் பின்பற்றினால் அச்சுறுத்தும் கருச்சிதைவைத் தடுத்துக்கொள்ளலாம்.

சில குறிப்பிட்ட செயல்கள் அல்லது ஒரு நபரின் வாழ்க்கை முறை, கருச்சிதைவு ஏற்படுவதற்கான அபாயத்தை எப்படி உண்டாக்குகின்றன? உடற்பயிற்சி, கருச்சிதைவை உண்டாக்குமா? பேருந்துப் பயணத்தால் கருச்சிதைவு நேருமா?

வேலைக்குப்போகும் பெண்கள் அதிக அளவில் பெருகிவிட்ட நிலையில், பணியின் பாதிப்பினால் கரு கலைவது கவனிக்கப்பட வேண்டிய ஒரு பகுதியாகும். பொதுவாக, பிரசவம் நெருங்கும் வரை மருத்துவ ரீதியாக எந்தப்

பிரச்னையும் இல்லாவிட்டால், வேலை செய்ய விரும்பும் பெண்கள் தொடர்ந்து வேலை செய்யலாம்.

ஒரு குறிப்பிட்ட அளவு உடற்பயிற்சி, கர்ப்பிணியின் உடல் நலத்துக்கு நல்லது. தீவிர உடற்பயிற்சி வேண்டாம். பேருந்துப் பயணம் போன்ற நிகழ்வில் உண்டாகும் மிகச் சாதாரணமான உடல் உபாதைகள்கூட கருச்சிதைவுக்குக் காரணம் என சுட்டுவிரல்கள் நீட்டுகின்றன. சில வேளைகளில், ஒரு சிறிய விபத்தைத் தொடர்ந்து ஏற்படும் கருச்சிதைவு காரணமாகப் பல தம்பதியர் பிரிந்துபோகிறார்கள். கடுமையான விபத்தால் பாதிக்கப்பட்ட பல சம்பவங்களில், இடுப்பெலும்பில் பல முறிவுகள் ஏற்பட்டும்கூட, கர்ப்பத்துக்கு எந்த இடையூறும் இல்லாமலும் இருந்திருக்கிறது.

அபாயகரமான காரணிகள் என்னென்ன என்பதைக் கண்டறிந்து அதைத் தடுக்க முயற்சிக்க வேண்டுமே தவிர, விளையாட்டு, வேலைக்குச் செல்வது, பயணம் மேற்கொள்வது ஆகியவற்றைக் குறைசொல்வது சரியல்ல.

கருத்தரித்து இரண்டு மாதங்கள் ஆகின்றன. இந்த நிலையில் ரத்தப்போக்கும், தசைப்பிடிப்பும் ஏற்பட்டுள்ளது. இதனால் கருச்சிதை ஏற்படுமா? நான் இயல்பான குழந்தையைப் பெற இயலுமா?

கர்ப்பக் காலத்தின் தொடக்கத்தில் ரத்தப்போக்கும், தசைப்பிடிப்பும் ஏற்பட்டு, அதன்பிறகு ரத்தப்போக்கு நின்ற சுமார் ஐம்பது சதவீதம் பெண்களுக்குக் கர்ப்பம் எந்தவித கஷ்டமும் கொடுக்காமல் சாதாரணமாக இருக்கும். ஆனால், அதிக ரத்தப்போக்கும், தீவிரமான தசைப்பிடிப்பும் மாறும் சூழலில் கருச்சிதைவைத் தவிர்க்க இயலாது. இதைத் தவிர்க்க இயலாத கருச்சிதைவு என்பர்.

பரிசோதனையில், கருப்பைக் கழுத்து சிதைந்து திறக்க ஆரம்பித்திருப்பதையும், கருப்பைக் கழுத்தின் வெளிப்புறத் திறப்பு வழியாக கருவின் பகுதிகள் தொங்கிக்கொண்டிருப்பதையும் மருத்துவரால் கண்டறிய இயலும். இந்த நிலையில், எந்தச் சிகிச்சையும் இந்தக் கருச்சிதைவைத் தடுக்க இயலாது. உங்களுக்கு எப்படிப்பட்ட நிலை இருக்கிறது என்பதை வைத்தே இயல்பான குழந்தை பிறக்குமா என்பதைக் கூறமுடியும்.

எனக்குப் பதினாறாவது வாரத்தில் கருச்சிதைவு ஏற்பட்டது. ஆனால், தொடர்ந்து வலியும், தசைப்பிடிப்பும், ரத்தப் போக்கும் இருந்து கொண்டிருக்கிறது. இது ஏன்?

சில வேளைகளில் கருச்சிதைவு முற்றுப்பெறாமல், கருவின் பகுதிகள் அனைத்தும் முழுமையாக வெளியேற்றப்படாமல் இருக்கும். இதை முற்றுப்பெறாத கருச்சிதைவு என்பார்கள். பொதுவாக ஆறு முதல் பதினாறாவது வாரத்துக்கு இத்தகை கருச்சிதைவு ஏற்படுகிறது.

வெளித்தள்ளப்படுவதற்குப் பல நாள்களுக்கு முன்பே கருவின் மரணம் நிகழ்ந்திருப்பதால், அவ்வப்போது கருவின் திசுக்களை அடையாளம் காண இயலாது. இந்த நிலையில், தசைப்பிடிப்பு வலி மிதமான நிலையில் இருந்து அதிகமான நிலைவரை இருக்கும். ரத்தப்போக்கும், உயிருக்கு அச்சுறுத்தலை உண்டாக்கும் வகையில் அதிகமாக இருக்கும். பனிக்குடத்தில் உள்ள எஞ்சிய திசுக்கள் அகற்றப்படும் வரை தொடர்ந்து ரத்தப்போக்கு இருக்கும். அதன் பிறகுதான் ரத்தப்போக்குக்குக் காரணமான ரத்த நாளங்களைத் துண்டித்து கருப்பையால் சுருங்க இயலும்.

தவறும் கருச்சிதைவு என்றால் என்ன? அது எவ்வாறு ஏற்படுகிறது?

ஏதாவது ஒரு சூழலில், சினைமுட்டை வளர்ச்சி அடைவதை நிறுத்தி இறந்துவிடும். ஆனால், அறியமுடியாத சில காரணங்களால் அது வெளியேறுவது உடனடியாக நிகழாது. இதற்குத் தவறும் கருச்சிதைவு என்று பெயர்.

இந்த நிலையில், கருவானது கருப்பைப் பள்ளத்திலேயே இருக் கலாம். சிலவேளைகளில், எட்டு வாரங்கள் வரையிலும் இருப்பது உண்டு. இதை ஆராய்ந்து பார்த்தால், தானாகவோ அல்லது வேறு சிகிச்சையின் காரணமாகவோ

கர்ப்பத்தின்போது ஏற்படும் எந்த ரத்தப் போக்கும் கருச்சிதைவின் தொடக்கமாக இருக்கக்கூடும். ரத்தப் போக்கு ஏற்பட்டு, அதிகமான ரத்த இழப்பு ஏற்பட்டால், உடனடியாக மருத்துவரிடம் ஆலோசனை பெறுங்கள்.

ரத்தப்போக்கு நிறுத்தப்பட்டிருப்பதை அறியலாம். இதற்குப் பெண் மருத்துவரிடம் சென்று சிகிச்சை பெறலாம்.

கருச்சிதைவு நிகழ்ந்தால் மருத்துவர் எப்படிப்பட்ட சிகிச்சை அளிப்பார்? மருத்துவரின் அறையில் என்ன நடக்கும்? டி அண்ட் சி என்கிறார்களே, அது ஆபத்தானதா?

கருச்சிதைவுக்குப் பிறகு, மருத்துவர் உங்கள் கருப்பையைச் சுத்தம் செய்யும் பணிக்கு அழைத்துச் செல்வார். இந்த சாதாரண அறுவைச் சிகிச்சைக்கு கருப்பை திசுச் சுரண்டல் (டி அண்ட் சி) என்று பெயர். இதனுடைய முக்கிய நோக்கம், கருப்பையைச் சுத்தப்படுத்துவதுதான். கருப்பையின் கழுத்து நேர்த்தியாகத் திறக்கப்பட்டு கருப்பைச் சுவர்கள் சுரண்டப் படவோ அல்லது உறிஞ்சப்படவோ செய்கின்றன. அதே வேளையில், கருப்பை சுருங்குவதற்காகவும் மருந்து தரப்படுவதால் ரத்தப்போக்கு நிற்கிறது.

இந்த நேரத்தில் முக்கியமாகக் கவனிக்கவேண்டிய விஷயம் என்னவென்றால், தாய் ஆர்.எச். நெகடிவாக இருந்தால், அவருக்கு ஆன்டி-டி என்ற ஊசி போடப்படுகிறது. அவ்வாறு செய்யத் தவறினால், எதிர்காலத்தில் உருவாகும் கர்ப்பத்தை அது பாதிக்கும். தாய்க்கும் கருவுக்கும் இடையில் ரத்த வேறுபாட்டை உருவாக்கி தீவிரமான சிக்கல்களுக்கு வழி வகுக்கும்.

டி அண்ட் சி முறை ஆபத்தானது அல்ல. அது மிகவும் பாதுகாப்பானது.

எனக்குக் கடந்த காலத்தில் கருச்சிதைவு ஏற்பட்டது. அதே நிலை இனியும் தொடருமா? நான் குழந்தை பெற தகுதி யானவளாக இருக்க இயலுமா? நான் அடுத்து எப்போது கருத்தரிக்க இயலும்?

உங்களுக்கு ஒரே ஒரு கருச்சிதைவு ஏற்பட்டிருந்தால், அடுத்த முறை நல்லபடியாக குழந்தை பிறப்பதற்கான வாய்ப்புகள் உள்ளன. மருத்துவ ஆலோசனையை அடுத்தடுத்துப் பெற்றால் இனி அந்த நிலை தொடராமல் பார்த்துக் கொள்ளலாம். கண்டிப்பாக உங்களால் மீண்டும் நல்ல குழந்தையைப் பெற இயலும். அடுத்த முறை, உடனே கர்ப்பம் தரிக்க இருக்கிறீர்களா அல்லது சிறிது காலம்

கழித்துக் கர்ப்பம் தரிக்கப்போகிறீர்களா என்பது உங்கள் விருப்பத்தைப் பொறுத்தது. அதை நீங்கள்தான் முடிவு செய்யவேண்டும்.

நான் கர்ப்பம் தரித்து மூன்று மாதங்கள் ஆகின்றன. மருத்துவரிடம் பரிசோதனைக்குச் சென்றபோது எனக்குப் புறக் கர்ப்பம் ஏற்பட்டு இருப்பதாகத் தெரிவித்தார். புறக் கர்ப்பம் ஏன் ஏற்படுகிறது? இதனால் ஏதேனும் பாதிப்புகள் நேரிடுமா?

சிலவேளைகளில், தொடக்கத்திலேயே கர்ப்பம் தவறாகப் போய்விடுவது உண்டு. கருவுற்ற பிறகு, சினைமுட்டை யானது கருப்பைக்கு நகர்வதற்குப் பதிலாக, கருப்பைக் குழாயிலேயே ஒட்டிக்கொண்டு அங்கேயே வளர்வது உண்டு. கருவுறுதல் சினைப்பையில் நிகழ்வதும், கருப்பைக் குழாயை முட்டை அடைவதும் மிகக் குறைவான அளவி லேயே நிகழ்கின்றன. மிக அரிதாக, முட்டையானது கருப்பைக் குழாய்க்கு வெளிப்பக்கத்திலோ அல்லது குழாய்க்கு முனையிலேயோ கருவுற்று, பிறகு வயிற்றுப் பள்ளத்தில் பதியமாகி, ரத்த ஓட்டத்தை உருவாக்கிக் கொண்டு வளரத் தொடங்கிவிடுகிறது. இத்தகைய கர்ப்பங் கள் பொதுவாக நிலைப்பதில்லை என்றாலும், மிக அரிதாக ஒன்றிரண்டு வளர்ந்துவிடுவது உண்டு. இவையெல்லாம் வெளிப்பகுதியில் கருத்தரிப்பை உண்டாக்குகின்றன.

கருப்பைக் குழாயில் அடைப்பு அல்லது நோய்த்தொற்று ஏற்படுவதுதான் புறக் கர்ப்பத்துக்கான பொதுவான காரணம்.

உதாரணத்துக்கு, நோய்த்தொற்றினால் கருப்பைக் குழாய்கள் சேதமுற்று அவற்றின் உருவ அமைப்பு ஒழுங்கீனமாகி விடுவதால், உயிரணுக்களால் குழாயின் கடைசி நுனிவரை ஊர்ந்து செல்ல இயலாது. இதனால், சினைப்பையின் அருகில் கருத்தரிப்பு நிகழ்கிறது. கருப்பைக் குழாயின் பாதை மிகக் குறுகியதாக இருப்பதால், அந்த வழியாக கருப்பைப் பள்ளத்தை நோக்கி சினைமுட்டை ஊர்ந்து செல்ல முடியாதபடி தடுக்கப்பட்டு புறக் கர்ப்பம் உண்டாகிறது.

இவை தவிர, வேறு எண்ணற்ற காரணிகளும் உள்ளன. அவற்றுள் குறிப்பிடத்தக்கவை:

- கடந்த முறை ஏற்பட்ட புறக் கர்ப்பம்,
- சிசேரியன் முறையிலான கடினப் பேறு,
- இடுப்புக்கூட்டில் அறுவைச் சிகிச்சை,
- கருப்பைக் குழாய்களில் அடைப்பு,
- இடுப்புக் கூட்டுப்பகுதி கட்டிகள்,
- தானாகத் தூண்டப்படுகிற கருச்சிதைவுகள் அல்லது கருவுறுதலுக்காகச் சாப்பிடும் மாத்திரைகள்
- உடலுறவுக்கு முன் ஈஸ்ட்ரோஜென் தடுப்பு மாத்திரையை எடுத்துக்கொள்ளுதல்.

எனக்கு மாதவிலக்கு தள்ளிப்போயிருக்கிறது. வயிற்றின் ஒரு பக்கமாக வலி எடுக்கிறது. இது புறக் கர்ப்பமாக இருக்கலாம் என மருத்துக் கடையில் வேலை பார்க்கும் என் கணவர் கூறுகிறார். புறக் கர்ப்பம் ஏற்பட்டிருப்பது எப்போது தெரிய வரும்? அதன் அறிகுறிகள் என்னென்ன?

மாதவிலக்கு தவறிய பிறகுதான் புறக் கர்ப்பம் நிகழ்ந் திருப்பதற்கான அடையாளங்கள் தெரியவருகின்றன. அறிகுறிகளுள் முக்கியமானவை, வயிற்றின் ஒரு பக்கமாகக் கடுமையான வலி, குறிப்பாகக் கீழ்வயிற்றின் அடிப் பக்கத்தில் வலித்தல், பிறப்புறுப்பு வழியாகக் கறுத்த நிறத்தில் ரத்தப்போக்கு, சிலவேளைகளில் மயக்கம் வருவது போன்ற உணர்வு ஆகியவை.

மாதவிலக்கு நின்ற பிறகு ஏதேனும் ஒரு பக்கத்தில் வலி இருக்குமானால் நீங்கள் கர்ப்பமாக இருப்பதற்கு வாய்ப்பு இருக்கிறது. தாமதிக்காமல் உடனே மருத்துவரைச் சென்று பாருங்கள். ரத்தப்போக்கு நிற்காமல் தொடர்ந்து தீவிரமாக இருந்தால், அது ஆபத்தில் முடிவதோடு, அதிர்ச்சிக்கும் வழி வகுக்கும். புறக் கர்ப்பத்துக்கான எல்லா அடையாளங்களும் அறிகுறிகளும் தெரியும்போது விரைந்து சிகிச்சை அளிக்க இயலும்.

எனக்குக் கடுமையான வயிற்று வலி, ரத்தப்போக்கு இருக் கிறது. இது புறக் கர்ப்பமாக இருக்கலாம், பரிசோதித்துக்

கொள்ளலாம் என மருத்துவர் கூறுகிறார். எப்போது கர்ப்பம் தரித்திருக்கிறது என்பதைக் கூறும் மருத்துவர்கள், புறக் கர்ப்பம் உண்டாகி இருப்பதை ஏன் உடனடியாகக் கூறுவதில்லை. கருச்சிதைவு ஏற்படுகிறதா, புறக் கர்ப்பம் ஏற்பட்டிருக்கிறதா என்பதைத் தெரிந்துகொள்ள முடியவில்லை. அதை எப்படிக் கண்டறிவது?

கர்ப்பம் ஒரு குறிப்பிட்ட வளர்ச்சியை அடைவதற்கு முன், மருத்துவரால்கூட, கருத்தரிப்பு ஏற்பட்டிருக்கிறதா என்பதைக் கூறுவது கடினம் அல்லது இயலாத காரியம். தவிர, உங்களுக்கு வந்திருப்பதைப் போன்ற அறிகுறிகள், எண்ணற்ற நோய்களின்போதும் வருகின்றன. உதாரணத்துக்கு, இடுப்புக்கூட்டுப் பகுதியில் ஏற்படும் அழற்சி நோய், பால்வினை நோய்கள், கருப்பைத் தசைப்படல வளர்ச்சி, சினைப்பை கட்டி பெரிதாக வளர்தலும் வளர்ந்து உடைதலும், தானாக ஏற்படும் கருச்சிதைவின்போது ஏற்படும் அறிகுறிகளைக் கூறலாம்.

அல்ட்ரா - சவுண்டு, கர்ப்பத்தை அறியும் ஹார்மோன் பரிசோதனை ஆகியவை முற்றிலும் நம்பகமானவை அல்ல என மருத்துவர் நினைத்தால், கல்டோசென்டசிஸ் எனப்படும் பிறப்புறுப்பு வழியாகப் பரிசோதிக்கும் கருவி மூலம் பரிசோதனைகளை மேற்கொள்வார்.

இந்த முறையில், குழிவான ஓர் ஊசியை மேற்புற பிறப்புறுப்பு வழியாக இடுப்புக் கூட்டின் கீழ்ப்புறப் பகுதியில் செலுத்தி, உள்ளுறுப்பில் ஏதேனும் ரத்தக் கசிவு இருக்குமானால் அதை உறிஞ்சி எடுத்துப் பரிசோதிப்பார்கள். இது புறக் கர்ப்பத்தைக் கண்டறிய உதவியாக இருக்கும். சில சமயங்களில், இதைத் தொடர்ந்து உடனடியாக லேபராஸ்கோப் பரிசோதனை மேற்கொள்ள வேண்டியது அவசியம். மெல்லிய குழாய் வடிவில் உள்ள எண்டாஸ்கோப் கருவியை

ஒருமுறை கருச்சிதைவு ஏற்பட்டால், அடுத்தமுறை நலமான மகப்பேறு அடையும் வாய்ப்பு 80 சதவீதம் இருக்கும். இரண்டு முறை கருச்சிதைவு ஏற்பட்டிருந்தால் 75 சதவீமும், மூன்றுமுறை ஏற்பட்டிருந்தால் 70 சதவீதம் வாய்ப்பும் இருக்கும்.

வயிற்றுப் பகுதியில் சிறிய துளையிட்டு அதன் வழியாகச் செலுத்தி, இடுப்புக் கூட்டுப் பகுதியை நுணுக்கமாகப் பரிசோதித்து புறக் கர்ப்பத்தைக் கண்டுபிடித்து விடலாம்.

புறக் கர்ப்பத்துக்கு என்னவிதமான சிகிச்சைகள் அளிக்கப் படுகின்றன? இதன் மூலம் கர்ப்பத்தில் இருக்கும் குழந் தையைக் காப்பாற்றிவிடலாமா?

புறக் கர்ப்பத்துக்கான சிகிச்சையானது அது பதியமாகி உள்ள இடம் மற்றும் நோயாளியின் நிலைமை ஆகியவற்றைப் பொறுத்து அமைகிறது. உடனடியாக மருத்துவமனையில் சேர்த்து, ரத்தம் செலுத்தி, அறுவைச் சிகிச்சையும் மேற் கொள்ள வேண்டியிருக்கும்.

பல அறுவைச் சிகிச்சை நிபுணர்கள், மிகவும் பாதுகாப்பான வழியைத் தேர்வுசெய்து, பெண்ணின் குழந்தை பெறும் திறனைத் தொடர்ந்து பாதுகாக்க முயற்சிக்கிறார்கள். குறிப்பாக, நோயாளி குழந்தையில்லாதவராக, மலட்டுத் தன்மை பிரச்னை உள்ளவராக அல்லது மிகவும் இளவயது உடையவராக இருக்கும்போது இவ்வாறான கடும் முயற்சிகளை மேற்கொள்கிறார்கள்.

கர்ப்பம் இன்னும் வெடித்து வராமல் இருந்தால் அறுவைச் சிகிச்சை மூலம் குழாயைத் திறந்து, கர்ப்பத்தை அகற்றி விட்டு குழாயை மூடி, கர்ப்பத்தை உரிய இடத்தில் வைத்து விடுவது என்பது தற்போது சாதாரணமாக நடந்து வருகிறது. ஆனாலும், கருக்குழாய் கர்ப்பத்தின்போது ஏற்படுகிற ரத்தக் கசிவு காரணமாக கரு அழிந்து போவ தும், வளர்ச்சி குன்றியிருப்பதால் அங்கேயே கரு இறந்துபோவதும் சகஜம்.

கடந்த காலத்தில் ஒரு பெண்ணுக்கு இரு கருக்குழாய் களையும் அகற்றவேண்டியிருந்தால், அவள் கருத்தரிக்க இனி வாய்ப்பில்லை என்பதும், அதனால் கூடவே கருப் பையையும் அகற்றுவது என்பதும் வழக்கமாக இருந்தது. ஆனால், தற்போது சோதனைக் குழாய் முறையின் வளர்ச்சியின் காரணமாக, கருப்பையை அகற்றாமல் மருத்துவர்கள் அதைப் பாதுகாத்துவிடுகிறார்கள். குழந்தைப் பேற்றையும் உண்டாக்குகிறார்கள்.

நான் இரண்டாவது குழந்தையைச் சுமக்கிறேன். இது ஏழாவது மாதம். எனக்குக் கருச்சிதைவு ஏற்பட்டிருப்பது போல் அதிக ரத்தக் கசிவு இருக்கிறது. புடவைகூட நனைந்துவிடுகிறது. இது கருச்சிதைவா? அல்லது வேறு காரணத்தால் இவ்வாறு ஏற்படுகிறதா?

இதற்கு, பேற்றுக்கு முன்னான ரத்தப் போக்கு அல்லது ஆன்டிபார்ட்டம் ஹெமரேஜ் என்று பெயர். கருப்பைக் கழுத்துப் பகுதியில் தோன்றும் பிரச்னையால் இவ்வாறு ஏற்படுகிறது. பனிக்குடமானது தான் அமைந்துள்ள இடத்தைவிட்டு நகர்ந்துவிடும் நிலையில் ரத்தப் போக்கு ஏற்படுவது உண்டு. இதை நஞ்சுக்கொடி முந்து நிலை அல்லது பிளசென்டா ப்ரேவியா என்கிறார்கள். தற்செயலாக ரத்தப் போக்கு ஏற்படுவதைக் கருக்கொடை விலகல் அல்லது அப்ரப்டோ ப்ளசன்டே என்கிறார்கள். இதில் இருவகைகள் உள்ளன. கொஞ்சமாக விலகுவது, அதிகமாக விலகுவது.

முப்பதாவது வாரத்தில் அல்ட்ரா-சவுண்டு பரிசோதனையில் பனிக்குடத்தைத் தெளிவாகப் பார்த்து பிரச்னைகளைத் தெரிந்துகொள்ளலாம். இதன் மூலம், கருச்சிதைவு ஏற்படாமல் இருக்கும். ரத்த இழப்பை ஈடுகட்ட ரத்தம் செலுத்த வேண்டியிருக்கும்..

குழந்தை உயிரோடு இருந்தால், பிரச்னை தீவிரமாவதற்கு முன்பே பேற்றுவலியைத் தூண்டி பிரசவத்தை விரைவு படுத்தி குழந்தையைப் பிறக்கச் செய்துவிடலாம். இது இயல்பான பிரசவமா கவோ, சிசேரியன் பிரசவமாகவோ இருக்கக்கூடும். பத்தில் நான்கு பேருக்கு இயல்பான பிரசவம் நடக்கிறது.

எனது மகளுக்கு கரு சிதைந்துவிட்டது. ஆனால், பிண்டம் வெளியேறாமல் கருவாயில் தொங்கிக்கொண்டிருக்கிறது. இதனால் பாதிப்புகள் நிகழ வாய்ப்பு உண்டா? இதை அப்படியே விட்டுவிட்டால் தானாக அது வெளியேறி விழுந்துவிடுமா?

பிண்டம் வெளியேறாமல் இருந்தால் கண்டிப்பாகப் பிரச்னை ஏற்படும். எட்டு வாரத்துக்கு மேல் பன்னிரண்டு வாரத்துக்குள் கருச்சிதைவு ஏற்பட்டிருந்தால், கர்ப்பம் தனது உட்புற

பையோடு ஒட்டுமொத்த பிண்டமாக வெளியேறிவிட வேண்டும். இல்லாவிட்டால் அதிகமான ரத்தப் போக்கு, காய்ச்சல், அடிக்கடி வயிற்று வலி போன்ற தொல்லைகளும், சிகிச்சை அளிக்காவிட்டால் மரணமும்கூட நேரிடும்.

கர்ப்பக் காலத்தில் நீரிழிவு நோய் இருந்தால், அதனால் என்ன பாதிப்பு ஏற்படும்? இந்தப் பிரச்னை, பிரசவத்துக்குப் பிறகும் தொடர வாய்ப்பு உண்டா?

சுமார் ஐநூறில் ஒரு பெண்ணுக்கு நீரிழிவு நோய் இருப்பது வழக்கம். கர்ப்பக் காலத்தில் ஐநூறில் இருவருக்கு இந்த நோய் வரும். இதனால்தான், முன்னதாகவே நீரிழிவுப் பரிசோதனை மேற்கொள்ள வேண்டும் என மருத்துவர்கள் வலியுறுத்துகிறார்கள். நீரிழிவு நோயைக் கட்டுப்படுத்தா விட்டால் குழந்தை கருப்பையிலேயே இறந்துவிடும் அல்லது பிறந்து இறந்துபோகும். உயிருடன் பிறந்தால் குறைபாட்டுடன் பிறக்க 80 சதவீதம் வாய்ப்புகள் உள்ளன.

கர்ப்பக் காலத்தில் வரும் நீரிழிவு, பிரசவத்துக்குப் பிறகு மறைந்துவிடும். இவர்களில் பத்து சதவீதத்தினருக்குப் பிரசவத்துக்குப் பிறகு பத்தாண்டுகளில் நீரிழிவு மீண்டும் தோன்றும். நாற்பது சதவீதத்தினருக்கு இருபதாண்டுகளில் நீரிழிவு வரும்.

கர்ப்பக் காலத்தில் நீரிழிவு நோய் ஏன் அதிகரிக்கிறது? இதைத் தடுக்க என்ன செய்யலாம்?

ரத்தச் சர்க்கரை அளவு அதிகமாவது, ரத்த அழுத்தம் அதிகரிப்பது ஆகிய காரணங்களால் கர்ப்பக் காலத்தில் நீரிழிவு தோன்றுகிறது. கருவுற்ற பன்னிரண்டாவது வாரத் திலேயே பரிசோதனை செய்து குழந்தை ஆரோக்கியமாக வளருகிறதா என்பதைச் சரிபார்த்துக்கொள்ள வேண்டும். உணவுக் கட்டுப்பாடு, மிகை ரத்த அழுத்தக் கட்டுப்பாடு ஆகியவற்றைத் தொடர்ந்து பின்பற்றவேண்டும்.

> இந்தியாவில் திருமணம் ஆகாத இளம் பெண்களே அதிக அளவில் கருக்கலைப்பு செய்துகொள்கிறார்கள். அவர் களின் சதவீதம் 70.

வழக்கமாக, கருவுற்ற சில நாள்களிலேயே கருச்சிதைவு ஏற்படுவதுதானே வழக்கம்? இப்போது தாமதமாகி கரு சிதைவதற்கு என்ன காரணம்?

வழக்கமாக, எட்டு முதல் பன்னிரண்டு வாரத்துக்குள் கருச்சிதைவு ஏற்பட்டுவிடும். சிலவேளைகளில் அரிதாக பன்னிரண்டு முதல் இருபது வாரங்களில் கருச்சிதைவு ஏற்படும். இதைத் தாமதமாகும் கருச்சிதைவு என்பார்கள்.

வளரும் குழந்தையைக் கீழே விடாமல் இறுக்கமாகப் பிடித்துக்கொள்ளும் திறன் கருப்பைக்கு உண்டு. சிலவேளை களில், கருப்பை வாய் வலுவிழந்து திறந்துகொள்ளும்போது, கருவானது கருப்பையில் தங்க முடியாமல் வெளியேறத் தொடங்கிவிடுகிறது. இதனால் கருச்சிதைவு உண்டாகிறது. இப்படிப்பட்ட பிரச்னை வரும் என்பதை முன்னதாகவே மருத்துவர் கண்டுபிடித்துவிட்டால், சிகிச்சையின் மூலம் கருப்பைக் கழுத்தை இறுக்கமாகக் கட்டிவைத்துவிடுவார். இதனால் கருச்சிதைவு உண்டாகாது.

அம்மைத் தடுப்பூசி போட்டுக்கொண்டிருக்காவிட்டால் கரு பாதிக்கப்படும் என்கிறார்களே? அப்படி என்ன பாதிப்புகள் உண்டாகும்?

ரூபெல்லா என்கிற அம்மை வைரஸ் மற்ற வைரஸ்களைவிட வித்தியாசமானது. புதிதாக உருவாகும் திசுக்கள் என்றால் அதற்கு அல்வா சாப்பிடுவது மாதிரி. பத்தாவது வாரத்துக்குள் புதிதாக உருவாகும் திசுக்களுக்குள் நுழைந்து அவற்றைத் தாக்கத் தொடங்கிவிடும். கர்ப்பத்தில் இருக்கும் குழந்தையின் இதயம், காதுகள், கபாலம் போன்றவை உருவாகிக் கொண்டிருக்கும் நிலையில் இத்தாக்குதல் ஏற்பட்டால் இதயத்தில் ஓட்டை, இதய பாதிப்புகள், செவித் திறன் இழப்பு, கண் புரை, மூளை வளர்ச்சிக் குறைவு, கபாலம் விரிவடையாத நிலை என தொடர்ச்சியாகப் பல தொல்லை கள் உருவாகும்.

இந்த வைரஸ் தொற்றினால் பாதிக்கப்பட்ட ஐம்பது சதவீதத் துக்கும் அதிகமான கருக் குழந்தைகள் தீவிரத் தாக்குதலுக்கு ஆளாகி அழிந்துவிடுகிறார்கள். பிறந்தும் சில காலமே வாழ்கிறார்கள். இதைத் தவிர்க்க, தொற்று ஏற்பட்டது

கண்டுபிடிக்கப்பட்டால் பன்னிரண்டு வாரத்துக்குள் கருக்கலைப்பு செய்ய நேரிடும்.

என் மனைவிக்கு இதய நோய் உள்ளது. கருத்தரித்தால் ஏதாவது ஆபத்து நேரிடும் என பயந்து கருத்தரிப்பைத் தள்ளிப்போட்டிருக்கிறோம். இதனால் பிரச்னை ஏற்படுமா? எங்களுக்குக் குழந்தைப் பேறு வாய்க்க வழி ஏதாவது இருக்கிறதா?

இதய நோய் என எடுத்துக்கொண்டால், உலக அளவில் 300 கர்ப்பிணிகளில் ஒருவர் இந்த நோயால் பாதிக்கப் பட்டிருக்கிறார். இதய நோய் அதிகமாக இருந்தால், பிரசவத்தின்போது சிக்கல்கள் ஏற்பட்டு கர்ப்பிணியின் உயிருக்கு ஆபத்தாக முடியும் என்பதால்தான், முதல் பரிசோதனைக்கு வரும்போதே மருத்துவர்கள் இதயத்தைத் தீவிரமாக ஆராய்கிறார்கள். வித்தியாசமாக ஏதேனும் தெரியவந்தால் இதய நோய் நிபுணரின் பரிசோதனைக்கு அனுப்புகிறார்கள். ஊட்டச் சத்துணவைச் சரியாகச் சாப் பிட்டு, அதிக எடை கூடாமல், நோயைக் கட்டுப்பாட்டுக்குள் வைத்துக்கொண்டால் தாராளமாகக் கருத்தரிக்கலாம்.

கர்ப்பக் காலத்தில் ரத்த அழுத்தம் அதிகமாகி எனது தங்கை இறந்துபோய்விட்டாள். கர்ப்பக் காலத்தில் தோன்றும் ரத்த அழுத்தம் அவ்வளவு கொடியதா? இது ஏன் வருகிறது?

இன்றைய அளவில்கூட கர்ப்பிணியின் மரணத்துக்கும், கர்ப்பத்தில் இருக்கும் குழந்தையின் மரணத்துக்கும் முக்கியக் காரணமாக விளங்கும் நோய்களுள் மிகை ரத்த அழுத்தம் முதன்மை வகிக்கிறது எனலாம்.

சாதாரணமாக, ரத்த அழுத்தத்தில் சுருங்கு ரத்த அழுத்தம் 120 மி. மீ. ஆகவும், விரிவு ரத்த அழுத்தம் 80 மி. மீ. ஆகவும்தான் இருக்கும். முதல் ஆறு மாத கர்ப்பக் காலத்தில், ரத்த அழுத்தம் சற்று குறைந்து காணப்படும். சுருங்கு ரத்த அழுத்தம் நூறாகவும், விரிவு ரத்த அழுத்தம் எழுபதாகவும் இருக்கக் கூடும். கடைசி மூன்று மாத காலத்தில்தான் ரத்த அழுத்தத்தின் அளவு அதிகரிக்கும். இருபத்து நான்காவது வாரத்துக்குப் பிறகுதான் ரத்த அழுத்தம் அதிகமாக ஆரம்பிக்கிறது.

விரிவு ரத்த அழுத்தம் 130 மி.மீட்டரைத் தாண்டினால் அதை இதயத்தால் தாங்க இயலாது. மூளையில் ரத்தக் கசிவு போன்றவை ஏற்படும்.

கர்ப்பக் காலத்தில் விரிவு அழுத்தம் 110 அல்லது 120 ஆக இருக்கும்போதே இதயப் பிரச்னை மற்றும் மூளை ரத்தக் கசிவு ஏற்பட்டுவிடுகிறது. கர்ப்பச் சன்னி என்ற பிரச்னை, விரிவு அழுத்தம் 90 மி.மீட்டர் அல்லது 100 மி.மீட்டர் இருக்கும்போது வந்துவிடுகிறது.

இந்த ரத்த அழுத்தம் ஏன் வருகிறது என்றால், பாரம்பரியம், வறுமையான சூழ்நிலை, சிறுநீரகப் பிரச்னைகள், பனிநீர் மிகைப்பு, இரட்டைக் கோளாறுகள், எப்போதும் டென்ஷன், கவலை போன்ற காரணங்களால் வருகிறது.

கருத்தரிக்கும் முன்போ அல்லது கர்ப்பக் காலத்திலோ ரத்த அழுத்தம் இருந்திருந்தால் அது தாயையும், கர்ப்பத்தில் இருக்கும் குழந்தையையும் கண்டிப்பாகப் பாதிக்கும். கர்ப்பச் சன்னி, கர்ப்பிணி மரணமடைதல் போன்ற பிரச்னைகள் ஏற்படும். திடீரென தலைச் சுற்றல், பார்வை மங்கலாகி பின் இருண்டது போன்றிருத்தல் ஆகியவை நேரிடும்.

இதைத் தவிர்க்க, கர்ப்பிணிக்குப் பூரண ஓய்வு, தூக்க மருந்துகள், ரத்த அழுத்தத்தைக் குறைக்கும் மருந்துகள் ஆகியவற்றை மருத்துவர்கள் பரிந்துரை செய்து தாய்-சேய் இருவரையும் காப்பாற்றுவார்கள்.

ரத்த அழுத்தப் பரிசோதனையை ஆரம்பத்திலேயே தவறாமல் மேற்கொள்ள வேண்டும். பிரசவ காலத்துக்குப் பின்னரும் ரத்த அழுத்தப் பரிசோதனையை மேற் கொண்டால்தான் நோய் தொடருகிறதா என்பதைக் கண்டறிய இயலும்.

நாளமில்லாச் சுரப்பியில் தோன்றும் நோய்கள் எவ்வாறு கருச்சிதைவை உண்டாக்குகின்றன?

நாளமில்லா சுரப்பிகளில், குறிப்பாக தைராய்டு சுரப்பி அதிகமாகச் சுரப்பதால் வரும் பாதிப்பு காரணமாக, நாடித் துடிப்பு அதிகரிக்கும். படபடப்பும், மூச்சுத் திணறலும் உண்டாகும். இதனால் கருச்சிதைவு, கர்ப்பக் சன்னி, குறைப்

பிரசவம் போன்ற குறைபாடுகள் ஏற்படுகின்றன. தைராய்டு குறைந்தால் மலட்டுத்தன்மை ஏற்படும். ஒருவேளை, கருத்தரித்தாலும் கரு சிதைந்துவிடும் அபாயம் நேரிடும். இதைத் தவிர்க்க பரிசோதனையும், சிகிச்சையும் மிக முக்கியம்.

கல்லீரல் அழற்சி ஏற்படுவதால் என்னென்ன பிரச்னைகள் வரும்? இதைத் தவிர்க்க என்ன வழி?

கல்லீரல் அழற்சியால் மஞ்சள் காமாலை நோய் வரும். இதற்கு சிகிச்சை அளிக்காவிட்டால், கர்ப்பிணி மரணமடைய நேரிடும். கர்ப்பிணி சுத்தமான தண்ணீரைக் குடிக்க வேண்டும். சுகாதாரமாக இருக்க வேண்டும். ஆரம்பத்திலேயே கல்லீரல் பரிசோதனையை மேற்கொள்வது பாதுகாப்பானது.

இந்த நோயால் பாதிக்கப்பட்டவரை உணவுக் கட்டுப்பாடு, ஓய்வு ஆகியவை மேற்கொள்ளச் செய்து குணப்படுத்த முயற்சிக்கலாம். உயிரிழப்பு ஏற்படாதபட்சத்தில், பிரசவத்தின்போது ரத்தப் போக்கு அதிகரித்து கர்ப்பிணிக்கு ஆபத்து நேரிடும். கர்ப்பக் கால கல்லீரல் அழற்சியால் சுமார் ஐம்பது சதவீதத்தினருக்கும் அதிகமாக உயிரை விட நேரிடுகிறது என்பது துயரமான செய்தியாகும்.

எனக்குத் தெரிந்தவரின் மனைவி, கர்ப்பச் சன்னி நோயால் இறந்துவிட்டார். இது எவ்வாறு ஏற்படுகிறது? இதைத் தவிர்க்க என்ன வழி?

கர்ப்பச் சன்னி என்பது பிரசவ கால வலிப்பு நோயாகும். நான்கு நிலைகளாக இது தோன்றும். முதலில், கண்பார்வை மங்குதல், நெஞ்சு வலி, கண்களை உருட்டுதல், முகம் மற்றும் கைகளில் தசை வெட்டி இழுத்தல் ஆகியவை ஏற்பட்டு சில நிமிடங்கள் நீடிக்கும்.

இரண்டாவது நிலையின்போது, நினைவு இழப்பு, தசைகள் சுருங்குதல், ரத்தத்தில் கார்பன்-டை-ஆக்ஸைடு அதிகரிப்பதால் மூச்சுத் திணறல், உடலில் நீலம் பாரிப்பது ஆகியவை ஏற்படும்.

மூன்றாவது நிலையில், தசை நார்கள் மாறி மாறி சுருங்கி விரியும். இந்நிலையில் நாக்கைக் கடித்துக்கொண்டு வெட்டி வெட்டி இழுத்துக்கொள்வார்கள். வாந்தி, மூச்சுக் குழாய்க்குள் வாந்தி செல்லுதல் ஆகியவை ஏற்படும்.

நான்காவது நிலையில், கர்ப்பிணிக்குக் கோமா நிலை வந்துவிடும். மூளையில் ரத்தக் கசிவு, நஞ்சு பிரிந்து வெளியேறுதல், சிறுநீர் சரியாகப் பிரியாமை போன்றவை உண்டாகும். கர்ப்பத்தில் இருக்கும் குழந்தைக்கு ஆக்ஸிஜன் செல்வது தடைப்படும்.

இத்தகைய நிலைகள் தொடர்ந்தால், கர்ப்பிணி நிச்சயமாக உயிரிழக்க நேரிடும். இதைத் தவிர்க்க அவசர கால மருத்துவச் சிகிச்சை அவசியம்.

மருத்துவச் சிகிச்சையின்போது வலிப்பு வந்துவிட்டால், மூச்சுத்திணறல், திடீர்க் காய்ச்சல், மூளையில் ரத்தக் கசிவு, இதயம் செயல்பட முடியாத நிலை போன்றவையும் தோன்றி ஆபத்தைத் தரும். கவனமாக சிகிச்சை மேற்கொண்டால் கர்ப்பிணியைக் காப்பாற்றலாம்.

நாங்கள் குழந்தைப்பேற்றைத் தள்ளிப்போட விரும்புகிறோம். ஆனால், நான் மூன்று மாத கர்ப்பமாக இருக்கிறேன். இதைக் கலைத்துவிடலாம் என நினைக்கிறேன். யார் யார் கருக்கலைப்பு செய்துகொள்ளலாம்? எந்த நிலையில் கருக்கலைப்பு செய்துகொள்ளலாம்?

நீங்கள், மருத்துவரின் ஆலோசனைப்படி தாராளமாகக் கருக்கலைப்பு செய்துகொள்ளலாம்.

பின்வரும் நிலையில் உள்ளவர்களும் கருக்கலைப்பு செய்துகொள்ளலாம்.

கருவானது, தங்கள் உடல் நலனுக்கோ, வேறு விதத்திலோ கேடு விளைவிக்கும் எனக் கருதினால்,

பிறக்கப்போகும் குழந்தை உடல் ஊனமுற்றதாக இருக்கும் எனக் கருதினால்,

கற்பழிப்பு போன்றவற்றால் கரு உண்டாகியிருந்தால்,

கருத்தடைச் சாதனங்களைப் பயன்படுத்தியிருந்த போதிலும் கரு உண்டாகியிருந்தால்,

அரசு பதிவு பெற்ற அனுபவம் மிக்க மருத்துவரிடம் கருக்கலைப்பு செய்யலாம்.

அழகும் ஆரோக்கியமும்

8

கர்ப்பக் காலத்தில் பெண்களின் அழகு அதிகரிப்பது ஏன்? ஆனால், என் மனைவி மட்டும் ஒல்லியாக இருக்கிறாள். இது ஏன்?

பருவமடையும்போது எவ்வாறு ஹார்மோன்கள் அதிகமாகச் சுரந்து சிறுமியை அழகிய இளம்பெண்ணாக மாற்றுகிறதோ, அப்படித்தான் கருவுறும் காலத்திலும் பலவித ஹார்மோன்கள் சுரந்து மாற்றம் ஏற்படுத்துவதால் கர்ப்பக் காலத்தில் பெண்களின் அழகு கூடுகிறது. ஒட்டிய கன்னம் உள்ள பெண்கூட பூசிய முகத்தோடு பொலிவு பெறுவது கர்ப்பக் காலத்தில்தான். அவ்வாறு பெறாவிட்டால், ஏதோ பிரச்னை இருக்கிறது என்று பொருள். உடல்வாகு, பரம்பரையாக இருக்கலாம். ஊட்டக் குறைபாடு ஏற்பட்டிருக்கலாம். ஏதேனும் உளவியல் காரணங்கள் இருக்கலாம். நோய்த்தொற்றுகூட இருக்க வாய்ப்பு உண்டு. மருத்துவ ஆலோசனை பெற வேண்டும்.

நான் தற்போது கர்ப்பமாக இருக்கிறேன். அழகான என் நகங்கள் இப்போது நிறம் மாறி பழுப்பாகத் தோன்று கின்றன. இது ஏன்? எனது சருமத்திலும் நிறமாற்றம் காணப்படுகிறது. இதை மாற்றமுடியுமா?

கர்ப்பக் காலத்தில், உடலுக்குள் எத்தனையோ மாற்றங்கள் ஏற்படுகின்றன. இதையெல்லாம் நீங்கள் எதிர்பார்த்திருக்க முடியாது. ஹார்மோன்கள் செய்யும் இந்த மாற்றத்தினால் சருமம் நிறம் மாறுகிறது. நகங்கள் பழுப்பாகத் தெரி கின்றன.

நான் வேலைக்குச் செல்லும் பெண். கர்ப்பக் காலத்தில் முகத்துக்கு மேக்-அப் செய்துகொள்வதால் ஏதேனும் பிரச்னைகள் ஏற்படுமா?

பிரச்னை ஏதாவது ஏற்படுவதாக இருந்தால், தோல் நோய் மருத்துவரை அணுகி ஆலோசனை பெறுங்கள். பிரச்னை ஏதும் இல்லாவிட்டால், முகத்துக்கு மேக்-அப் போடுவதால் எந்தப் பிரச்னையும் வந்துவிடாது.

எனது மார்பகக் காம்புகள் மிகவும் கறுப்பாகிவிட்டன. இதைத் தவிர்க்க லோஷன்களைப் பயன்படுத்தலாமா? அவை மீண்டும் பழைய நிலைக்குத் திரும்புமா?

நாம் வெப்ப மண்டலப் பகுதியில் வாழ்கிறோம். அதனால்தான் ஐரோப்பியர்களைப்போல் அல்லாமல் நிறம் வேறுபட்டுக் காணப்படுகிறோம். எப்போதும் சூரிய ஒளியில் படுமாறு இருப்பதால் நமக்கு நிறமாற்றம் இயல்பு. இதை முற்றிலுமாக மாற்ற இயலாது. ஆனால், பிரசவத்துக்குப் பின்னர் ஓரளவுக்கு நிறம் மாறுதல் ஏற்படும்.

கர்ப்பத்துக்கு முன்பெல்லாம் என் முகத்தில் பருக்கள் வந்தது கிடையாது. இப்போது அதிக அளவில் முகம் முழுவதும் வந்திருக்கிறது. இதேபோல், முகம் முழுவதும் எண்ணெய்ப் பசையுடன் இருக்கிறது. இவற்றுக்குக் காரணம் என்ன? இவற்றைத் தடுப்பது எப்படி? எல்லா கர்ப்பிணிகளுக்கும் இதே நிலை வருமா?

கர்ப்பக் காலத்தில், ஹார்மோன் மாற்றங்கள் ஏற்படுவதால் கொழுப்புக் கட்டிகள் வருவது உண்டு. ஹார்மோன் அதிக

மாகச் சுரப்பதால் சீபச் சுரப்பிகள் தூண்டப்பட்டு எண்ணெய்ப் பசையும் உண்டாகும்.

எல்லோருடைய தோல் அமைப்பும் ஒரே மாதிரியாக இருப்பது கிடையாது. எனவே, எல்லோருக்கும் இப்படி யாகும் எனக் கூறுவதற்கு இல்லை. உங்களுக்கு ஏற்பட்டுள்ள பிரச்னைகள், சிறிது காலத்தில் மாறிவிடும் என்பதால் இதைப் பெரிய பிரச்னையாக எடுத்துக்கொள்ள வேண்டாம். சருமத்தைப் பாதிக்காத, அலர்ஜியை உண்டாக்காத கிரீம்களைப் பயன்படுத்தலாம்.

என் முகத்தில் உதடுகள், கன்னங்கள், நெற்றி ஆகிய இடங்களில் உள்ள தோலின் நிறம் மாறி திட்டுகளாகத் தெரிகிறது. இது ஏன்? இதை மாற்ற முடியாதா? கெமிக்கல் பீல் போன்ற சிகிச்சை மேற்கொள்ளலாமா?

கர்ப்பக் காலத்தில் மெலனினைத் தூண்டும் ஹார்மோன்கள் அதிகமாகச் சுரப்பதால் இப்படிப்பட்ட நிறமாற்றங்கள் உண்டாவது இயல்பு. ஈஸ்ட்ரோஜென் ஹார்மோனும் அதிகமாகச் சுரக்கும். இதனால் முகம் அழகாவதோடு, அதில் திருஷ்டிப் பொட்டு மாதிரி திட்டுகளும் உருவாகின்றன. இதைக் கர்ப்பக் கால முகமூடி என அழைப்பார்கள். இது, பிரசவத்துக்குப் பிறகு மறைந்துவிடும் என்பதால் கெமிக்கல் பீல் போன்று ரசாயனத் தொடர்புள்ள செய்கைகளை மேற்கொள்ள வேண்டாம். சூரிய ஒளி நேரடியாக உடலில் படுமாறு இருப்பதைத் தவிர்த்துவிடுங்கள். சிலருக்கு, இந்த நிறமாற்றம் மறைந்துவிடும்; பலருக்கு அப்படியே தொடர்வதும் உண்டு.

எனது முகம் அழகாக இருக்கிறது. ஆனால், உடல் முழுவதும் சொரசொரப்பாக உள்ளது. இது ஏன்? நான் வழக்கமாகப் பயன்படுத்திவந்த லோஷன்கள் இப்போது அலர்ஜியாக மாறுகின்றன. இதைத் தடுப்பது எப்படி?

கர்ப்பக் காலத்தில் ஹார்மோன் சுரப்பும், ரத்த ஓட்டமும் அதிகரிப்பதால் முகம் அழகாக மாறும். அதே சமயம் நீர்ச்சத்து குறைவதால் தோல் வறண்டு காணப்படும். இதைத் தடுக்க, தற்போது நீங்கள் பயன்படுத்தும் லோஷன்களை நிறுத்திவிடுங் கள். புதிதாக வாங்க விரும்பினால் முன்னதாக

அவற்றைப் பரிசோதனை செய்து பார்த்துவிட்டு வாங்குங்கள். விளம்பரத்தைப் பார்த்து கடைத் தயாரிப்புகளை வாங்கும்போது எச்சரிக்கையாக இருங்கள்.

எனக்கு, முகம் முழுவதும் நிறைய முடிகள் முளைத்துக் காணப்படுகின்றன. இது ஏன்? குறிப்பாக, மீசை முளைத்து வருவதைப்போல் முடிகள் கறுப்பாக உள்ளன. இதற்கு வாக்சிங் செய்யலாமா?

கர்ப்பக் காலத்தில் பெரும்பாலான பெண்களுக்கு ஏற்படும் ஒரு பிரச்னையாக இதைக் கூறுகிறார்கள். அடர்த்தியான கூந்தல் உள்ள பெண்களுக்கு இத்தகைய நிலை ஏற்படுவது உண்டு. பிரசவத்துக்குப் பிறகு இது உதிர்ந்துவிடும். அவ்வாறு உதிராத நிலையில், அழகுக் கலை நிபுணர் அல்லது தோல் நோய் மருத்துவரை அணுகி பிரச்னைகளைத் தீர்த்துக் கொள்ளலாம்.

வயிறு, மார்பகங்கள், தொடைகள் என உடல் முழுவதும் கொப்புளங்கள்போல் வந்துள்ளன. நமைச்சல் அதிகமாக எடுக்கிறது. வரிக்கோடுகள் உள்ளன. இவற்றை எவ்வாறு தடுப்பது?

கர்ப்பக் காலத்தில் இத்தகைய பிரச்னைகள் ஏற்படுவது இயல்பு. குறிப்பாக, மடிப்புத் தசைகள் எங்கெல்லாம் இருக்கின்றனவோ அங்கு இத்தகைய நமைச்சல் பிரச்னை இருக்கும். கர்ப்பக் காலத்தில் அதிக எடை அதிகரிக்கும் பெண்களுக்கு இந்தத் தொல்லை தவிர்க்க முடியாத ஒன்றாகும். நமைச்சலை உண்டாக்கும் கொப்புளங்களைத் தவிர்க்க வழி, அப்பகுதிகளை சுத்தமாகவும், உலர்வாகவும் வைத்துக் கொள்வதுதான். நைலான் உடைகளை அணியாமல் பருத்தியால் ஆன உடைகளை அணியுங்கள்.

உடற்பயிற்சிகள் செய்ய விரும்பும் கர்ப்பிணிகள், ஃபிசியோதெரபி நிபுணரின் ஆலோசனை மற்றும் உதவியுடன் இப்பயிற்சிகளை மேற்கொள்வது நல்லது. பயிற்சியின்போது, கணவர் உடன் இருந்தால் இன்னும் சிறப்பாகப் பயிற்சி செய்யலாம்.

கர்ப்பக் காலத்தில் வயிற்றில் கோடுகள் தோன்றுவது இயல்பு. தோல் விரிவடையும்போது இணைப்புத் திசுக்களில் கொல்லோஜென் என்ற புரதம் அதிகரிப்பதால் இத்தகைய கோடுகள் தோன்றும். கொல்லோஜெனைத் தவிர்க்க இயலாது. உடம்புக்குக் கபாலம் எப்படி முக்கியமோ, அவ்வாறே சருமத்துக்கு கொல்லோஜென் என்ற புரதம் முக்கியம். கர்ப்பக் காலத்தில், கொல்லோஜென்களை ஹார்மோன்கள் பலவீனப்படுத்திவிடுவதால் இத்தகைய வடுக்கள் உண்டாகின்றன. இது கர்ப்பக் காலத்துக்குப் பிறகு சிறிது மறைந்து, லேசான வெள்ளிக்கோடுகள்போல் நீடிக்கும்.

உணவுக் கட்டுப்பாடு, மாய்ச்சரைஸர் போன்றவற்றைக் காலையிலும், இரவிலும் வயிற்றில் பூசிக்கொள்ளுதல் போன்றவற்றின் மூலம், இக்கோடுகளைத் தவிர்க்கலாம்.

எனது கால் நரம்புகள் சுருண்டு நீல நிறத்தில் தெரிகின்றன. இது ஏன்? இதை எவ்வாறு சரிப்படுத்துவது?

இதை வெரிக்கோஸ் வெயின் என்பார்கள். இந்தப் பிரச்னை பரம்பரையாகவும், குழந்தையின் தலைப்பகுதி பெரிதாகும் போது திரவங்கள் அதிகமாவதாலும் நாளங்கள் சுருங்க ஆரம்பிக்கும். இதனால், அங்கு ரத்தத் தேக்கம் உண்டாகி வீக்கத்தைக் கொடுக்கும்.

இந்த நாளங்கள், சருமத்தின் மேற்பகுதியில் இருப்பதால் நீல நிறமாகக் காணப்படும். இதனால் கால் வலி அதிகரிக்கும். நீண்ட நேரத்துக்கு நிற்பதைத் தவிருங்கள். கால்களை உயரத்தில் வைத்து ஓய்வெடுங்கள்.

இந்தப் பிரச்னை, பிரசவத்துக்குப் பிறகு சரியாகிவிடும். அவ்வாறு சரியாகாவிட்டால் ரத்த நாள நரம்புச் சிகிச்சை நிபுணரை அணுகி சிகிச்சை பெற்றுக்கொள்ளுங்கள்.

என் தலையில் நிறைய பேன் இருக்கிறது. கர்ப்பக் காலத்தில் தலையில் பேன்கள் அதிகரிப்பது சகஜம். ஒன்றும் செய்யாதே என்கிறார்கள். பேன்களை அப்படியே விட்டுவிடலாமா?

கர்ப்பக் காலத்தில் பேன்கள் அதிகரிப்பது இயல்பு என்ப தெல்லாம் தவறு. நீங்கள் உங்கள் உடல் சுத்தத்தின் மீது

சரியாகக் கவனம் செலுத்தவில்லை என்பதுதான் இதற்குப் பொருள். தலையையும், உடலையும் சுத்தமாக வைத்துக் கொள்ளுங்கள். இல்லாவிட்டால் உடலிலும் பேன்கள் தோன்றும் வாய்ப்பு உள்ளது. பேன்களைக் கொல்லும் லோஷன்களைப் பயன்படுத்தி அவற்றைப் போக்கி விடுங்கள்.

கர்ப்பத்துக்கு முன்னால் எனக்குக் கூந்தல் அவ்வளவு அடர்த்தியாக இருந்தது இல்லை. இப்போது அடர்த்தியாக இருக்கிறது. இதற்குக் காரணம் என்ன? எனது அண்ணிக்கும் இவ்வாறு கர்ப்பத்தின்போது அடர்த்தியாக இருந்த கூந்தல், குழந்தை பெற்றதும் உதிர ஆரம்பித்துவிட்டது. இது ஏன்? இதைத் தவிர்க்க என்ன வழி?

பெரும்பாலான முடிகள் வளரும் நிலையில் இருக்கும். ஹார்மோன்களின் தூண்டுதலால் அடர்த்தியாக வளர்ந்து விடும். கர்ப்பக் காலத்தில் உங்கள் முடியின் பருமன் அதிகமாவதால் முடி உதிர்வது தாற்காலிகமாக நிற்கும். பிறகு முடி மெலிந்தால் கொத்துக் கொத்தாக உதிரும். இப்படி மொத்த முடியும் விழுந்து தலை மொட்டையாகிவிடும் என நினைத்துக்கொள்ளாதீர்கள். மீண்டும் முளைத்துவிடும்.

என் முடி எண்ணெய்ப் பசையுடன் இருப்பதுபோல் இருக் கிறது. சாயம் தீட்ட முடியவில்லை, என்ன செய்யலாம்?

கர்ப்பக் காலத்தில், முடிக்கு சாயம் தீட்டுவது போன்றவற்றை மேற்கொள்ள வேண்டாம். புரொஜெஸ்டீரான் ஹார்மோன் அளவு அதிகமாவதால், கூந்தல் எண்ணெய்ப் பசையுடன் இருப்பது இயல்பு. நீங்கள் பயன்படுத்தும் சாயப் பொருள் களில் உள்ள ரசாயனங்கள் கருவைப் பாதிக்கலாம். எச்சரிக்கையாக இருங்கள்.

என்னுடைய பாதங்கள் வீங்கித் தெரிகின்றன. வெளியே காட்டுவதற்குக் கூச்சமாக இருக்கிறது. இந்த வீக்கத்தைக் குறைக்க என்ன வழி? கால்களில் வலி எடுப்பதை எவ்வாறு தவிர்ப்பது?

கூடுதல் எடையைப் பாதங்கள் சுமக்கவேண்டியிருப்ப தால்தான் அவை வீங்கித் தெரிகின்றன. கணுக்கால் பகுதி வலியுடனும் இருக்கும். இதனால்தான், காலணிகளின்

அளவை அதிகரிக்க வேண்டும் என மருத்துவர்கள் அறிவுறுத்துகிறார்கள். பின்வரும் வழிகளைப் பின்பற்றுங்கள், கால்வலிக்கு நிவாரணம் கிடைக்கும்.

பாதங்களை நீரில் நனைத்து, டவலால் துடையுங்கள்.

மாய்ச்சரைஸர் இருந்தால் அவற்றைப் பாதங்களின் மீது தடவி, மென்மையாக மசாஜ் செய்து விடுங்கள்.

கைகளால் பாதங்களைப் பிடித்து முன்னும் பின்னுமாக இழுத்து நீவி விடுங்கள்.

விரல்களை எப்போதும் அசைத்துப் பார்த்தல், சின்னச் சின்னப் பொருள்களைக் கால் விரல்களால் எடுத்தல், விரல்களை ஊன்றி நிற்பது போன்ற பயிற்சிகளைச் செய்துவருவது நல்ல பலன் தரும்.

எனக்கு இது முதல் கர்ப்பம். எத்தகைய உடற்பயிற்சிகளைச் செய்யலாம்?

குறிப்பிட்ட தசைப் பிரிவுகளுக்கு மட்டும் மிகையான சிரமத்தை ஏற்றாமல், உடலின் எடையையும், விசையையும் பல்வேறு தசைப் பிரிவுகளுக்குச் சமமாகப் பகிர்ந்தளிக்கும் திறனை உள்ளடக்கியவாறு உடற்பயிற்சி செய்ய வேண்டும். என்ன செய்யலாம், என்ன செய்யக் கூடாது என்பதைப் பற்றிய எளிய விவரங்கள் கொடுக்கப்பட்டுள்ளன.

வெறுமனே நிற்பதைவிட பின்னோக்கி நடப்பதும், முன்னோக்கி நடப்பதும் நல்லதாகும். இந்த வழியில் நீங்கள் வெவ்வேறு தசைப் பிரிவுகளை ஒவ்வொரு முறையும் பயன்படுத்துகிறீர்கள். உடல் எடையானது சமமாகப் பகிர்ந்தளிக்கப்படுகிறது.

ஒரு காலை முன்னோக்கி வைத்து நில்லுங்கள். இது உங்களுடைய எடையைச் சுலபமாகவும், திறமையாகவும் ஒரு பாதத்தில் இருந்து இன்னொரு பாதத்துக்கு மாற்றும் வாய்ப்பை உங்களுக்கு அளிக்கும். நீங்கள் உங்கள் உடலை விருப்பம்போலத் திருப்பலாம்.

தசையை அசைத்து, முதுகை நிமிர்த்தி, முகவாயை மேல் நோக்கித் தூக்கி, இடுப்புக்கூட்டை ஒரு பக்கமாகச் சாய்த்து நடக்கவும்.

உட்காரும்போது, காலை உயரத்தூக்கி வைப்பதற்கு வசதியாக சிறிய நாற்காலியைப் பயன்படுத்தலாம்.

குனிந்து அல்லது வளைந்து பொருள்களைத் தூக்குவதைத் தவிருங்கள். முன்னோக்கி வளைவது அல்லது சாய்வது உங்களுக்கு சமநிலையில்லாமல் செய்துவிடும். நீங்கள் நேராக நிமிரும்போது உங்கள் முதுகுத் தசைக்குச் சிரமமாக இருக்கும். குனிவது அவசியம் என்றால், கால்களை அகலமாக வைத்து, முதுகை நேராக்கி கால்களை மடக்கி உட்கார்ந்து, பொருளைப் பிடித்து பிறகு தூக்குவதுதான் நல்லது. தூக்கப்படும் பொருளை உங்கள் உடலுக்கு அருகில் இழுக்க வேண்டும். நீங்கள் எழுந்திருக்க, தொடை மற்றும் கால் தசைகளைப் பயன்படுத்த வேண்டும்.

பலசரக்குப் பொருள்கள் போன்று நிறைய பொருள்களைத் தூக்கிச் செல்லவேண்டிய நிலை ஏற்படும்போது, அந்தப் பளுவை இரண்டாகப் பிரித்து, இரண்டு கைகளிலும் தூக்கிச்செல்ல வேண்டும்.

சில எளிய உடற்பயிற்சிகள்

கர்ப்பத்தின்போது சில எளிய உடற்பயிற்சிகள் செய்வதன் மூலம் ரத்த ஓட்டத்தை செம்மையாக்கவும், தசையின் பலத்தை அதிகரிக்கவும், உடல் சுகத்தை அதிகரிக்கவும், களைப்பைப் போக்கவும் முடியும்.

அதிர்வது போன்ற அசைவுகள் இல்லாமல் எப்போதும் மென்மையாக உடற்பயிற்சி செய்யுங்கள். அசௌகரியங் களை அல்லது வலியை உண்டாக்குகிற உடற்பயிற்சிகளை எப்போதும் செய்யாதீர்கள்.

சில மகப்பேறு மையங்கள், கர்ப்பிணிகளுக்கும், பிரசவித்த பெண்களுக்கும் சிறப்பு உடற்பயிற்சிகளை அளிக்கின்றன. அங்கு செல்ல வாய்ப்பு இல்லாதவர்கள், உடற்பயிற்சிக்காக ஒரு குழுவை ஏற்படுத்திக்கொள்வது உபயோகமாக இருக்கும். ஏனெனில், உடற்பயிற்சி செய்ய வேண்டும் என்ற ஓர் உந்துதல் அப்போதுதான் ஏற்படும்.

பின்வரும் உடற்பயிற்சிகள் பொதுவான வழிகாட்டிகளாகக் கொடுக்கப்பட்டுள்ளன. முயற்சி செய்து பாருங்கள்.

இடுப்புத்தளப் பயிற்சிகள்

இந்த உடற்பயிற்சியை நீங்கள் நின்ற நிலையிலோ, உட்கார்ந்த அல்லது படுத்த நிலையிலோ செய்யலாம். சிறுநீரை அடக்க முயற்சிப்பதைப்போல் இடுப்புத் தளத்தில் உள்ள தசைகளை இழுக்க வேண்டும். பிறப்புறுப்பு மற்றும் சிறுநீரகத்தைச் சுற்றியுள்ள தசைகள் பிழிவதைப்போல் இறுக்கமாவதை நீங்கள் உணர்வீர்கள். இந்த இறுக்கத்தை ஓரிரு விநாடிகள் அப்படியே வைத்திருந்து பிறகு தளர்த்துங்கள். இதே பயிற்சியை மீண்டும் செய்ய வேண்டும்.

ஆசனவாயைச் சுற்றியுள்ள தசைகளை இறுக்கமாக்கவும். அவ்வாறே ஆசன உறுப்பைச் சூழ்ந்த தசைகள் எல்லாவற்றையும் ஒரே நேரத்தில் இறுக்கமாக்க வேண்டும்.

இடுப்புத் தளத்தை இறுக்குவ தற்கான பயிற்சியை ஐம்பது அல்லது அதற்கு மேற்பட்ட முறை வீதம் தினமும் செய்யும் வகையில் பயிற்சியை அதிகரிக்க வேண்டும். ஒவ்வொரு முறையும் தசை இறுக்கத்தை ஐந்து விநாடிகள் வரை அப்படியே நீடிக்கச் செய்ய வேண்டும்.

இந்த உடற்பயிற்சியானது, இடுப்புக்கூட்டில் கனமாக இருப்பது போன்ற உணர்வை அகற்றுவதோடு, இருமும் போது அல்லது சிரிக்கும் ஏற்படும் சிறுநீர் ஒழுக்கைத் தடுத்து, நல்ல முறையிலான சிறுநீர்க் கட்டுப்பாட்டை உண்டாக்கும். இடுப்புத்தளத் தசைகளை நெகிழும்தன்மை கொண்டதாகவும், வலுவுள்ளதாகவும் மாற்றும்.

பிரசவத்தின்போது மிக முக்கியப் பங்காற்றும் ஆசனவாய்ப் பகுதியில் உள்ள தசைகளைத் தளர்த்தவும், விரைப்பாக்கவும் தேவையான விழிப்புணர்வை அதிகரிக்கும். குழந்தைப் பேற்றுக்குப் பிறகு, அந்த வலி மற்றும் நிலைகளில் இருந்து விரைந்து குணமாகவும், தசைப் பெருக்கம் மீண்டும் ஏற்படவும் இந்தப் பயிற்சி உதவுகிறது.

இடுப்புக்கூட்டை முன்னோக்கிச் சாய்த்தல்

இந்தப் பயிற்சியைச் செய்வதற்கு நீங்கள் இடுப்புக்கு நேராக முழங்கால்களையும், தோள்பட்டைக்கு நேராக முழங்கைகளையும் ஊன்றி நிற்க வேண்டும். முதுகு, இயல்பான

நிலையில் தட்டையாக, கூன்போல் வளையாமல் இருக்க வேண்டும். உங்கள் தலையும் கழுத்தும், முதுகுக்கு நேராக இருக்க வேண்டும். முழங்கைகளையும், முழங்கால்களையும் அசையாமல் வைத்திருக்க வேண்டும்.

இப்போது வயிற்றுத் தசைளையும், புட்டத் தசைகளையும் உள்ளிழுத்து கீழ் முதுகுப் பகுதியில் அழுத்தம் கொடுக்க வேண்டும். அழுத்த வேண்டும். அதாவது, தசைகளை உள்ளே இழுத்து முக்க வேண்டும். இந்த நிலையில், ஒரு சில விநாடிகள் இருக்க வேண்டும். இயல்பான நிலைக்குத் திரும்பி உடலைத் தளர்த்த வேண்டும்.

ஒரே மாதிரியான அசைவில், மெதுவாக மீண்டும் மீண்டும் ஐந்து முறை செய்ய வேண்டும். தொடக்கத்தில் நீங்கள் இயல்பு நிலையை அடைவதற்கும், முகுது அதிகமாக வளைவதைத் தவிர்க்கவும் உங்களுக்கு ஒரு உதவியாளர் தேவைப்படலாம்.

இந்த உடற்பயிற்சி, வயிறு மற்றும் கீழ்முதுகுத் தசைகளை வலுப்படுத்துவதற்கும், முகுது வலியை நீக்கவும் உபயோக மாக இருக்கும். பிரசவ வலி எடுக்கும் வேளையில் முதுகு வலி வருவதைத் தவிர்க்கவும், குழந்தையின் தலை வேறு பக்கமாகத் திரும்பியிருக்கும்போது அதை சரியாகத் திருப்பவும் இந்தப் பயிற்சி உபயோகப்படுகிறது.

கெண்டைத் தசைகளை வருடுதல்

கால்களைக் கொஞ்சம் அகற்றியவாறு நின்று கைகளைப் பாதுகாப்புக்காக ஒரு நாற்காலியின் மேல் வைத்துக் கொள்ளவும். பாதங்கள் தரையை விட்டு விலகாதபடி வைத்துக்கொண்டு வலது பக்கக் காலை கூடுமான அளவு பின்பக்கமாகச் சாய்க்கவும்.

பிறகு, வலப்பக்க கெண்டைச்சதை இழுக்கப்படுவதை நீங்கள் உணரும்வகையில் லேசாகக் கீழ்நோக்கி சாய்ந்தவாறு இடப்பக்க முழங்காலை மடக்கவும். இயல்பாக நிற்கும் நிலைக்குத் திரும்பி, சில நிமிடங்கள் வரை ஓய்வாக இருந்துவிட்டு, மீண்டும் இந்தப் பயிற்சியை அடுத்த காலை வருடும் வகையில் செய்யுங்கள்.

இந்தப் பயிற்சி, கால் தசைகளில் ஏற்படும் தசைப்பிடிப்பை சரி செய்யப் பயன்படுகிறது. இதைத் தினந்தோறும் ஒழுங்காகச் செய்துவந்தால் கன்னப் பகுதியில் தோன்றும் தசைப் பிடிப்புகளும் நீங்கும்.

மார்பகத் தசைகளை வருடுதல்

இந்த உடற்பயிற்சியை நின்ற நிலையிலோ அல்லது அமர்ந்த நிலையிலோ செய்யலாம். வலக்கையின் முழங்கையை லேசாக வளைத்து தலைக்குமேல் கையை நேராக உயர்த்திய படி மூச்சை உள்ளிழுக்க வேண்டும். அப்போது கையை நேராக நிமிர்த்தி மூச்சை வெளிவிடுங்கள். கையை மேலும் நேராக உயர நீட்டுங்கள். மூச்சை மீண்டும் உள்ளிழுத்தபடி ஆரம்ப நிலைக்குத் திரும்பவும். பிறகு இடக் கையால் இதே பயிற்சியை செய்யவும். ஒவ்வொரு கையிலும் ஐந்து முறை இந்தப் பயிற்சியைச் செய்ய வேண்டும்.

இந்த உடற்பயிற்சியின் முக்கியப் பயன் என்னவென்றால், மார்பகத் தசையின் நெகிழ்வுத் தன்மையை அதிகமாக்கு வதும், தசையின் அடர்த்தியை அதிகமாக்குவதும்தான்.

மூச்சுத் திணறலுக்கு நிவாரணம் பெறவும் இப்பயிற்சியை மேற்கொள்ளலாம்.

தோளைச் சுழற்றுதல்

நின்ற அல்லது அமர்ந்த நிலையில் இந்தப் பயிற்சியை மேற்கொள்ளலாம். முதுகு, கழுத்து மற்றும் தலை ஆகிய வற்றை நேராக வைத்துக்கொள்ளுங்கள். உங்கள் கைகளைப் பக்கவாட்டில் தளர்வாகத் தொங்குமாறு வைத்துக் கொள்ளுங்கள்.

இப்போது தோள்களை மட்டும் (கைகளை அல்ல) மேல் நோக்கியும், பின்னோக்கியும், அவை எவ்வளவு தூரம் சிரமம் இல்லாமல் செல்ல இயலுமோ அவ்வளவு தூரத்துக்கு நீள் வட்டப் பாதையில் சுழற்றுங்கள். தோள்பட்டைகள் சுழற்றப்படும்போது மூச்சை உள்ளிழுத்து, சுழற்சி முடிந்து தோள்பட்டைகள் இயல்பு நிலைக்குத் திரும்பும்போது மூச்சை வெளிவிடுங்கள்.

பத்து முறை இந்தப் பயிற்சியை மீண்டும் மீண்டும் செய்யுங்கள். ஒவ்வொரு முறை சுழற்றும்போதும் சிறிது விநாடிகள் ஓய்வெடுத்துக்கொள்ளுங்கள்.

மேல் முதுகுத் தசைகளைப் பலப்படுத்தவும், மேற்பக்க முதுகு வலிகளைப் போக்குவதற்கும், கைகள் மற்றும் விரல்களில் ஏற்படும் மரத்துப்போகும் தன்மைகளை மாற்றவும் இந்த உடற் பயிற்சி உதவும்.

எனக்கு வெள்ளைப்படுதல் ஏற்பட்டு துணிகள் நனைந்து விடுகின்றன. துர்நாற்றம் வீசுகிறது. இது எனக்கு அசௌகரியமாக உள்ளது. இதனால், கர்ப்பத்தில் இருக்கும் குழந்தைக்கு ஏதாவது பாதிப்பு ஏற்படுமா? அதை எவ்வாறு சரி செய்வது?

கர்ப்பக் காலத்தில் சுமார் முப்பது சதவீதம் பேருக்கு இந்தப் பிரச்னை இருக்கிறது. இதன் அளவு அதிகரித்தாலோ, நிற மாறுபாடு இருந்தாலோ, அரிப்பு, அழற்சிப்புண் போன்றவை ஏற்பட்டாலோ மருத்துவப் பரிசோதனையும், சிகிச்சையும் அவசியம்.

இந்தப் பிரச்னை ஏற்படுவதற்கு முக்கியக் காரணம், நீங்கள் உடல் சுகாதாரத்துக்கு முன்னுரிமை அளிக்காதது, அழுக்கான பாவாடை அணிவது, சிறுநீர் கழித்த பிறகு உறுப்பைக் கழுவாமல்விடுவதால் நோய்த்தொற்று ஏற்படுவது ஆகியவைதான் முக்கியக் காரணம். நோய்த்தொற்று அதிகமாகப் பரவாதவரை கர்ப்பத்தில் இருக்கும் குழந்தைக்குப் பெரிய அளவில் பாதிப்பு நேர்ந்துவிடாது. மருத்துவரை அணுகவும்.

எனது மார்பகங்கள் பெரிதாகி வருகின்றன. பார்ப்பதற்கு எனக்கே சங்கடமாக இருக்கிறது. இதைச் சிறியதாக்க அறுவைச் சிகிச்சை செய்யலாமா? அல்லது மருந்து, மாத்திரை தேவைப்படுமா?

கர்ப்பக் காலத்தில் மார்பகங்கள் பெரிதாவது எல்லா பெண்களுக்குமே இயல்பு. இதற்கு அறுவைச் சிகிச்சை களோ, வேறுவித சிகிச்சைகளோ தேவையில்லை. குழந்தைக்குப் பாலூட்டுவதற்காக இயற்கை படைத்த உறுப்புதான் மார்பகம். இதை ஏன் நீங்கள் வீணாகக் கெடுக்க

வேண்டும்? மார்பகத்தின் இந்த மாற்றங்கள் எல்லாம் ஈஸ்ட்ரோஜென் ஹார்மோன் காரணமாக ஏற்படுபவை. கர்ப்பக் காலத்தில் இவை அதிகமாகச் சுரப்பதன் காரணமாக மார்பகங்கள் பெரிதாவது உண்டு. தவிர, குழந்தை பிறந்தால் அதற்குப் பாலூட்டுவதற்கு வசதியாகவும், குழந்தைக்கு நோய் ஏதேனும் வந்தால் அதைத் தடுப்பதற்கும் உங்கள் உடல் ஏற்பாடு செய்யும் தற்காப்பு ஆயுதம்தான் மார்பக வளர்ச்சி. எனவே கவலையை விடுங்கள்.

எனக்கு மார்பகக் காம்புகள் உள்ளிழுத்துக் கொண்டிருக் கின்றன. இதை வெளியே எடுத்துவிடலாமா? அதில் இருந்து சீழ் மாதிரி திரவம் வடிகிறது. இதனால் பிரச்னை வருமா?

குளிக்கும்போது மார்பகக் காம்புகளைக் கைகளால் பிடித்து வெளியே இழுத்துவிட்டுப் பழகுங்கள். சீழ் மாதிரியான திரவம் சீம் பாலாக இருக்கக்கூடும். இது காம்புகளில் தேங்காதவாறு சுத்தமாக்கிக் கொண்டால் அழற்சி ஏற்படாமல் பாதுகாத்துக் கொள்ளலாம். இதில் அழற்சி, நமைச்சல், புண் போன்றவை இருந்தால் மருத்துவரைப் பார்ப்பது நல்லது.

என் வயது 35. முதன்முறையாக கர்ப்பிணியாக இருக்கிறேன். எனக்கு உள்ள பிரச்னை என்னவென்றால், எனது மார்பகங்கள் அளவுக்கு அதிகமாகப் பெரிதாக உள்ளன. இதனால் ஏதேனும் பிரச்னைகள் வருமா?

பொதுவாக, பெண் முப்பத்தைந்து வயதை அடையும்போது, கர்ப்பிணியாக இருக்க நேரிட்டால் மார்பகங்கள் பெரிய அளவில் வளர்ச்சியடைவது இயல்பு. உடல் பருமன் அதிகளவில் இருந்தால் இவ்வாறு பெரிய மார்பகங்கள் தோன்றும். இதனால், எந்தப் பிரச்னையும் வந்துவிடாது என்றாலும், அவ்வப்போது முதுகுவலி, மார்பகங்கள் குலுங்க நேர்ந்தால் தோள்பட்டை வலி போன்றவை அவ்வப்போது வருவதற்கு வாய்ப்புகள் இருக்கின்றன.

நான் நான்கு மாத கர்ப்பிணி. இதுவரை எனது மார்பகங்கள் வளர்ச்சி அடையவில்லை. இது ஏன்? மார்பகங்கள் வளர்ச்சியடைவதற்கு சிகிச்சை ஏதேனும் உள்ளதா?

கர்ப்பக் காலத்தில் பொதுவாக மார்பகங்களில் வளர்ச்சி ஏற்படும். அவ்வாறு ஏற்படவில்லை என்றால் மார்பகத்தில்

கொழுப்புகள் சரியாகப் படியவில்லை என்று பொருள். இதனால், எந்த பாதிப்பும் ஏற்படாது. சிகிச்சைகளும் தேவையில்லை. ஊட்டச்சத்துணவு சாப்பிட்டால் தானாக மார்பக வளர்ச்சி ஏற்படும். தவிர, இயல்பான அளவு உள்ள மார்பகங்களே குழந்தைக்குப் பாலூட்டப் போதுமானவை.

மார்பகங்களைத் தொட்டாலோ வலிக்கிறது. நிமிர்ந்து நடந்தால் ஜாக்கெட் அழுத்தத்தால் வலி தொடர்கிறது. குனிந்து நடந்தாலும் சரியாக இல்லை. என்ன சிகிச்சைகளைச் செய்து இந்தப் பிரச்னையைப் போக்குவது?

கர்ப்பக் காலத்தில் மார்பக வலியெல்லாம் இயல்பானது. ஹார்மோன்கள் தூண்டுதல் மற்றும் பால் சுரப்பி மடிகள் பெரிதாவது, ரத்த நாளங்கள் அளவில் பெரிதாகி அதிக ரத்த ஓட்டம் ஏற்படுவது போன்றவை காரணமாக இந்த வலி ஏற்படுவது உண்டு. தளர்த்தியான ஜாக்கெட் அணியுங்கள். பிரசவத்துக்குப் பிறகு இந்த வலிகள் சரியாகி விடும், கவலையை விடுங்கள்.

கர்ப்பக் காலத்தில், வலிகளைப்போக்க சூடான தண்ணீரில் குளிக்குமாறு சொல்கிறார்கள். இது நல்லதா? எந்தத் தண்ணீரில் குளிக்கலாம்?

சூடாக்கி ஆறவைத்த தண்ணீரில் குளிக்கலாம். இதனால் எந்தப் பிரச்னையும் வராது. ஆனால், சூடான நீரில் குளித்தால், சருமப்பகுதி ரத்தக் குழாய்கள் விரிவடைந்து, அதிக ரத்த ஓட்டத்தைத் தூண்டிவிடும். இதனால், மயக்கநிலை உள்பட வேறு பல தொல்லைகள் வரலாம். படுக்கும்போது வேண்டுமானால் மிதமான வெந்நீரில் குளியுங்கள். நன்றாகத் தூக்கம் வரும்.

எனக்கு இது ஒன்பதாவது மாதம். எனது கணவர், என்னை உடலுறவுக்கு அழைக்கிறார். ஒரு முறை உடலுறவு கொண்ட பிறகு உறுப்பில் கடுமையான அரிப்பு எடுக்கிறது. இது ஏன்? இதனால் குழந்தைக்கு ஏதாவது பாதிப்பு ஏற்படுமா?

நோய்த்தொற்று ஏற்பட்டிருப்பதால்தான் இவ்வாறு அரிப்பு எடுக்கிறது. இது தொடர்ந்தால் பிள்ளைப்பேற்றின்போதும், அதற்குப் பின்னரும் உங்களுக்கு நோய்த்தொற்று ஏற்பட

வாய்ப்புகள் உள்ளன. மருத்துவரைப் பார்த்து களிம்புகளைப் பயன்படுத்தி நோய்த்தொற்றை நீக்கிக்கொள்ளுங்கள்.

கர்ப்பக் காலத்தின்போது ஆசனப் பயிற்சி மேற்கொள்ளலாமா? இது எந்த விதத்தில் பலன் தரும்?

எளிய ஆசனங்கள் மூலம் உடலைத் தளர்த்தும் பயிற்சிகளை மேற்கொள்வது நல்லது. இது கர்ப்பக் காலம் முழுவதிலும் நன்மை தரக்கூடியதாக இருக்கும்.

ஆசனப் பயிற்சியின்போது நாம் மேற்கொள்ளும் பல்வேறு வித உடல் இருக்கை நிலைகள், கர்ப்பக் காலத்தில் தோன்றும் சில பிரச்னைகளில் இருந்து நிவாரணம் அளிப்பதாக ஆய்வுகள் கூறுகின்றன.

முதுகு வலி, களைப்பு, வீக்கம், தசைப்பிடிப்பு, மற்றும் பல எண்ணற்ற அசௌகரியங்களை ஆசனப் பயிற்சிகள் சரி செய்யும்.

உடலைத் தளர்த்துவதற்குப் பின்வரும் ஆசன நிலைகளை முயற்சி செய்து பாருங்கள். கஷ்டமாக இருந்தால் பயிற்சியைத் தொடர வேண்டாம்.

முழங்கால்களை அகலமாக, வசதியாக விரித்து ஒரு கால் தரையின் மீது இருக்குமாறும், இன்னொரு கால் அதற்கு முன்னாகவும், முதுகு நேராகவும் இருக்குமாறும் தரையின் மீது உட்காருங்கள்.

முதுகை சுவரில் அல்லது வேறு பொருள்களின் மீது சாய்த்து வைத்துக்கொள்ளுங்கள். இது உங்களுக்கு சசௌகரியமாக இருந்தாலும், ஐந்து நிமிட நேரம் இதே நிலையில் தொடர்ந்து இருங்கள். படிப்படியாக இந்த நேர இடைவெளியை முப்பது நிமிடமாக உயர்த்துங்கள். இந்தப் பயிற்சியின்போது கால்களிலும், பாதங்களிலும் ரத்த ஓட்டம் குறிப்பிட்ட அளவு குறைந்து விடும். எனவே, பாதங்களை சில நிமிடங்களுக்கு ஒருமுறை அசைத்துக்கொண்டு, பிறகு பழைய நிலைக்குத் திரும்பவும்.

இது உடலைத் தளர்த்துவதற்கு ஏற்ற நல்ல நிலையாகும். தொடைகள், இடுப்புகள், கீழ் முதுகு போன்றவற்றின் தசைகளை நெகிழச் செய்வதற்கும், கீழ் முதுகு வலியில் இருந்து நிவாரணம் பெறவும் இந்த நிலை உபயோகமானது.

சுவருக்கு நேராக கால்களை உயர்த்துதல்

படுக்கையின் மீது நேராகப் படுத்து, கால்களை உயர்த்தி சுவற்றின் மீது பாதங்கள் படுமாறு வைத்துக்கொள்ளவும். இவ்வாறு இரண்டு முதல் ஐந்து நிமிடங்கள் வைத்திருக்கவும்.

கர்ப்பத்தின் நிலைகளுக்கு ஏற்றதுபோல் பொருத்தமான வழிகளை மேற்கொண்டு ஒவ்வொரு நாளும் இதை மீண்டும் மீண்டும் பலமுறை செய்யவும்.

உங்கள் கால்களைச் சுவரில் இருந்து கீழே இறக்கிய பிறகு சில விநாடிகள் ஓய்வாக வைத்திருந்துவிட்டு மீண்டும் மெதுவாக உயர்த்தவும்.

இந்த முறையானது, கால்களுக்கு ரத்த ஓட்டத்தை அதிகரிப்பதற்கான மிக எளிய வழியாகும். தவிர, களைப்பு, வீக்கம், தசைப் பிடிப்பு மற்றும் கால்களில் ரத்த நாளங்கள் மெலிந்து சுருண்டுவிடுதல் போன்றவற்றில் இருந்து நிவாரணம் தரும்.

முழங்கால்-மார்பு நிலையை முயற்சிசெய்தல்

குப்புறக் கவிழ்ந்து படுத்து உடலை மட்டும் உயர்த்தினால் மார்பகமும், முழங்கால்களும் அருகருகே வரும். மார்பகங்கள் தரையின் மீது படுமாறும், முழங்கால்கள் சுமார் ஒரு அடி தூரத்திலும் இருக்க வேண்டும். இதே நிலையில் இரண்டு நிமிடங்கள் உடலை வைத்திருக்கவும்.

முழங்கால்-மார்பு நிலையானது, கீழ் முதுகு வலியைப் போக்கும் செயல்பாட்டில் நல்ல பலன் அளிக்கிறது. மூலநோயால் வரும் அசௌகரியங்கள், பிறப்புறுப்பைச் சுற்றி ஏற்படும் வீக்கம், தொடைகள் மற்றும் புட்டங்களில் ஏற்படும் தசைப்பிடிப்பு மற்றும் இடுப்புக்கூட்டுப் பகுதியில் தெரியும் கனமான நிலை ஆகியவையும் சரியாகும்.

பிரசவம் நெருங்கும்போது

9

நான் கர்ப்பம் தரிக்கத் திட்டமிட்டுள் ளேன். எப்போது முதல் மருத்துவப் பரிசோதனை மேற்கொள்ள வேண்டும்? எப்படிப்பட்ட மருத்துவரைப் பார்க்க வேண்டும்?

நீங்கள் கர்ப்பமாக இருப்பதாக நம்பு கிற அந்த நொடியில் இருந்து பிள்ளைப்பேற்றின் துன்பங்களில் இருந்து முழுமையாக மீளுகிற நேரம் வரை, காலம் தவறாமல் பரிசோதனை மேற்கொள்வது மிக முக்கியம். ஆகவே, ஒரு நல்ல மகப்பேறு மருத்து வரைத் தேடிக் கண்டுபிடிப்பதும் அவசியத் தேவையாகும். அவர் அனுபவசாலியாகவும், உங்களுக்குத் தேவைப்படுகிற நேரத்தில் சுலபமாகக் கிடைக்கக்கூடியவராகவும் இருக்க வேண்டும்.

எங்கள் பகுதியில் உள்ள மகப்பேறு மருத்துவர் சிறிய கிளினிக் வைத் திருக்கிறார். அவரிடம் தொடர்ந்து

பரிசோதனைகள் மேற்கொண்டா லும், பிரசவம் பார்க்கும் அளவுக்கு அவரிடம் வசதிகள் இல்லை. என்ன செய்வது? பிரபலமான மருத்துவர் யாரையேனும் பார்க்கலாமா?

பிரபலமான மகப்பேறு மருத்துவரைத் தேடிக்கொண்டிருந் தால் உங்கள் தேவைக்கு அவர் தயார் நிலையில் இல்லை என்பதாகவே உங்களிடம் சொல்லப்படும். எல்லா மகப்பேறு மருத்துவர்களும் குறிப்பிட்ட மருத்துவமனைகள் அல்லது நர்சிங்ஹோம்களுடன் நெருங்கியத் தொடர்புகொண்டிருப் பார்கள். உங்களுடைய பிரசவ நேரத்தில் அவர்கள் உங்களை அங்கு அழைத்துச் செல்வார்கள். அத்தகைய மருத்துவ மனைகள் எந்தவிதமான அவசரத் தேவைகள் ஏற்பட்டாலும் அதைச் சமாளிக்கும் வகையில் சிறப்பான வசதிகள் கொண்டதாக இருக்கவேண்டும்.

திடீரெனவும், எந்தவிதமான முன்னெச்சரிக்கையும் இல்லா மல் எழுகிற சிக்கலான பிரச்னைகளைக் கவனிப்பதற்குப் பெரும்பாலான சிறிய மருத்துவ மையங்களில் போதுமான உபகரணங்கள் இருக்காது. பிரசவத்தின்போது இந்த இடங்களுக்குச் சென்றால் தாய்க்கும், குழந்தைக்கும் அதிக ஆபத்துகள் நேரிடலாம். இத்தகைய அபாயத்தை நீங்கள் தேடிச் செல்லாதீர்கள். அதற்கு முன்பாக அந்த மருத்துவரிடம் இதைப் பற்றிய விவரங்களைக் கேட்டுத் தெரிந்து கொள்ளுங்கள்.

ஒன்பது மாதக் கர்ப்பிணியான என் மனைவிக்குப் பரிசோதனையும், கர்ப்பக் கால பாதுகாப்பும் மேற்கொண்டு வந்த மருத்துவமனையில் பிரசவம் பார்க்க முடிவு செய்திருந் தோம். இந்த நிலையில் அவள் முதல் பிரசவத்துக்குத் தாய் வீடு போக வேண்டும் என விரும்புகிறாள். எது போன்ற மருத்துவமனையைத் தேர்வு செய்யுமாறு அவளுக்கு அறிவுறுத்த வேண்டும்? மருத்துவமனையில் என்னென்ன விவரங்களைக் கேட்க வேண்டும்?

மருத்துவமனை சுத்தமாகவும், எத்தகைய அவசர நிலைகள் ஏற்பட்டாலும் அதைச் சமாளிக்கும் வகையில் எல்லா உபகரண வசதிகளுடனும் இருக்க வேண்டும்.

மரியாதையுள்ள, நன்கு பராமரித்துக்கொள்கிற மருத்துவ மனை செவிலியர்கள், சுத்தமான சுற்றுச்சூழல், கறைகள்

இல்லாத படுக்கை விரிப்புகள், நன்றாகத் தயாரிக்கப்பட்ட உணவு எல்லாம் அந்த மருத்துவமனையின் சிறப்பைப் பிரதிபலிக்கும். ஆனால் அதே சமயம், நடைமுறையில் அந்த மருத்துவமனை எவ்வாறு இருக்கிறது என்பதைக் கவனிக்கவேண்டியதும் மிக முக்கியம்.

மருத்துவமனை எவ்வளவு சிறப்பானதாக இருந்தாலும், உங்கள் வசிப்பிடத்துக்கு வெகு தொலைவில் இருந்தால், அதை அடைவதற்கு மிகவும் சிரமமாக இருந்தால், அது உங்களுக்கு வசதியானதாக இருக்க இயலாது. ஆகவே, முதலாவது பிரசவ நேரத்தில் ஏராளமான அபாயமான நேரங்கள் எதிர்நோக்கி இருக்கின்றன என்பதைக் கவனத்தில் வைத்துக்கொள்ளுங்கள்.

தவிர, கூச்சமோ, வெட்கமோ இல்லாமல் அந்த மருத்துவ மனையில் வசூலிக்கப்படும் கட்டண விவரங்கள், பிரசவத் துக்கு ஆகும் மொத்த செலவுகள் பற்றிய விவரங்களைக் கேட்டறிவது நல்லது.

குழந்தை பிறக்கும் தேதியை மருத்துவர்கள் எவ்வாறு கணக்கிடுகிறார்கள்?

உண்மையான கர்ப்பக் காலம் சராசரியாக 266 நாள்கள். இது கருவுறுதல் நிகழ்ந்த அந்த நொடியில் இருந்து, குழந்தை பிறக்கப்போகும் நொடி வரை உள்ள நாள்களின் எண்ணிக்கை. ஆனால், வசதியை உத்தேசித்து மருத்துவர்கள் வழக்கமாகக் கருத்தரித்த நேரத்தில் இருந்து நாள்களைக் கணக்கிடுவது கிடையாது. கடைசி மாதவிலக்கு நாளின் முதல் நாளில் இருந்து கணக்கிடுகிறார்கள். இதன்படி, இயல்பாக 26 முதல் 32 நாள்களுக்கு ஒருமுறை மாதவிலக்கு ஆகும் பெண்ணின் கர்ப்பக் காலம் 280 நாள்கள் ஆகும்.

குழந்தை பிறக்கும் தேதியை மனத்தில் போடும் எண் கணக்கைப் பயன்படுத்திக்கூட அறிந்துகொள்ளலாம் என்கிறார்களே. இது எப்படி சாத்தியம்?

சாதாரணமாக, கடைசி மாதவிலக்குக் காலத்துடன் ஏழு நாள்களைக் கூட்டிக்கொள்ளுங்கள். அதிலிருந்து மூன்று மாதங்களைக் கழித்துக்கொண்டு கணக்கிடுங்கள். இது துல்லியமான நாளைக் கொடுக்கும். உதாரணமாக, கடைசி

மாதவிலக்குக் காலம் செப்டம்பர் 13 என்றால் செப்டம்பர் 13+7 நாள்கள் = செப்டம்பர் 20. இதிலிருந்து மூன்று மாதங்களைக் கழியுங்கள். ஜூன் 20 வரும். உங்களுக்குக் குழந்தைப் பிறப்பதற்கான உத்தேசமான நாள் அடுத்த ஆண்டு ஜூன் 20.

இது மிக எளிய, துல்லியமான கணிப்பாக இருக்கும்.

குழந்தைப் பிறக்கப்போகும் நாள்களை அறிந்துகொள்ள பிற முறைகள் ஏதேனும் உள்ளனவா?

பல முறைகள் உள்ளன. அவை எல்லாமே துல்லியமானவை என்று சொல்ல முடியாது. அவற்றுள் முக்கியமானவற்றைத் தெரிந்துகொள்ளுங்கள்.

அல்ட்ரா-சவுண்டு

எல்லாமே இயல்பாக இருந்தால், அல்ட்ரா-சவுண்டு பரிசோதனை மூலம் மருத்துவர் கணித்துக் கூறுவதை நல்ல அபிப்பிராயமாக எடுத்துக்கொள்ளலாம். இது உத்தேச மானதாக இருக்கும். கரு வளர்கிற காலத்துக்கு ஏற்ப வளராவிட்டால், மருத்துவரால் கொடுக்கப்படும் உத்தேச நாள் தவறாக இருக்கக்கூடும்.

கருநெளிவுக் காலம்

குழந்தை பிறக்கப்போகும் நாளைக் கூறும் சுமாரான வழி இது. குழந்தையின் அசைவை முதன்முதலாகத் தாய் உணருவதை அடிப்படையாகக் கொண்டது. ஆனால், கருநெளியும் காலம் 16-வது வாரம் முதல் 24-வது வாரம் வரை வேறுபடுவதால், துல்லியமாக இருக்காது. இந்த சுமாரான கணக்கீட்டின்படி, குழந்தை பிறக்கப்போகும் உத்தேச நாளாக, குழந்தை சுறுசுறுப்பாக அசையத் தொடங்கிய நாளில் இருந்து ஐந்து மாதங்கள் சேர்த்துக் கணக்கிடப்படுகிறது.

கருப்பையின் உயரம்

நாள்கள் செல்லச்செல்ல, ஒவ்வொரு முறை மருத்துவரைச் சந்திக்கும்போதும், அவர் கருப்பைத் தூரின் உயரத்தை வழக்கமாக அளவு எடுப்பார். வளரும் கருப்பையின் மேற்புற

நீளத்தைத் தீர்மானிப்பதற்காக, மருத்துவர் தனது கையைக் கர்ப்பிணியின் வயிற்றின் மீது வைத்து அழுத்திப் பார்ப்பார் என்பதே இதன் பொருள். குறிப்பிட்ட அளவு கருப்பை பெரிதாக வளர்ந்து, அதனுடைய உயரமும் அதிகரித்திருந்தால், குழந்தையினுடைய வளர்ச்சியின் வாரங்களின் எண்ணிக்கை சரியாக இருக்கும்.

பன்னிரண்டாவது வாரத்தில் கருப்பைத் தூரானது இடுப்புக் கூட்டின் எலும்புப் பகுதியான, இணைப்புப் பகுதிக்கு மேலாக வளர ஆரம்பிக்கிறது. பதினாறாவது வாரத்தில், இடுப்பு எலும்புக்கூட்டின் மேற்புறத்துக்கும் தொப்புளுக்கும் இடையில் உயர்கிறது. 22 முதல் 24-வது வாரத்தில் அது தொப்புள் வரை உயர்கிறது. சுமார் முப்பத்தாறாவது வாரத்தில் வயிற்றில், மார்பக எலும்பின் கீழ்முனைவரை விரிவடைந்து, கருப்பை தனது உச்ச அளவு உயரத்தை அடைகிறது. வயிற்றின் சுற்றளவு முப்பத்தாறு அங்குலமாகிறது. கர்ப்பத்தின் கடைசி பதினான்காம் நாள் அது சுமார் ஒரு அங்குலமாகச் சுருங்குகிறது.

இந்த கருப்பைத் தூரின் உயரம் மருத்துவருக்கு நல்ல வழிகாட்டியாக விளங்குகிறது. கருப்பைத் தூர் மிக அதிகமாக உயர்ந்தால் அல்லது வழக்கமாக எதிர்பார்க்கிற அளவு வளராமல் போனால், அங்கு ஏதோ பிரச்னை இருக்கிறது; அந்தக் காரணத்தைக் கண்டறிவதற்கு உடனடியாக பரிசோதனை தேவைப்படுகிறது என்பது பொருள்.

ஒரு கர்ப்பிணி, முன்பேறு கால பராமரிப்புக்காக எந்தெந்த நோக்கத்துக்காக மருத்துவரைச் சென்று பார்க்க வேண்டும்?

திருப்திகரமான முன்பேறு கால பராமரிப்புக்கு பின்வரும் மூன்று பெரிய நோக்கங்கள் உள்ளன. அவை:

1. கர்ப்பிணி, கர்ப்பக் காலத்தை ஆரோக்கியமாக நிறைவு செய்கிறார் என்பதை உறுதிசெய்வது அல்லது தற்போதுள்ளதைவிட அவரை ஆரோக்கியமானவராகச் செய்வது.

2. தாயிடம் உடலியல்ரீதியாக அல்லது மனரீதியாக ஏதேனும் குறைபாடு இருக்க வாய்ப்புள்ளதா என்பதை ஆரம்பத்திலேயே கண்டறிந்து முறையாகச் சரிசெய்வது.

3. இயல்பான முறையிலும், ஆரோக்கியமாகவும் குழந்தையைப் பிரசவிக்கச் செய்வது.

அல்ட்ரா-சவுண்டு பரிசோதனை என்றால் என்ன? இது எல்லா மருத்துவமனைகளிலும் இருக்குமா?

அல்ட்ரா-சவுண்டு பரிசோதனை முற்றிலும் பாதுகாப்பானதும் வலியில்லாததுமாகும். அதிக வேகம் உள்ள ஒலி அலைகளைச் செலுத்தி உங்கள் குழந்தையின் உண்மையான உருவத்தை எடுத்துப் பார்க்கலாம். ஸ்கேனரின் கீழ் மல்லாந்து படுத்துக்கொள்ள வேண்டும். உங்கள் கீழ் வயிற்றின் மீது ஒரு பசை தடவப்பட்ட பிறகு, ஆற்றல் மாற்றி (ட்ரான்ஸ்டுசர்) என்ற கருவி பின்புறமாகவும், முன்புறமாகவும் உங்கள் வயிற்றின் மீது நகர்த்தப்படுகிறது.

இந்த கருவியின் மூலம் செலுத்தப்படும் அதிக அடர்த்தியுள்ள வேகமான ஒலி அலைகள், உள்ளுறுப்புகளை அடைகின்றன. திரும்ப ஒலிக்கும் எதிரொலி, ஆற்றல் மாற்றிக் கருவியால் பெறப்பட்டு, தொலைக்காட்சித் திரை போன்றிருக்கும் ஸ்கேனர் திரையில் உயிருள்ள படங்களாக மாற்றப்படுகின்றன.

இந்தப் பரிசோதனையைக் கர்ப்பத்தின் எந்த நிலையிலும் மேற்கொள்ளலாம். முதலில், குழந்தைக்கு ஏதேனும் பிறவிக் குறைபாடுகள் இருக்கின்றனவா என்பதை அறிந்துகொள்வதற்காக பதினாறு அல்லது பதினேழாவது வார காலத்தில் மேற்கொள்ளப்படுகிறது.

இரண்டாவது ஸ்கேன் பரிசோதனையை குழந்தை நன்றாக வளர்ந்திருக்கிறதா என்பதை உறுதி செய்வதற்காக முப்பத்திரண்டு அல்லது முப்பத்தாறாவது வாரத்தில் மேற்கொள்ளலாம். எந்த அபாய அறிகுறிகளும் இல்லாதபட்சத்தில் இப்பரிசோதனையை மேற்கொள்ளத் தேவையில்லை.

பெரும்பாலான மருத்துவமனைகள் கர்ப்பக் காலத்தில் ஒரு அல்ட்ரா-சவுண்டு பரிசோதனையையாவது மேற்கொள்கின்றன. பல்வேறு காரணங்களுக்காக இது செய்யப்படுகிறது. உங்களது கடைசி மாதவிலக்கு நின்ற நாள் எப்போது என்பது உங்களுக்குத் தெரியாவிட்டாலும், குழந்தையின் வயது, அது எப்போது பிறக்கும் என்பதை அல்ட்ரா-சவுண்ட்

ஸ்கேன் ரிப்போர்ட் மூலம் துல்லியமாகத் தெரிந்து கொள்ளலாம்.

மேலும், பனிக்குடத் திரவம் போதுமான அளவு இருப்பது அல்லது இல்லாமல் இருப்பது, குழந்தை இருக்கும் நிலை ஆகியவற்றைத் தெளிவாகத் தருகிறது. இயல்பு மாற்றங் களைப் பற்றிய விவரங்களை, குறிப்பாக தலை மற்றும் தண்டுவடத்தின் இயல்பு மாற்றத்தைக் கண்டறிய உதவு கிறது. இரட்டைக் கர்ப்பம் அல்லது பல கர்ப்பங்கள் இருப் பதையும் கண்டறிய உதவுகிறது.

இது, பின்வரும் சூழல்களில் முக்கியமான கருவியாகவும் பயன்படுகிறது.

ரத்தப் போக்கு அல்லது ஆரம்பக் கால கர்ப்பத்தின்போது வயிற்றுவலி ஏற்படும் இடத்தைக் காட்டுவதற்கு,

குழந்தையின் அளவைச் சரிபார்ப்பதற்கும், குறிப்பிட்ட நாளில் கருப்பை சிறியதாக இருந்தால் அல்லது பெரியதாக இருந்தால் அதில் உள்ள திரவத்தின் அடர்த்தியைத் தெரிந்துகொள்வதற்கு,

பிறவிக் குறைபாடுகள் அபாயம் அதிகம் இருக்கும் சூழலின்போது, குழந்தையைப் பற்றி விரிவாக ஆராய்வதற்கும் அல்லது பனிக்குடத் துளைப்பு அல்லது கொரியானிக் வில்லி மாதிரியை எடுப்பதற்காகவும்,

சீரத்தின் அளவுகள் அதிகமாக இருக்கும்போது கர்ப்பத்தில் இருக்கும் குழந்தையின் குறைபாடுகளைக் கண்டறிவதற்காக,

அதிக அபாயம் உள்ள கர்ப்பங்களின்போது கரு வளர்ச்சியைக் கண்காணிப்பதற்காக,

குழந்தையினுடைய துயரங்களுக்கான காரணங்களைப் பரிசோதிப்பதற்காக,

என பல்வேறு வகைகளில் அல்ட்ரா-சவுண்டு பரிசோதனை கள் மேற்கொள்ளப்படுகின்றன. இப்பரிசோதனைகள், பெரிய, வசதியுள்ள மருத்துவமனைகள் அனைத்திலும் இருக்கும். ஆனால், இதில் அனுபவமிக்க மருத்துவர் மட்டுமே சரியாகப் பரிசோதிக்க முடியும்.

பனிக்குடத் துளைப்புப் பரிசோதனை எந்தச் சூழ்நிலையில் மேற்கொள்ளப்படுகிறது? பரம்பரைப் பிரச்னை ஏதும் இல்லாதவர்கள் அறிந்துகொள்ள ஏதாவது இருக்கிறதா?

இந்தப் பரிசோதனை பின்வரும் சூழ்நிலைகளில் பரிந்துரைக்கப்படுகிறது.

குழந்தை பெற்றால் டவுன் சிண்ட்ரோம் வரக்கூடிய அபாயம் உள்ள, முப்பத்தைந்து வயதுக்கும் மேற்பட்ட வயது முதிர்ந்த தாய்மார்களுக்காக,

டவுன் சிண்ட்ரோமுடன் யாரேனும் இருக்கும்போது, ஸ்பைனா பிஃபிடா எனப்படும் தண்டுவடக் குறைபாடுகள், ஹீமோபீலியா மற்றும் தசை அழிவுநோயான மஸ்குலர்டிஸ்டிரோபி ஆகியவை குடும்பத்தில் இருக்கும் போது,

ரத்த மாதிரியில் அல்பா-பீடா புரோட்டீன் அளவு அதிகமாக இருக்கும் பெண்ணுக்குப் பிறக்கப்போகும் குழந்தைக்குப் பிறவிக் குறைபாடு இருக்கலாம் என்பதால் இப்பரிசோதனைகள் பரிந்துரைக்கப்படுகின்றன.

பனிக்குடத் துளைப்புப் பரிசோதனையை ஏன் செய்து கொள்ள வேண்டும்? அதில் என்ன நடக்கிறது? சாதக பாதகங்கள் என்ன?

இந்தப் பரிசோதனை, கர்ப்பக் காலத்தில் சுமார் பதினாறு முதல் பதினெட்டாம் வாரத்தில் மேற்கொள்ளப்படுகிறது. கருப்பையில் குழந்தையைச் சூழ்ந்துள்ள பனிக்குடத் திரவத்தை எடுப்பதற்காக வயிற்றுச் சுவர் மூலமாக ஒரு ஊசி செலுத்தப்படுகிறது. திரவத்தின் மாதிரி எடுக்கப்பட்டு பரிசோதிக்கப்படுகிறது.

இந்தப் பரிசோதனையின் முடிவு ஒரு சில நாள்களில் தெரிய வரும். டவுன் சிண்ட்ரோமுக்காக இல்லாமல் இப்பரிசோதனை மேற்கொள்ளப்பட்டால், இது மிகவும் சிக்கலாக இருப்பதோடு, முடிவு தெரிவதற்கு சில வாரங்களும் ஆகும். மரபுப் பரிசோதனை (ஜெனடிக் டெஸ்ட்) குழந்தையின் பாலினத்தையும் காட்டுகிறது. குடும்பத்தில் ஹீமோபீலியா அல்லது தசை அழிவு நோய் இருந்தால், குழந்தையின்

பாலினத்தை அறிவது முக்கியம். அக்குழந்தை ஆணாக இருக்கும் பட்சத்தில் அந்த நோய் பரம்பரையாக வரக்கூடும்.

குழந்தையின் நிலையையும், நஞ்சுக்கொடியையும் சரிபார்க்க பனிக்குடத் துளைப்புப் பரிசோதனைக்கு முன்பாக எப்போதும் அல்ட்ரா-சவுண்டு பரிசோதனை மேற்கொள்ளப் படுகிறது. ஆகவே, இதில் ஊசியால் ஏற்படும் பாதிப்பு இல்லை. அதேவேளையில், பனிக்குடத் துளைப்பின் காரணமாக, கருச்சிதைவு ஏற்படுவதற்கான சிறிது அபாயம் உள்ளது. நூற்றில் ஒரு பரிசோதனையின்போது குழந்தை அழிந்துவிடும் வாய்ப்பு உள்ளது. பனிக்குடத் துளைப்புப் பரிசோதனை மேற்கொள்ளலாமா அல்லது வேண்டாமா என்பதைத் தீர்மானிக்கும்போது, உங்களுக்கு இந்தப் பரிசோதனையால் என்ன நன்மை கிடைக்கும் அல்லது இதன் முக்கியத்துவம் என்ன என்பதை அறிந்து நீங்கள் ஒரு சமநிலையான முடிவை எடுக்க வேண்டும்.

பிரசவத்துக்காகச் செல்லும் மருத்துவமனையில், என் னென்ன வசதிகள் இருக்கின்றன என்பதை நாம் தெரிந்து கொள்ளவும், நமது எதிர்பார்ப்புகள் என்ன என்பதை மருத்துவருக்குக் கூறவும் இயலுமா?

மருத்துவமனையில் என்ன மாதிரியான செயல்கள் நடை பெறுகின்றன என்பதை முன்னதாக அறிந்துகொள்வது நல்லது. மருத்துவமனையில் என்ன நடக்க வேண்டும் என நீங்கள் எதிர்பார்க்கிறீர்கள் என்பதையும் முன்னதாகவே சிந்தித்துக்கொள்வதும் முக்கியம். நீங்கள் என்ன விரும்பு கிறீர்கள் என்பதை எப்போதும் கேட்டுவையுங்கள். உங்க ளுடைய விருப்பங்கள் நிறைவேற்றப்படாவிட்டால், அதற்கான காரணம் என்ன என்பதைப் புரிந்துகொள்வதும் அவசியம்.

எனக்கு அடுத்த மாதம் மருத்துவமனையில் பிரசவம் நடக்க இருக்கிறது. அங்கு நான் என்னென்ன சலுகைகளை அங்கே எதிர்பார்க்கலாம்?

பெரும்பாலும் கர்ப்பக் காலத்தில் உங்களைக் கவனித்து வருகிற மருத்துவரே, பேறு காலத்தின்போதும் கவனித்துக் கொள்வார். இல்லாவிட்டால் அவரே ஏதேனும் சிறந்த மருத்துவமனையைப் பரிந்துரை செய்யக்கூடும்.

அந்த மருத்துவமனையில், நீங்கள் கேட்கக்கூடிய கேள்விகள் பின்வருமாறு இருக்க வேண்டும்.

1. இந்த மருத்துவமனையில் பிரசவத்துக்காகச் சேர்ந்தால், வலி நேரத்தில் வார்டில் நடக்கலாமா?
2. கரு எவ்வாறான நிலையில் அமைந்துள்ளது என்பதை அறிந்துகொள்ள இயலுமா?
3. இந்த மருத்துவமனையில் சுகப்பிரசவம் ஆனவர்கள் மற்றும் சிசேரியன் அறுவைச் சிகிச்சை மேற்கொண்டவர்கள் எத்தனை பேர்?
4. குழந்தை இயல்பாகப் பிறந்தால் அதனோடு நான் உடனே என் நேரத்தைச் செலவிட அனுமதி உண்டா?
5. என் கணவரைத் தவிர, என்னை கவனித்துக்கொள்ள வேறு யாரையேனும் அனுமதிப்பீர்களா?
6. முன்பேறு மற்றும் பின்பேறு கால கவனிப்புகள் தரமானவையா? பின் பேறு காலத்தில் பராமரிப்பு வகைகள் என்னென்ன?
7. செவிலியர்கள் எந்த அளவுக்கு ஒத்துழைப்புத் தருவார்கள்?
8. மருத்துவர் அனுபவமிக்கவரா? எங்களுக்குத் தேவைப்படும் நேரத்தில் அவர் இருப்பாரா?

இதுபோன்ற கேள்விகளைக் கேட்டு உங்களுக்குத் திருப்தி இருந்தால் அந்த மருத்துவமனையைத் தேர்வு செய்து கொள்ளுங்கள்.

சில மருத்துவமனைகளில் எத்தகைய கர்ப்பிணிகள் வந்தாலும் அவர்களுக்கு சிசேரியன் செய்துவிடுகிறார்களே இது ஏன்? கண்டிப்பாக இந்த சிசேரியன் அவசியமா?

எல்லா மருத்துவமனைகளிலும் இவ்வாறு செய்வார்கள் என்று சொல்ல முடியாது. குழந்தையின் நிலை மற்றும் தாய்-சேய்க்கு ஏற்படக்கூடிய அபாயங்கள் ஆகியவற்றைக் கருத்தில் கொண்டுதான் சிசேரியன் மேற்கொள்ளப்படுகிறது.

பிரசவ நேரம்

10

நான் முதன்முறை குழந்தை பெற உள்ளேன். பிரசவ நேரம் எவ்வளவு நேரம் நீடிக்கும்? வலி எடுத்தவுடன் குழந்தை பெற்றுவிட இயலுமா?

முதன்முறையாகப் பிள்ளை பெறும் போது பிரசவ நேரம் பொதுவாக பதி மூன்று முதல் பதினான்கு மணி நேரங் களும், ஏற்கெனவே குழந்தை பெற்றிருந் தால் சுமார் எட்டு முதல் ஒன்பது மணி நேரம் வரை நீடிக்கும். பிரசவம் நீடிக்கும் நேரம் ஆளுக்கு ஆள் வேறுபடும்.

பிரசவம் நேரப்போகிறது என்பதை எவ்வாறு அறிந்துகொள்வது? பிரசவத் தின்போதுதான் வலி எடுக்குமா? அதற்கு முன்பே வலி எடுக்குமா?

கர்ப்பக் காலம் முழுவதும், கருப்பையின் தசைகள் சுருங்கிவிரிந்து பிரசவத்துக்குத் தயாராவதற்குப் பழகும். கர்ப்பத்தின் கடைசிக் காலத்தில் இந்தச் சுருக்கங்கள் அடிக்கடி நிகழ்வதை நீங்கள் கவனிக் கலாம். அடிவயிறு இறுக்கமாகிப் பின்பு

தளரும். இந்த சுருக்கங்கள் பொதுவாக வலியற்றவை யாகவும், பிரசவத்தின்போது ஏற்படும் சுருக்கத்தில் இருந்து வேறுபட்டதாகவும் இருக்கும்.

சில பெண்களுக்குப் பிரசவமாவதற்கு சில வாரங்கள் இருக்கும்போதே வலி ஏற்பட்டு பிரசவ நேரம் ஆரம்பமாகி விடுவது உண்டு. இதற்கு முன்பு எப்போதும் இல்லாமல், புதிதாக வயிற்று வலி வந்திருந்தாலோ அல்லது கர்ப்பக் காலத்தில் இதற்கு முன்பு ஏற்பட்ட முதுகு வலியைப்போல் இல்லாமல் வித்தியாசமான முதுகு வலி வந்தாலோ அல்லது ரத்தப் போக்கு ஏற்பட ஆரம்பித்திருந்தாலோ அல்லது பனிக்குட நீர் உடைப்பு ஏற்பட்டிருந்தாலோ மருத்துவரை உடனடியாகக் கலந்தாலோசியுங்கள்.

பிரசவத்துக்கான அறிகுறிகள் எப்படி இருக்கும் என்பதை அறிந்துகொள்ள இயலுமா? அப்போது என்னென்ன நடக்கும்?

பேறுகாலத்தின்போது அறிகுறிகள் பின்வருமாறு இருக்கும்:

வழக்கமான தசை இறுக்கங்கள்

தொடக்கத்தில் மிகக்குறைந்த அளவிலான தசை இறுக்கங் கள் இருக்கும். முதுகு வலிக்கலாம். சிலருக்கு மாதவிலக்கு ஆகும்போது உண்டாகும் வலியைப்போல் கடுமையாக வலிக்கலாம்.

சில நேரங்களில் பிழிவதைப் போன்றோ அல்லது வயிற்றுப் போக்கு ஏற்படுவதைப் போன்றோ இருக்கும்.

ஒவ்வொரு இறுக்கத்துக்கும் இடையில் சிறிது இடைவெளி இருக்கும். படிப்படியாக இறுக்கங்கள் அதிகமாகி அடிக்கடி வரத் தொடங்கும். அவை ஒவ்வொரு பத்து அல்லது பதினைந்து நிமிடங்களில் தொடர்ச்சியாக வரும்போது, உங்களால் சமாளிக்க முடியாது என நினைப்பீர்கள். இந்த நேரம்தான் பிரசவமாகப்போகும் நேரம்.

பிரசவத்துக்கு முன்பான கசிவு

பிரசவ வலி தொடங்குவதற்கு முன்போ அல்லது பிரசவத்தின் முதற்கட்டத்தின்போதோ, கருப்பைக் கழுத்துப் பகுதியில்

இருந்து கோழையானது கொத்தாக உடைந்து பிறப்புறுப்பு வழியாக வெளியேறும். இதற்கு, பிரசவத்துக்கு முன்பான கோழைக்கசிவு என்று பெயர். உங்களுக்கு பிரசவ வலி ஏற்படும் முன்பே இது நிகழ்கிறது. ஒரு சிறிய அளவிலான பசை உள்ள, இளஞ்சிவப்பு நிறம் உள்ள சளியாக இருப்பதைக் கவனிப்பீர்கள்.

பிரசவ வலிக்கு முன்பான கசிவின்போது, சளியுடன் கலந்து சிறிதளவு ரத்த இழப்பு ஏற்படும். அதிக ரத்தப் போக்கு இருந்தால் ஏதோ தவறு நடக்கிறது என்பதற்கான அறிகுறி. உடனடியாக மருத்துவமனை அல்லது மருத்துவ மையத்துக்கு செல்ல வேண்டும்.

பனிக்குடம் உடைதல்

பிரசவ வலி தொடங்கியவுடன் அல்லது பிரசவ வலி சரியாக எடுப்பதற்கு முன்பே குழந்தை மிதந்துகொண்டிருக்கிற பனிக்குடம் உடைந்துவிடக்கூடும். பிரசவ வலி ஆரம்பிக்கும் முன்பு பனிக்குடம் உடைந்து பிறப்புறுப்பு வழியாக மெதுவாகவோ வேறு வழியாக கட்டுப்படுத்த முடியாத அளவுக்கோ நீர் தாரை தாரையாக வடியும்.

எந்தவிதமான முன்னெச்சரிக்கையும் இல்லாமல் பனிக்கூட நீர் உடைப்பெடுக்கலாம். உங்களுக்குப் பிரசவ நேரம் நெருங்கி வந்து, ஒருவேளை நீங்கள் வெளியே செல்ல நேரிட்டால், கையில் துணி ஒன்றை எடுத்துச்செல்லுங்கள். எதிர்பாராமல் நீர் உடைப்பெடுக்க நேர்ந்தால் அதைத் தடுக்க இது உதவும்.

பரிசோதனைகள்

மகப்பேறு மருத்துவர் உங்களைப் பரிசோதித்து, உங்களுக்கு எப்படி இருக்கிறது? என்ன நிகழ்ந்துகொண்டிருக்கிறது என்பதைப் பற்றி விசாரிப்பார். உங்களுடைய நாடித் துடிப்பை, உடல் வெப்பம் மற்றும் ரத்த அழுத்தத்தை சரிபார்த்துவிட்டு, சிறுநீரையும் பரிசோதிப்பார்.

உங்கள் அடிவயிற்றைத் தொட்டு குழந்தையின் கிடைநிலை எவ்வாறு இருக்கிறது, அதன் இதயத் துடிப்பு எவ்வாறு

இருக்கிறது என்பதைக் கவனிப்பார். உங்களுடைய கருப்பைக் கழுத்து எவ்வளவு தூரம் திறந்திருக்கிறது என்பதை அறிவதற்காக உட்புறம் கைவைத்தும் பரிசோதனை மேற்கொள்வார்.

தசையிறுக்கம் ஏற்பட்டால் மருத்துவரிடம் கூறுங்கள். அது முடியும் வரை அவர் காத்திருப்பார். அதன் பிறகு உங்களுக்குப் பிரசவம் எவ்வளவு தூரம் வந்திருக்கிறது என்பதை அவரால் கூற இயலும். ஏதேனும் தெரிந்துகொள்ள விரும்பினால் தயங்காமல் அவரிடம் அதைப்பற்றி கேளுங்கள்.

உரோமங்களை மழித்தல்

உங்கள் கூபகத்தின் மீதுள்ள முடிகள் மழிக்கப்படவேண்டும். சில மருத்துவமனைகளில் இதை மழிப்பதில்லை. பிறப்புறுப்பின் திறப்புப் பகுதியில்தான் பெரும்பாலும் மழிக்கிறார்கள்.

செருகு மருந்துகள் வைத்தல்

மருத்துவர் உங்களது ஆசனவாய்க்குள் செருகு மருந்து அல்லது எனிமா செலுத்துவார். சில நிமிடங்களில் நீங்கள் கழிவறைக்குச் சென்று குடல்களை வற்றச்செய்துவிடுவீர்கள். சில பெண்கள் இயல்பாகவும், சுலபமாகவும் தங்கள் குடல்கள் பிரசவ வலி ஆரம்பிக்கும் முன்பே வற்றியிருப்பதை தெரிந்துகொள்வார்கள்.

குளிப்பாட்டுதல்

அதிகமாக வலி எடுக்கும்போது, சில மருத்துவமனைகளில் கர்ப்பிணிகளைக் குளிப்பாட்டுவார்கள். இளஞ்சூடான நீரில் குளித்தால் ஆரம்ப கால பிரசவ வேதனையை சற்று தணிக்கும் என்பதால் இது மேற்கொள்ளப்படுகிறது.

அடுத்து, உங்களுக்குப் பிரசவ வலி எடுப்பதைப் பொறுத்து, நேராக உங்களை பிரசவ அறைக்கு அழைத்துச் செல்வார்கள். முதலில் முன்பேற்று அறைக்குச் சென்றிருந்தால், குழந்தை பிறக்கும் சமயத்தில் பிரசவ அறைக்கு எடுத்துச் செல்வார்கள்.

வலி நிவாரணி கொடுத்தல் போன்றவற்றை மருத்துவர் மற்றும் அவரது உதவியாளர்கள் மேற்கொள்வார்கள்.

அடுத்த மாதப் பிரசவத்துக்காகக் காத்திருக்கிறேன். பிரசவ நேரத்தில் எப்போது, எத்தகைய வலி எடுக்கும்? வலி நிவாரணிகளைப் பயன்படுத்த அனுமதி உண்டா?

வலி எப்போது எடுக்கும் என்பதை யாருமே முன்னதாக திட்டமிட்டுக் கூற இயலாது. கருப்பைத் தசைச் சுருக்கத்தால் பிரசவ வலி அதிகரிக்கும்போது வலி நிவாரணிகளை மருத்துவர் தருவார். கர்ப்பக் காலத்தின்போதே இதைப் பற்றி சிந்தித்து, இந்த நிலையை எவ்வாறு திறமையாகச் சமாளிப்பது என்பதைப் பற்றி மகப்பேறு மருத்துவரிடம் கலந்து பேச வேண்டும். எத்தகைய வலி நிவாரணிகள் உள்ளன என்பதைத் தெரிந்துகொள்வதும் அவசியம்.

பேறு காலத்தின்போது ஏற்படும் வேதனையையும், கவலையையும் பற்றி நினைத்துக்கொண்டிருப்பதுதான் வலியை அதிகரிக்கின்றன. வலியைக் குறைக்க மூச்சுப் பயிற்சி மேற்கொள்ளலாம். வலி நிவாரணியைப் பயன்படுத்த விரும்பாவிட்டால் பதினைந்து நிமிடங்கள் காத்திருந்தால் போதும், குழந்தையே பிறந்துவிடும்.

பிரசவத்தின்போது எனிமா தருவதும், ஷேவ் செய்வதும் அவசியமா?

நீங்கள் முக்கும்போது தசைச்சுருக்கம் ஏற்படுவதற்கு வயிறு இடம் கொடுக்க வேண்டும். அவ்வாறு நிகழாத நிலையில் எனிமா தருகிறார்கள். சிசேரியன் சிகிச்சை செய்யவேண்டிய வாய்ப்பு இருக்குமானால் ஷேவ் செய்துகொள்ள வேண்டியிருக்கும். மற்றபடி இயல்பான நிலையில் அது உங்கள் விருப்பத்தைப் பொறுத்தது.

பிரசவ வலியைத் தூண்டுவது எப்படி?

டாக்சீமியா நோய் இருந்தாலோ அல்லது குழந்தை பெற கால தாமதமானாலோ செயற்கையாக வலியைத் தூண்டுவார்கள். முப்பது வயதுக்கு மேற்பட்ட பெண்களுக்குத்தான் இவ்வாறு வலி தூண்டும் நிகழ்வுகள் அதிகம்.

வலியைத் தூண்ட பனிக்குடத்தை உடைப்பது, ஹார்மோன் மருந்தை சிரை வழியாகக் கொடுப்பது ஆகிய வழிகளில் வலியைத் தூண்டுவார்கள். பெரும்பாலும் இந்த ஆக்ஸி

டோஷன் ஹார்மோன் மருந்தைத் தவிர்த்துவிடுகிறார்கள். ஏனெனில், அது பிரசவ நேரத்தில் கருப்பை தசை சுருங்கி விரிவதைத் துரிதப்படுத்தும். இதனால் வலியும் அதிகரிக்கும்.

கான்சியஸ் ரிலாக்சேஷன் பயிற்சி என்றால் என்ன? இதனால் என்ன நன்மை?

பிரசவ நேர வலி மற்றும் பிள்ளைப் பேற்றை சுலபமாக்கு வதற்கு உங்களைத் தயார்படுத்தும் ஒரு பயிற்சி முறைதான் கான்சியஸ் ரிலாக்சேஷன் பயிற்சி. இதை நீங்கள் பிசியோ தெரபி நிபுணரிடம் ஓரிரு வகுப்புகள் எடுத்துக்கொள்ள வேண்டியிருக்கும்.

பிரசவ நேரத்தில், கருப்பையானது சுருங்கி விரியும். இதை கான்ட்ராக்ஷன் என்பார்கள். இது இயற்கையாக நடக்கும் நிகழ்வு. ஆனால், இந்த நிகழ்வின்போது அதிகக் களைப்பு, ஆக்ஸிஜன் பற்றாக்குறை, உடலுக்கு வலியைத் தாங்கும் திறன் குறைதல் மற்றும் நீடித்த பிரசவ வலி ஆகியவை ஏற்படும். பயம், மன இறுக்கம் மற்றும் வலி ஆகியவற்றைத் தொடர்ந்து உண்டாகும் ஹார்மோனான அட்ரீனலின் ஹார்மோன், ஆக்சிடோசின் என்ற விளைவைத் தடுப்பதால் இந்தப் பிரச்னைகள் ஏற்படுகின்றன. இதைத் தவிர்த்து, சுகப் பிரசவத்துக்கு உங்களைத் தயார்படுத்துவதுதான் கான்சியஸ் ரிலாக்சேஷன் பயிற்சி.

தசைகளை இயக்குவதற்குப் பயிற்சிகள் ஏதேனும் உள்ளனவா? இதனால் என்ன நன்மை? இதை எப்போது மேற்கொள்ள வேண்டும்?

நிறைய பயிற்சிகள் உள்ளன.

பயிற்சிகளை மேற்கொள்ளும் முன்பு தசைகளின் நிலைகளைப் பற்றி தெளிவான அறிவை வளர்த்துக்கொள்ள வேண்டும். தசையானது இறுக்கமாகவோ, தளர்த்தியாகவோ எப்படியிருந்தாலும் அந்த நிலையை முற்றிலுமாகக் கட்டுப்படுத்தும் திறன் பெற வேண்டும்.

பல்வேறு தசைப் பிரிவுகளை அடையாளம் காணத் தெரிந்துகொண்டால், அவற்றை விசையுள்ளதாக்கவோ அல்லது தளர்த்தவோ முடியும்.

ஒவ்வொரு தசை இறுக்கத்தின்போதும், தன்னிச்சையாகவே உடல் முழுவதையும் தளர்த்துவதற்கான திறனை நீங்கள் பெறுவதற்கு கடினமான பயிற்சி தேவை. கர்ப்பத்தின் கடைசி வாரங்களில் இந்தப் பயிற்சியை நீங்கள் தொடர்ந்து செய்தால்தான் பிரசவ நேரத்தின்போது உங்கள் உடலை முற்றிலுமாகத் தளர்த்த இயலும். இது கருப்பையின் தசையை எந்தவிதமான இடையூறுகளும் இன்றி அதிகத் திறனுடனும், குறைந்த வலியுடனும் செயல்படுவதற்கு அனுமதிக்கும்.

மனத்தைத் தளர்த்தினால் குழந்தைப் பேறு சுலபமாக இருக்கும் என்கிறார்களே? எப்படி மனத்தைத் தளர்த்துவது? இதற்கு அடிப்படையாக என்னென்ன தேவை?

மன உறுதியோடு மனத்தைத் தளர்த்துவதற்குக் கற்றுக் கொள்வது கடினமான செயல் அல்ல. திடமான முயற்சியும், உறுதியான பயிற்சியும் அதில் நிபுணராவதற்குத் தேவைப்படுகிறது. உடம்பைக் கட்டுப்படுத்துவதற்கு ஏற்ற சுறுசுறுப்பான மனநிலையும், சிறப்பான ஒருநிலைப்படுத்தும் திறனும் அதற்குத் தேவைப்படுகிறது.

பிரசவத்தின்போது சுலபமாகக் குழந்தை பெற சுவாசப் பயிற்சியைத் தவிர வேறு ஏதேனும் பயிற்சிகள் உண்டா?

உடலைத் தளர்த்துதலும், சுவாசித்தலும், நீங்கள் படுக்கும் நிலையும்கூட ஒரு வித்தியாசத்தை உண்டாக்கும். சுற்றிச் சுற்றி நடந்து வருதல் அல்லது பின்னோக்கியும் முன்னோக்கியும் நடத்தல், மசாஜ் செய்வதுகூட பயன் அளிக்கும்.

ஒவ்வொரு பிரசவத்தின்போதும் கணவன் பக்கத்தில் இருந்து பார்க்க வேண்டும் என்கிறார்கள். ஆனால், நமது மருத்துவமனைகளில் யாரையும் அருகில் அனுமதிப்பது இல்லையே ஏன்? என் மனைவி, பிரசவத்தின்போது

> பிரசவ நேரத்தின்போது எதையும் சாப்பிடக் கூடாது என மருத்துவர் கூறுவார். இதனால், பிரசவ நேரத்தில் நோய்வாய்ப்படுவதைத் தவிர்க்கலாம். தவிர, இத்தகைய நிலைகளில் மயக்க மருந்து மருத்துவரின் உதவி தேவைப்படுவதால், சாப்பிடுவதைத் தவிர்க்க வேண்டும்.

அவளுக்கு அருகில் நான் இருக்க வேண்டும் என்கிறாள். இது எதற்காக?

பிரசவ நேரத்தில் தனக்கு அருகில் யாராவது இருந்தால், பிரசவ வலியைத் தாய் தானாகவே தாங்கிக்கொள்கிறாள். பெரும்பாலான இந்திய மருத்துவமனைகளில், அரசாங்க மருத்துவமனைகள் உள்பட, பிரசவ அறையில் உறவினர்கள் யாரையும் அனுமதிப்பதில்லை. இந்த நிலை மாற வேண்டும். வளர்ச்சியடைந்த உலகில், குழந்தை பிறக்கும் நேரத்தில் மனைவியின் அருகில் கணவன் இருப்பது வழக்கமாக உள்ளது. கணவனே மனைவிக்கு உற்சாகத்தையும், ஆறுதலையும் அளிக்கிறான். பிரசவ நேரத்தில் உளவியல் ரீதியாக மனைவிக்கு ஆறுதல் கூற கணவன் தேவை.

பேறு காலத்தில் முக்கித்தான் குழந்தையைப் பெற வேண்டும் என்கிறார்கள். அதை எப்போது நிறுத்துவது?

கருப்பைச் சுருக்கம் ஏற்பட்டுக் கொண்டிருக்கும்போதே முக்குவதை நிறுத்துமாறு மருத்துவர் கூறலாம். நீங்கள் முக்குவதை நிறுத்திவிட்டு வேகமாக மூச்சை இழுத்து சுவாசிக்கத் தொடங்குங்கள். இது உங்கள் உதரவிதானம் மேலும் கீழும் அசைவதற்கு உதவும். இது, உடல்ரீதியாக முக்குவதில் இருந்தும் உங்களைத் தடுக்கும். வாயாலும் காற்றை இழுத்து வேகமாக ஊதலாம்.

பிரசவத்தின்போது ஊசி போடுவது என்பது வலியைக் குறைக்கத்தானே? எனது மகளுக்கு அவளுடைய பிரசவத்தின்போது, எவ்வளவோ கேட்டுக்கொண்டும் ஊசி போட டாக்டர் மருத்துவிட்டார். கொஞ்சம் பொறு. ஊசி வேண்டாம் என்று சொல்லிவிட்டார். அவரது செய்கை சரியா? தவறா?

வலி நீக்குவதற்காக, அதிகமாகப் பெத்தடின் மற்றும் பெனர்கன் ஆகிய மருந்துகளைத்தான் பயன்படுத்துவார்கள். இந்த மருந்துகள் வேலை செய்வதற்கு இருபது நிமிடங்களாகும். அதன் விளைவுகள் இரண்டு முதல் நான்கு மணி நேரம்வரை நீடிக்கும்.

பெரும்பாலான பெண்களுக்கு, இந்த மருந்துகள் அல்லது இவற்றைப் போன்ற வேறு மருந்துகள் வலியைக் குறைக்

கின்றன. ஆனால், ஒட்டுமொத்தமாகக் குறைப்பதில்லை. மருந்துகளின் இந்தக் குறைபாடுகள், கர்ப்பிணிக்கு உடல் நலம் இல்லாததைப் போன்ற உணர்வை உண்டாக்குவ தோடு, மந்தமாக்கிவிடுவதால், ஏற்ற நேரத்தில் நன்றாக முக்குவதற்கு இயலாமல் போய்விடும். இதனால், கடுமையான பக்க விளைவுகள் எதுவும் இல்லாவிட்டாலும், பிரசவ நேரத்திலோ அல்லது அதற்கு முன்போ பெத்தடின் போன்ற மருந்துகள் கொடுக்கப்பட்டால், குழந்தை பிறக்கும்போது மந்தமாக உறங்கும் நிலை இருக்கலாம் அல்லது குறைவான சுவாசத்துடன் குழந்தை பிறக்கலாம்.

இதனால்தான், மருந்து போடும் முன்பு கொஞ்சம் பொறுத் திருக்க மருத்துவர் அறிவுறுத்துகிறார்.

பிரசவ காலத்தில் தண்டுவடத்தில் ஊசி குத்துவார்கள். இது பிற்காலத்தில் முதுகுவலி போன்ற பாதிப்புகளை உண்டாக் கும். எனவே தண்டுவடத்தில் ஊசி குத்த வேண்டாம் என்று டாக்டரிடம் சொல்லிவிடு என்கிறார்கள். இதனால் பாதிப்பு ஏதேனும் நேருமா?

பிறப்புறுப்புக் குழாயில் இருந்து மூளைக்கு வலி உணர்வுகளைக் கடத்திச் செல்லும் நரம்புகளின் உணர்வை மரத்துப் போகச் செய்வதற்காக இந்த உணர்விழப்பு முறையை மேற்கொள்கிறார்கள். இதற்கு புறமுதுகுத் தண்டுவழி அடைப்பு (எபிடூரல் ப்ளாக்) என்று பெயர். பல பெண்களுக்கு, இந்த முறையானது முழுமையான வலி நிவாரணம் அளிக்கிறது.

இதனால், பிற்காலத்தில் பாதிப்புகள் ஏற்படுகின்றன என்பதில் உண்மை இருப்பதாகத் தெரியவில்லை.

முதுகுத் தண்டுவட வழியாக மயக்க மருந்து கலந்த ஊசியை எப்படிப் போடுகிறார்கள்? இதைப் போட எவ்வளவு நேரம் பிடிக்கும். இதில் உள்ள பாதகங்கள் என்னென்ன?

ஒரு பக்கமாக உங்களைத் திரும்பிப் படுக்கவைத்து தண்டு வட எலும்புகளுக்கு இடையில் ஓர் ஊசியை மயக்க மருந்து மருத்துவர் செலுத்துவார். தண்டுவட நரம்புக்கு வெளியே ஓரிடத்தில் ஒரு பிளாஸ்டிக் குழாய், ஊசியால் நுழைக்கப் பட்டு தொங்கிக் கொண்டிருக்கும். ஊசியை வெளியே எடுத்த

பிறகு, பிளாஸ்டர் துணியால் பிளாஸ்டிக் குழாயை உங்கள் முதுகோடு ஒட்டிவைத்து விடுவார்கள். இவற்றை செய்து முடிக்க இருபது நிமிடங்கள் தேவைப்படும்.

குழாயைக் கீழே வைத்து அதன் மூலம் மருந்து செலுத்தப் படும். இதற்காக, பதினைந்து முதல் இருபது நிமிடங்கள் வரை மயக்க மருந்து மருத்துவர் செயல்படுவார்.

இதில் சில குறைபாடுகளும் உள்ளன. கால்கள் மரத்துப் போனது போலவும், பாரமாகவும் தெரியும். சுயமாக நகரவோ, எழுந்து சென்று சிறுநீர் கழிக்கவோ கஷ்டமாக இருக்கும். தசைச் சுருக்கம் எப்போது ஏற்படுகிறது என்ற உணர்வு இல்லாததால், இயல்பாக செய்யப்படவேண்டிய கருவை உந்தித்தள்ளும் (முக்குவது) நிகழ்வை எப்போது செய்வது என்பதை மருத்துவர் சொல்ல வேண்டியிருக்கும். இதனால், குழந்தையை வெளியேற்ற நீண்ட நேரம் பிடிக்கும்.

இதில் திடீரென ரத்த அழுத்தம் குறைவதற்கான அபாயமும், நோய்த்தொற்று ஏற்படும் வாய்ப்பும் இருக்கும். திறமை யானவர்களின் கைகளால், முறையான நுட்பத்தோடு இதை மேற்கொள்ளும்போது அபாயத்தின் அளவு குறையும்.

வெளிநாடுகளில் பீடல் மானிட்டரிங் என்ற கருவியைப் பிரசவ நேரத்தில் பயன்படுத்துவதாகச் சொல்கிறார்கள். நம் நாட்டிலும் அதைப்போன்ற வசதிகள் இருக்கின்றனவா? அதை எதற்குப் பயன்படுத்துகிறார்கள்?

பிரசவ காலத்தின்போது கருப்பை சுருங்கி விரியும் தன்மையையும், குழந்தையின் இதயத்துடிப்பை அறியவும் இக்கருவி பயன்படுத்தப்படுகிறது. பெரும்பாலும், அபாயகரமான நிலைகள் இருக்கலாம் என மருத்துவர் கருதும்போது இதைப் பயன்படுத்துவார். குறைப் பிரசவம், மூளைப் பாதிப்பு அபாயம் போன்றவை ஏற்படுவது இதனால் பெரிய அளவில் தடுக்கப்படுகிறது.

குழந்தை பிறக்கும்போது பிறப்புறுப்புக்கும், ஆசனவாய்க் கும் இடையேயுள்ள தசையை அறுத்துவிடுவார்கள் என பயமுறுத்துகிறார்கள். இவ்வாறு செய்வார்களா? இது ஆபத்தாக முடியாதா? எல்லா நேரங்களிலும் இதைச்

செய்கிறார்களா? அல்லது சிலவேளைகளில் மட்டும் தசைக்கிழிப்பு செய்யப்படுகிறதா?

குழந்தைப் பேற்றின்போது குழந்தையின் தலை வெளியே வரத் தொடங்கியதும், அது மிகவும் சிரமப்பட்டுவிடக் கூடாது என்பதற்காக பிறப்புறுப்புக்கும், ஆசனவாய்க்கும் இடையில் உள்ள தசையை, பகுதி உணர்விழப்பு முறையில் மரத்துப்போகச் செய்து, லேசாகக் கிழித்துப் பிரசவிக்கச் செய்கிறார்கள். இந்த நிலையைப் பின்வரும் சமயங்களிலும் மேற்கொள்கிறார்கள்.

குழந்தை வெளியேறுவதற்கு வசதியில்லாமல் பிறப் புறுப்பு சிறியதாக இருக்கும்போது,

இடுக்கிக் கருவிகளை நுழைத்து குழந்தையை வெளி யேற்றும் நிலை உண்டாகும்போது,

இரண்டாம் கட்ட பிரசவ வலி தாமதமாகும்போது,

தசைப்பகுதியில் வெட்டுவதால் பெரிய அளவில் பாதிப்பு ஏதும் ஏற்படுவதில்லை. தவிர, மற்ற காயங்களைவிட இது விரைவில் ஆறிவிடுகிறது.

இப்போதெல்லாம் சிசேரியன் முறை அறுவைச் சிகிச்சையை எல்லோரும் செய்கிறார்கள். எந்த நிலையில் சிசேரியன் முறையில் பிரசவம் நிகழும்?

கருவானது சிக்கலான நிலையில் அமைந்திருந்தால்,

பனிக்குடம் தடம் புரண்டு இருத்தல்

குழந்தை பெரியதாக இருத்தல்

தாய்க்கு நீரிழிவு மற்றும் பிறப்புறுப்புத் தொற்று நோய்கள் இருத்தல்

குழந்தைக்கு டாக்சீமியா நோய் இருத்தல்

வலி எடுக்காமல் போகும் நிலை.

- இப்படி சில முக்கிய நிலைகளின்போது சிசேரியன் அறுவைப் பேறு தவிர்க்க முடியாததாகிவிடுகிறது.

அவசர நிலை தேவைப்பட்டாலன்றி இதற்கு அவசிய மில்லை. சிசேரியன் தேவைப்படுவதற்கு முன்பு அதைப் பற்றி மகப்பேறு மருத்துவருடன் கலந்தாலோசிக்க வேண்டி யது அவசியம்.

கடந்த முறை எனக்கு சிசேரியன் செய்து குழந்தையை வெளியே எடுத்தார்கள். இந்த முறையும் அப்படித்தான் நிகழும் என்கிறார்கள். இது உண்மையா? எனக்கு சிசேரியனை நினைத்தாலே பயமாக இருக்கிறது.

கடந்த முறை சிசேரியன் செய்துகொண்ட பெண்களில் சுமார் அறுபது சதவீதத்தினர் இயல்பான முறையிலேயே அடுத்த குழந்தையைப் பெறுகிறார்கள். முதன்முறை சிசேரியன் நிகழ்ந்தால் அடுத்தமுறையும் சிசேரியன் நடக்கும் என்பது தேவையற்ற பயத்தைக் கொடுக்கும். உங்களுக்கு ஏதேனும் பிரச்னைகள் இருந்தால் அதைப்பற்றி மருத்துவரிடம் தெளிவாகக் கேட்டுத் தெரிந்துகொள்ளுங்கள்.

சில குழந்தைகள் காலால் பிறக்கின்றன என்கிறார்களே, அது இயல்பானதா? இது ஏன் ஏற்படுகிறது? இதனால் என்னென்ன பிரச்னைகள் இருக்கும்?

இதை புட்ட உதயம் என்கிறார்கள். கருப்பையின் மேல் பாகம் அகலமாகவும், கீழ்ப்பகுதி குறுகலாகவும் இருப்பது இயல்பு. அகன்ற பகுதியில் குழந்தையின் புட்டங்களும், குறுகிய பகுதியில் தலையும் அமைந்திருந்தால் குழந்தை முதலில் தலையை வெளியே நீட்டி பிறக்கும். அவ்வாறு இல்லாமல் புட்டம் கருப்பையின் கீழ்ப்பாகத்தில் இருந்தால் புட்ட உதயம் ஏற்படும்.

> கர்ப்பத்தில் இருக்கும் குழந்தை செங்குத்தான நிலையில் கால்கள் மடங்கியவாறு உட்கார்ந்திருப்பது,
>
> ஒரு காலோ, இரண்டு கால்களோ தோள்பட்டை அருகில் பாதங்கள் இருக்குமாறு நீட்டியிருத்தல்,
>
> குழந்தையின் திரிகம் எனப்படும் இடுப்புக் கூட்டுப் பகுதி இடப்பக்கம் முன்னோக்கியிருத்தல்,
>
> குழந்தையின் திரிகப்பகுதி இடப்பக்கமாக பின்னோக்கி யிருத்தல், வலப்பக்கமாக முன்னோக்கி உள்ள நிலைகள்,

குழந்தையின் திரிகம் வலப்பக்கமாக பின்னோக்கி இருத்தல்

ஆகிய நிலைகளில் புட்ட உதயம் ஏற்படுகிறது. இந்த நிலையில் தாய்க்கு வலி அதிகமாக ஏற்படுவதோடு, குழந்தைக்குப் பல இடையூறுகள் தோன்றும். உதாரணமாக, குழந்தையின் புட்டம் வெளியே வரும்போது தொப்புள் கொடி அதை உள்ளே இழுக்கும். இந்த நிலையின்போது தொப்புள் கொடி நசுக்கப்படுவதால் குழந்தைக்கு ரத்த ஓட்டம் தடைப்பட்டு திணறல் ஏற்படும்.

வெளிப்பகுதி காற்றில் இருக்கும் நிலையில் குழந்தை சுவாசிக்க ஆரம்பித்துவிடும். இதனால் மூச்சுத் திணறல் உண்டாகும்.

குழந்தையின் மலம் கலந்த பனிநீர், குழந்தையின் நுரையீரலுக்குச் செல்லும் அபாயமும் ஏற்படும்.

கொஞ்சம் காலதாமதமானாலும் குழந்தையின் உயிருக்கு ஆபத்து ஏற்படும் என நினைத்து ஃபோர்செப் எனப்படும் இடுக்கியைக் கொண்டு குழந்தையை இழுத்தால் தலை நசுங்குதல், மூளையில் ரத்தக் கசிவு, முதுகெலும்புத் தண்டு முறிதல், குழந்தையின் உள்ளுறுப்புகள் நசுங்குதல், கழுத்துப்பகுதி தசைகள் கிழிதல் என பல தொல்லைகள் உண்டாகும்.

முதல் குழந்தையைப் பிரசவிக்கவுள்ள நான், குழந்தை பிறக்கும்போது என்னென்ன நடக்கும் என்பதை அறிந்து கொள்ள ஆவலாக இருக்கிறேன். அப்போது என்னென்ன நடக்கும்?

பிரசவத்தில் மூன்று நிலைகள் உள்ளன. முதல் நிலையில், கருப்பைக் கழுத்து படிப்படியாகத் திறக்கிறது (விரிகிறது).

இரண்டாவது நிலையில், யோனியில் தள்ளப்பட்டு குழந்தை பிறக்கிறது.

மூன்றாவது நிலையில், கருப்பைச் சுவரில் இருந்து பனிக்குடம் வெளியேறி, யோனியில் இருந்து வெளித்தள்ளப்படுகிறது. இதைப்பற்றி விரிவாகத் தெரிந்துகொள்வது நல்லது.

முதல் நிலை

கருப்பைக் கழுத்தின் திறப்பு

பொதுவாக, கருப்பைக் கழுத்து மூடியிருப்பது வழக்கம். பிரசவ நேரத்தில் ஏற்படும் கருப்பைத் தசைச் சுருக்கங்கள், கருப்பை வாய் பத்து செ.மீ. அகலமாகும் வரை திறக்கச் செய்கிறது. அதாவது, குழந்தை கடந்து செல்வதற்குப் போதுமான அளவு கருப்பை வாய் திறக்கிறது.

நேரத்துக்கு நேரம், உங்களுக்கு எவ்வாறு பிரசவம் நிகழ்ந்து வருகிறது, கருப்பைக் கழுத்து எவ்வளவு தூரம் திறந்திருக் கிறது, குழந்தையின் இதயத் துடிப்பு எவ்வாறு இருக்கிறது என்பதைத் தெரிந்துகொள்ள மகப்பேறு மருத்துவர் தொடர்ந்து உங்களைப் பரிசோதிப்பார்.

படிப்படியாக, தசை சுருங்கி விரியும் நிலை தீவிரமாகும். வலி அதிகமாக எடுக்கும். முதல் நிலையின் இறுதிப் பகுதியில், ஒவ்வொரு முறை தசைச் சுருக்கம் வரும்போதும், நீங்கள் கருவை உந்தி வெளியே தள்ள வேண்டும் என நினைக்க ஆரம்பிப்பீர்கள்.

கருப்பைக் கழுத்து முற்றிலுமாகத் திறந்து குழந்தையின் கழுத்து வெளியே தெரியும் வரை முக்கக் கூடாது. முக்கி குழந்தையை உந்தித் தள்ள வேண்டும் என்ற உந்துதலை அடக்கிக்கொள்ள மெதுவாகவும் நேர்த்தியாகவும் மூச்சை இழுத்துவிட வேண்டும்.

நெருக்குதல் அதிகமாக இருப்பதுபோல் தெரிந்தால் பெரு மூச்சாக மூச்சை இழுத்துவிடவேண்டும்.

முதல் நிலைக்கும் இரண்டாம் நிலைக்கும் இடையே ஐந்து முதல் நாற்பத்தைந்து நிமிட இடைவெளி இருக்கும். கருப் பையானது கருவை வெளித்தள்ளுவதற்காகப் போராடும். இந்த நேரத்தில்தான் கர்ப்பிணிக்கு மன உளைச்சலும், அதிர்ச்சியும் அதிகமாக இருக்கும்.

இரண்டாவது நிலை

இரண்டாவது நிலையானது, 15முதல் 120 நிமிட நேரம் வரை நீடிப்பதுண்டு.

கருப்பைத் தசைச்சுருக்கம் அதிகமாகி, குழந்தையைப் பிடுங்கி வெளியே போட்டுவிடலாமா என்பதுபோன்ற நிலையை கர்ப்பிணிக்கு உண்டாக்கிவிடும்.

குழந்தையின் பிறப்பு

இரண்டாவது நிலையில் குழந்தை கீழ் இறங்கும். கருப்பை வாய் போதுமான அளவு அகலமாகத் திறந்தவுடனே, தசைச் சுருக்கங்கள் தங்கள் இயல்பு நிலையை மாற்றிக்கொண்டு, அதிக வேகத்தோடு இயங்கும். ஒவ்வொரு சுருக்கத்துக்குப் பிறகும் கருப்பையின் தசை நார்கள் கொஞ்சம் கொஞ்சமாக குறுகத் தொடங்கும். இதனால், யோனிக்குள் குழந்தை தள்ளப்படுகிறது.

பிறப்புறுப்புத் தசைகள், இணைப்புத் தசை மற்றும் யோனி யில் இருந்து வெளிப்பக்கமாகச் செல்லும் இடுப்புக்கூட்டின் மேற்பகுதி தோல் ஆகியவை நெகிழ்ச்சியடைய சிறிது நேரம் எடுத்துக்கொள்கின்றன. சிறிது கடினமான முயற்சிக்குப் பிறகு குழந்தை பிறக்க ஆரம்பிக்கும்.

இரண்டாவது கட்ட பிரசவம், ஒன்று அல்லது இரண்டு மணி நேரம் வரை நீடிக்கும். யோனித் திறப்பில் குழந்தையின் தலையின் அரைபாகம் தெரியும் வகையில் இருக்கும்போது, நேர்த்தியாக, வாயால் காற்றை இழுத்து வேகமாக முக்க வேண்டும்.

அதேசமயம், நேர்த்தியாக இந்தச் செயலில் ஈடுபட வேண்டும். இல்லாவிட்டால், சருமம், மென் திசுக்கள், உங்கள் ஆசனவாயின் பின்பகுதி மற்றும் யோனிக்கு இடை யில் உள்ள ஆசனவாய்ச் சூழ்தசைகள் ஆகியவையெல்லாம் சிரமத்துக்கு உள்ளாகும். குழந்தையின் தலை வேகமாக வெளியே வந்தால் சிலவேளைகளில் தசைகளும், திசுக்களும் கிழிந்துவிட நேரிடும்.

சிலசமயங்களில், ஆசனவாயைச் சுற்றியுள்ள தோல் போது மான அளவுக்கு நெகிழ்ந்துகொடுக்காது. இந்த நிலையில் தான் ஆசனவாய்க்கும் பிறப்புறுக்கும் இடையில் உள்ள பகுதியில் உணர்விழப்பு செய்து அந்தத் தோலை துண்டித்து விடுவார். இதற்கு எபிசியோடமி அல்லது யோனி வாய்த் திறப்பு என்று பெயர்.

குழந்தையின் தலை வெளியே வந்ததும், பெரும்பகுதி கடினமான வேலைகள் முடிந்துவிடும். அடுத்து, ஒன்றுக்கு மேற்பட்ட முக்குதல்கள் (உந்தித் தள்ளுதல்) மூலமாக எஞ்சி யுள்ள உடல்பகுதிகள் விரைந்து, சுலபமாக வெளியேறும்.

மூன்றாவது நிலை

பனிக்குடத்தின் பிறப்பு

உங்கள் குழந்தையை ஒன்பது மாதங்களாகப் போற்றிப் பாதுகாத்து வந்த பனிக்குடம் வெளியேறுவதுதான் மூன்றா வது நிலை.

குழந்தை பிறந்த பிறகு கடைசியாக நீங்கள் முக்கி உந்தும் போது பனிக்குடம் வெளியேறும்.

குழந்தை பிறந்த பிறகு கருப்பை சுருங்குவதற்காகத் தொடை யில் ஓர் ஊசி போடப்படும். இவ்வாறு செய்யப்படுவதை நீங்கள் கவனிக்க முடியாத நிலையில் இருக்கலாம். நீங்கள் ஏற்படுத்தும் இன்னொரு முக்கலின்போது வெளியாகும் நஞ்சுக்கொடியில் இருந்து பனிக்குடத்தை மருத்துவர் பிரித்து எடுப்பார். பனிக்குடத்தின் பிறப்பு பொதுவாக சுலபமாக இருக்கும்.

நான் அரசு மருத்துவமனையில் பிரசவம் பார்க்க நினைத்திருக்கிறேன். அங்கெல்லாம் குழந்தைத் திருட்டு சகஜமாக நடக்கும் என்கிறார்களே, அவ்வாறு நடக்க வாய்ப்பிருக்கிறதா? குழந்தை பிறந்த பிறகு தாய்க்கும் குழந்தைக்கும் என்னென்ன செய்வார்கள்?

தாராளமாக நீங்கள் அங்கு பிரசவம் பார்த்துக்கொள்ளலாம். பொதுவாக குழந்தை மாற்றங்கள் நடக்க வாய்ப்பில்லை. இதற்காக மருத்துவர்கள் மட்டுமின்றி மருத்துவமனைப் பணியாளர்களும் உங்களுக்கு உதவுவார்கள்.

குழந்தை பிறந்த பிறகு சில சுத்தங்களை அங்கே செய்ய வேண்டியிருக்கும். பிரசவத்தினால் உங்கள் ஆசனவாய்த் தசை கிழிந்திருந்தால் அல்லது கிழிக்கப்பட்டிருந்தால் தையல் போடப்படும். செவிலியர் உங்களைக் குளிக்க வைத்து, குழந்தையையும் சுத்தம் செய்வார்கள். உங்கள் குழந்தையை எடை போட்டு அளந்தும் அதன் கையில் பெயர்

அட்டை ஒன்றைக் கட்டுவார்கள். குழந்தையை, குழந்தை மருத்துவ நிபுணர் நுணுக்கமாகப் பரிசோதித்து, அவரது குறிப்பை எழுதுவார். பல பெரிய மருத்துவமனைகளில், குழந்தை மாற்றம் போன்ற தவறுகள் நடப்பதைத் தடுப்பதற்காக, குழந்தை பிறந்த இந்த நிலையிலேயே குழந்தையின் கைவிரல் ரேகைகளைப் பதிவுசெய்துகொள்கிறார்கள்.

பிரசவ நேரத்தில் கிடுக்கியைப் போட்டு குழந்தையை எடுக்கிறார்களே இது ஏன்? இதனால் குழந்தை பாதிக்கப்படாதா?

சில சமயங்களில், ஃபோர்செப் எனப்படும் கிடுக்கிகளைப் பயன்படுத்தி யோனியில் இருந்து குழந்தையை வெளியே எடுக்கும் நிலை ஏற்படலாம். தாய் மிகவும் களைப்படைந்த நிலை, கருப்பைச் சுருக்கங்கள் போதுமான அளவு இல்லாவிட்டால் அல்லது குழந்தைக்குத் திணறல் ஏதேனும் ஏற்படுவதுபோல் இருந்தால் இது தேவைப்படுகிறது.

ஃபோர்செப் பயன்படுத்தப்பட வேண்டிய நிலையில், பகுதி உணர்விழப்பு செய்யப்படுகிறது. ஃபோர்செப் இடுக்கிக் கருவி, குழந்தையின் தலையைச் சுற்றி நேர்த்தியாகப் பொருத்தப்பட்டு, உறுதியாகப் பற்றி இழுக்கும்போது குழந்தை பிறந்துவிடுகிறது. அதேநேரத்தில் தாயாரும் முக்கி குழந்தையை உந்தித்தள்ள உதவலாம்.

குழந்தையின் தலையில் கிடுக்கி வைக்கப்பட்ட இடத்தில் தெரியும் சிவப்பான அடையாளம் போகப்போக மறைந்து விடும். கிடுக்கியைப் பயன்படுத்தி பிரசவிக்கச் செய்வதற்கு, எபிசியோடமி எனப்படும் பிறப்புறுப்புப் பகுதியில் உள்ள ஆசனவாயைச் சூழ்ந்த தசைக் கிழிப்பை மேற்கொள்ள வேண்டியிருப்பதால், தையல் போடவேண்டியிருக்கும்.

ஆர்.எச். நெகடிவ் உள்ள பெண்ணுக்கு எவ்வாறு பிரசவம் பார்க்கப்படுகிறது? குழந்தைக்கு உயிர் பிழைக்கும் வாய்ப்பை உண்டாக்குவதற்காக என்னென்ன நிலைகளை மருத்துவர்கள் ஏற்படுத்துகிறார்கள்?

ரத்த இனப் பிரிவில் மனைவிக்கு எதிர்மறையினமும் (ஆர்.எச். நெகடிவ்), கணவருக்கு உடன்பாட்டினமும் (ஆர்.எச். பாசிடிவ்) இருந்தால், அடுத்து பிறக்கப்போகும் குழந்தையைக் காப்பாற்றுவதற்காக முதல் குழந்தையைப்

பிரசவித்த 72 மணி நேரத்தில் பெண்ணுக்கு ஆன்டி-டி என்ற ஊசி போடுவார்கள். இந்த ஊசியை போட்டுக்கொள்ளா விட்டால் அடுத்து கர்ப்பம் தரிப்பது பிரச்னையாகிவிடும்.

பெரும்பாலான பெண்களுக்குப் பிரசவ வலி தானாகவே ஆரம்பிக்கும். பல காரணங்களால் சிலருக்கு வலி எடுக்காது. தாய் அல்லது சேயின் உடல் நலனுக்கு ஏதேனும் ஆபத்து இருக்க வாய்ப்பிருந்தால் பிரசவத்தைத் தூண்டவேண்டி யிருக்கும். உதாரணமாக, குழந்தை பிறக்கத் தாமதமானால், தாய்க்கு மிகை ரத்த அழுத்தம், டாக்சீமியா அல்லது நீரிழிவு நோய் இருக்குமானால் செயற்கைத் தூண்டுதல் ஏற்படுத்தப் படும்.

அநேகமாக, இந்த செயல்முறை ஒரு திட்டமிடப்பட்ட வழி யில் மருத்துவமனையின் அனுமதியோடு அல்லது மகப்பேறு மருத்துவரின் முன்னிலையில் மேற்கொள்ளப்படுகிறது.

பிரசவத் தூண்டுதலை இரண்டு வழிகளில் மேற்கொள் வார்கள். ஒன்று, பனிக்குடத்தை உடைத்தல் மூலமாக. இன்னொன்று, பிரசவத்தைத் துரிதப்படுத்தும் ஹார்மோனை (ஆக்ஸிடாசின்) தாயின் கையில் நரம்புவழியாகச் செலுத்து தல் மூலமாக.

பனிக்குடத்தை உடைத்ததும், குழந்தைப் பிறக்கும் சாத்தியக் கூறு இருந்தால் உடனடியாக தசைச் சுருக்கம் ஆரம்பிக்கும்.

குழந்தை பிறந்தவுடன், நஞ்சுக்கொடியோடு இணைக்கப் பட்ட நிலையிலேயே குழந்தையை உங்களிடம் தூக்கிக் காட்டுவார்கள். குழந்தை நன்றாக சுவாசிக்க ஆரம்பித்த வுடன், கொடியானது ஒரு கருவியால் இறுக்கப்பட்டு, வெட்டப்பட்டுவிடும். அதன் பிறகு உங்கள் குழந்தையை நன்றாகத் தூக்கி அணைத்துக் கொஞ்சலாம். சில வேளைகளில் குழந்தையின் மூக்கு மற்றும் வாயிலிருந்து சளி அகற்றப்பட வேண்டியிருக்கும் அல்லது சுவாசத்தை சீர்படுத்த ஆக்ஸிஜன் கொடுக்கப்பட நேரிடும். இது வழக்கத்துக்கு மாறானது அல்ல. தேவைப்படும் நேரத்தைத் தாண்டி உங்கள் குழந்தை உங்களை விட்டுத் தனித்து வைக்கப்பட்டிருக்காது.

இவ்வாறு குழந்தையின் தலை ஏற்கெனவே இடுப்புக்கூட்டுப் பகுதியில் வந்திருந்தால், கருப்பை வாய் மிருதுவாகி, விரிவடைய ஆரம்பித்து, பிரசவம் நிறவேறும் கட்டத்தில் இருக்கும். அதனுடைய விளைவுகள் திருப்திகரமாக இருப்பது வழக்கம்.

இந்த செயல்முறை மூலம், 48 மணி நேரத்துக்குள் குழந்தைப் பேறு நிகழாவிட்டால் நோய்த்தொற்றுப் பரவும் அபாயம் உண்டு.

குழந்தையின் தொப்புள் கொடி வெளித்தள்ளப்படுவதற்கான அபாயமும் இருப்பதால், இந்தச் சூழ்நிலை கொஞ்சம் சிக்கல் மிக்கதாகி, தீவிர சிசேரியன் பிரிவுச் சிகிச்சை தேவைப்படக் கூடும்.

பிரசவ நேரத்தில் கருப்பையைச் செயல்படத் தூண்டி குழந்தைப் பேற்றை உண்டாக்கும் இயற்கை ஹார்மோனான ஆக்ஸிடோசின் பயன்படுத்துவது இரண்டாவது முறை.

இந்த ஹார்மோனில் குறிப்பிட்ட அளவை எடுத்து ஐந்து சதவீதம் குளுக்கோஸுடன் கலந்து, குழந்தைப் பேற்றை விரைவுபடுத்துவதற்காக சிரை வழியாக உடலில் செலுத்து கிறார்கள். இந்த முறை எல்லா நேரங்களிலும் வெற்றி அடைவதில்லை. சிலர், முதன்முறை ஹார்மோன் செலுத் தும்போதே பிரசவித்துவிடுகிறார்கள். சிலருக்கு இரண்டா வது அல்லது மூன்றாவது முறை செலுத்தும்போது குழந்தைப் பேறு நிகழ்கிறது.

அதிகளவு ஆக்ஸிடோசின் செலுத்தியும் அடுத்த இருபத்து நான்கு மணி நேரத்துக்குள் குழந்தைப்பேறு நிகழாவிட்டால், அந்த முயற்சியைக் கைவிட வேண்டும். சூழ்நிலை மிகவும் அவசரமாக இல்லாவிட்டால், ஓரிரு நாள்களுக்குப் பிறகு அந்த முயற்சியைத் தொடரலாம்.

வாக்யூம் மூலம்கூட குழந்தைப் பிறப்பை ஏற்படுத்துவதாகக் கூறுகிறார்களே இது எப்படி? இதனால் விளையும் நன்மை தீமைகள் என்ன?

கிடுக்கிப் பேறு நிகழ்வதற்காக என்ன காரணங்கள் உள்ளனவோ, அதே காரணங்களுக்காக வெற்றிடம் மூலம்

குழந்தையை எடுப்பதும் (வாக்யூம் எக்ஸ்ட்ராக்ஷன்) மேற்கொள்ளப்படுகிறது. உலோகத்தாலான ஒரு மூடி, குழந்தையின் தலையை உறிஞ்சுவதற்காகப் பொருத்தப் படுகிறது. அதன் பிறகு, வேகமாக நீங்கள் முக்குவதைப் போன்ற விசை ஏற்படுத்தப்பட்டு குழந்தை வெளியே இழுக்கப்படுகிறது. இவ்வாறு குழந்தையை வெளியே எடுத்த பிறகு அதன் தலையில் வீக்கம் ஏற்படலாம். ஆனால், இதுவும் படிப்படியாக மறைந்துவிடும்.

சிசேரியன் அறுவைப் பேற்றின்போது என்னால் என்ன நடந்துகொண்டிருக்கும் என்பதைக் காண முடியுமா? இதை மேற்கொள்வதற்கான அவசியம் என்ன?

பெண்ணின் பிறப்புறுப்புப் பாதை சிறியதாக உள்ள நிலையில், குழந்தையை வேறு வழியில் எடுப்பதற்காக சிசேரியன் அறுவைச் சிகிச்சை செய்யப்படுகிறது.

பிரசவத்தின்போது ஏற்படும் அதிக ரத்தப்போக்கு அல்லது தாய்க்குக் கழலைகள் இருப்பது, கருப்பை வாய் திறக்காமல் போவது, குழந்தைக்கு மூச்சுத் திணறல் ஏற்படுவது அல்லது குழந்தை தடம் மாறியிருப்பது போன்ற இயல்புக்கு மாறான நிலைகளில் இந்த அறுவைப் பேறு மேற்கொள்ளப்படுகிறது.

வழக்கமாக, அடிவயிற்றின் கீழ்ப்பகுதியில் சிசேரியன் சிகிச்சைக்காக திறப்பு ஏற்படுத்தப்படுகிறது. கூபக முடிகள் மீண்டும் முளைத்த பிறகு இது மறைக்கப்பட்டுவிடுகிறது.

இந்த அறுவைச் சிகிச்சை முறையானது, பொது உணர் விழப்பு முறையிலோ அல்லது சிலவேளைகளில் புறமுதுகுத் தண்டுவட வழியில் உணர்விழப்பு செய்வதன் மூலம் மேற்கொள்ளப்படுகிறது.

புறமுதுகுத் தண்டுவட வழி உணர்விழப்பின்போது நீங்கள் விழித்துக் கொண்டிருப்பீர்கள். ஆனால் வலி தெரியாது. கிள்ளும் உணர்வும், லேசாக இழுக்கும் உணர்வும் மாத்திரமே இருக்கும்.

கண்களை மறைத்துக்கொள்ள ஓர் அட்டை தரப்படுவதால், அந்நேரத்தில் என்ன நடக்கிறது என்பதை உங்களால் பார்க்க முடியாது.

பெரிய அறுவைச் சிகிச்சைகளின் போது இருப்பதைப் போலவே, சிசேரியன் அறுவைச் சிகிச்சைக்குப் பிறகு, சில நாள்கள் வரை உங்களுக்கு அசௌகரியமாக இருக்கும். உட்காரவோ, நேராக நிமிர்ந்து நிற்கவோ சிரமம் உண்டாகும். சிரிக்கக்கூட முடியாது. நீங்கள் மருத்துவமனையில், ஒரு வாரத்துக்கும் அதிகமான நாள்கள் தங்கவேண்டி யிருக்கும். வீடு திரும்பிய பிறகும் நீங்கள் இயல்பு நிலைக்கு வருவதற்குக் கொஞ்ச நாள்கள் ஆகும். உங்கள் தசைகள் மீண்டும் நன்றாகச் செயல்படுவதற்கு, பிரசவத்துக்குப் பிறகு மேற்கொள்ளும் உடற்பயிற்சிகளில் கவனம் செலுத்த வேண்டும்.

இது எனது தலைப் பிரசவம். குழந்தை பெறும்போது அதிகமாக முக்கி வெளியேற்ற வேண்டும். முக்கத் தெரியாவிட்டால் அதிக பிரச்னை ஏற்படும் என்று சொல்கிறார்கள். எப்படி முக்குவது? எந்த நிலையில் முக்குவது?

குழந்தை பிறக்கப்போகும் நேரத்தில், கருப்பை வாய் திறந்து இரண்டாவது நிலை என்று ஒன்று வரும். அந்த நேரத்தில், குழந்தை எளிதாகப் பிறப்பதற்கு வசதியாக முக்குவது உபயோகமாக இருப்பதை உணர்வீர்கள். கருப்பை சுருங்கி விரியும் தசைச் சுருக்கமானது இந்த நேரத்தில் 60 முதல் 65 விநாடிகள் நீடிக்கும். அந்த நேரத்தில் பலமாக முக்க வேண்டும் என்ற உந்துதல் உங்களுக்கே பொதுவாக ஏற்படும்.

அவ்வாறு முக்குவதற்கு இப்போதே உங்களைத் தயார் படுத்திக்கொள்ளுங்கள். அதற்கான சில வழிகள் :

1. தலையும், தோள்பட்டையும் உயர்ந்திருக்குமாறு மல்லாந்து படுத்துக்கொள்ள வேண்டும். இந்தப் பயிற்சியை வீட்டில் மேற்கொள்ள தலையணையைப் பயன்படுத்தலாம். பிரசவ அறையில் படுக்கையின் தலைப்பகுதி உயரமாகத் தூக்கப்பட வேண்டும்.

2. முழங்கால்களை வளைந்து கால்களை அகலமாக வைத்துக் கொள்ளுங்கள்.

3. வேகமாக ஆழ்ந்து மூச்சை உள்ளே இழுங்கள்.

4. எவ்வளவு வேகமாக முடியுமோ அவ்வளவுக்கு மூச்சை வேகமாக இழுத்து வெளிவிடாமல் அடக்கி வையுங்கள்.

உண்மையான நேரம் வரும்போது இவ்வாறு மூச்சை அடக்குவது, உங்கள் உதரவிதானத்தை நிலைப்படுத்தவும், உங்கள் வயிற்றுச் சுவர் கீழ் நோக்கி கருப்பை மற்றும் குழந்தையின் மீது பலமான அழுத்தத்தைக் கொடுக்கவும் உதவிசெய்து, குழந்தைப் பேற்றுக்குத் துணை புரியும்.

5. பயிற்சியின்போது நிஜமாகவே முக்காதீர்கள். பிரசவ நேரத்தில் அவ்வாறு செய்வதற்காகப் பயிற்சி மட்டுமே எடுப்பதை கவனத்தில் கொள்ளுங்கள்.

6. தேவையான அளவுக்கு உங்களால் மூச்சைப் பிடிக்க இயலவில்லை என்றால் அவ்வப்போது மூச்சை விரைவாக இழுத்துவிடலாம். ஒவ்வொரு 60 முதல் 65 விநாடிகள் அடங்கிய சுவாச முறையில் இரண்டு அல்லது மூன்று முறைகளுக்கு மேல் மூச்சை இழுத்துவிட முயற்சிக்காதீர்கள்.

    அ) தொடர்ந்து முக்கலாம்.

    ஆ) தலையைப் பின்புறமாக அசைத்து மூச்சை வெளிவிடுங்கள்.

    இ) விரைந்து, ஆழமாக மூச்சை உள்ளிழுங்கள்.

    ஈ) உங்கள் தலையை மீண்டும் முன்னோக்கிச் சாய்த்து சுவாசத்தை நிறுத்திவையுங்கள்.

7. தசைச் சுருக்கம் முடிந்த பிறகு, முற்றிலுமாக உடலைத் தளர்த்துங்கள். ஆழ்ந்து மூச்சை இழுத்து சுவாசித்து பெருமூச்சு விடுங்கள்.

பிரசவத்தின்போது எவ்வாறு சுவாசிப்பது? அப்போது என்ன நடக்கும்?

நீங்கள் சரியான வழியில் சுவாசித்தால் பிரசவத்தின்போது மிகச் சுலபமாகக் குழந்தையானது வெளித் தள்ளப்படும். அதற்காக, மூச்சுப் பயிற்சியின் மீது கவனம் செலுத்த வேண்டும்.

சுவாசிக்கும்போது மார்பகச் சுவர் விரிவடைந்து, உதர விதானம் அதிகமான அளவு கீழே இறங்குவதுதான்

முழுமையான சுவாசம். அவ்வப்போது, தளர்வு நிலையில் இருக்கும்போது ஆக்ஸிஜனை நிரப்பிக்கொள்வதற்காக இவ்வாறு செய்ய வேண்டும்.

சுவாசிக்கும் முறைகளைப் பற்றி தெரிந்துகொள்ளுங்கள்.

1. ஒரே சமயத்தில், ஆழ்ந்து எவ்வளவு முடியுமோ அவ் வளவு சுவாசியுங்கள்.
2. உடல் குலுங்கும் வகையில், சீறுவது போன்ற சத்தத் துடன் வேகமாகவோ அல்லது மிக மெதுவாகவோ காற்றை வெளிவிடுங்கள்.
3. சுவாசத்தைத் தொடர்ச்சியாக, சுலபமாக, லயத்தோடு தொடருங்கள்.
4. உங்களை முழுவதுமாகத் தளர்த்திக்கொள்ளுங்கள். உடனே உங்கள் உடல் அதிக கணமாக இருப்பதைப்போல் தெரிவதோடு, எந்த வேலையும் உடனே செய்வதற்குச் சிரமமாக இருக்கும்.

முதல் நிலை பிரசவத்தின்போது...

1. கடைசி முப்பது அல்லது நாற்பத்தைந்து விநாடி களுக்கு முன் உங்களுக்கு சுவாசக் குழாயில் திடீரென தசைச் சுருக்கம் (கான்ட்ராக்ஷன்) வந்ததாக நினைத்துக் கொள்ளுங்கள்.
2. ஒவ்வொரு சுருக்கத்தின்போதும் ஆழ்ந்து சுவாசித்து, வேகமாகவோ, மெதுவாகவோ வெளிவிடுங்கள்.
3. ஆழ்ந்து, மெதுவாக, லயத்துடன் மீதம் உள்ள கான்ட் ராக்ஷன் முழுவதும் சுவாசியுங்கள்.
4. கான்ட்ராக்ஷன் முடிந்து, இன்னொரு முழுமையான சுவாசத்தை மேற்கொண்டு அதையும் வேகமாக இழுத்து அல்லது மெதுவாக வெளிவிடுங்கள்.
5. கான்ட்ராக்ஷன்களுக்கு இடையில் இயல்பாகச் சுவாசி யுங்கள்.
6. பிரசவிக்கும் நேரத்தின்போது, இதேமுறையிலான சுவாச முறையை கான்ட்ராக்ஷன்களோடு கூடுமான வரை தொடர்ந்து பயன்படுத்துவது பயன் தரும்.

தசைச் சுருக்கம் அதிகமாகும்போது சுவாசத்தை மாற்றி அமைத்துக்கொள்ளுதல் :

பிரசவ நேரம் நெருங்கும்போதும், கான்ட்ராக்ஷன் அதிகமாகும்போதும், உதரவிதானத்தை இயல்பான நிலையில் வைத்திருக்க விரும்புவீர்கள்.

கருப்பைக்கு வேண்டிய ஆக்ஸிஜன் தேவை தொடர்ந்து அதிகரிப்பதால், தசைச்சுருக்கம் ஆரம்பமாகும்போதும், முடியும் போதும் ஆழ்ந்து சுவாசிக்க வேண்டும்.

உங்கள் சுவாசத்தை மாற்றி அமைக்கும்போது தசைச் சுருக்கம் அதிகமாக இருந்தால்கூட, சுவாசம் அமைதியாகவும், இலகுவாகவும் இருக்கும். இதைப் பயில பின்வருவனவற்றைக் கடைப்பிடிக்கவும்.

1. ஒரு நிமிடநேரம் நீடிக்கும் அளவு, திடமான தசை சுருக்கம் உங்களுக்கு ஏற்பட்டிருப்பதாக நினைத்துக்கொள்ளுங்கள்.

2. சுருக்கம் ஆரம்பிக்கும்போது ஆழ்ந்து சுவாசியுங்கள். பிறகு வேகமாக அல்லது மெதுவாக, உடல் முற்றிலும் தளரும் அளவுக்கு மூச்சை வெளியே விடுங்கள்.

3. அடுத்த ஒவ்வொரு நான்கு அல்லது ஐந்து சுவாசத்தின் போதும், முந்தையை அளவைவிட மெதுவாக சுவாசிக்கவும். இப்போது நீங்கள் மிகக்குறைவாக சுவாசித்துக் கொண்டிருப்பதை உணர்வீர்கள்.

4. மிகக்குறைவான சுவாசம் மிகவும் அமைதியானது; சிரமம் இல்லாதது. எந்த அளவுவரை சுவாசிக்க இதமாக இருக்குமோ அந்த அளவைத் தெரிந்து பதினைந்து முதல் நாற்பத்தைந்து நிமிடம் வரை தொடர்ந்து சுவாசியுங்கள்.

உங்களுக்குத் தலைச்சுற்றல் அல்லது தலை லேசாக இருப்பது போன்ற உணர்வு, சுவாசம் மிகவும் அதிகமாக இருத்தல், போதுமான காற்றைப் பெற இயலாத நிலை அல்லது சுவாச லயத்தைப் பராமரிப்பதில் சிரமம் போன்றவை இருந்தால், விரைவாக, ஆழ்ந்து சுவாசிக்க முயற்சி செய்யுங்கள். பிறகு மெதுவாக சுவாசிக்கத் தொடங்குங்கள்.

5. தசைச் சுருக்கம் குறைய ஆரம்பித்தவுடன், அடுத்து வரும் நான்கு ஐந்து சுவாச இழுப்புகளில் ஒவ்வொரு முறையும் முன்பு மூச்சை இழுத்து சுவாசித்ததைவிட சற்று ஆழ்ந்து சுவாசியுங்கள்.

6. ஒருமுறை முழுமையாகச் சுவாசித்து முடித்த பிறகுதான் அந்த செயல்முறையை நிறுத்த வேண்டும்.

குழந்தையின் உருவாக்கம்

11

***மா*தவிலக்கு முதல் கருத்தரிப்பு வரை, தாயின் உடலில் என்னென்ன மாற்றங்கள் ஏற்படுகின்றன?**

இதைப் புரிந்துகொள்வதற்குக் கொஞ்சம் கஷ்டமாக இருக்கும். புரிந்துகொண்டால், மாதவிலக்கு மற்றும் கருத்தரித்தல் பற்றிய மர்மங்கள் ஒவ்வொன்றும் எளிதாக இருக்கும்.

மாதவிலக்கு எவ்வாறு வருகிறது என்றால், பெண்ணின் சினைப் பையில் உள்ள பிரிமார்டியல் ஃபாலிக்கிள் என்கிற கருவணுக் கூடுகள், மாதத்துக்கு ஒன்றாக முதிர்ச்சி அடைந்து, சினைப்பையின் மேற்பகுதிக்கு வருகின்றன. இந்தக் கூட்டில் இருந்து ஒரு முதிர்ச்சி அடைந்த முட்டை விடுபடும். விடுபட்ட முட்டையைச் சுற்றி சில நுண்ணறைகள் சூழ்ந்துகொள்ளும். இவற்றுக்குக் கொரோனா ரேடியாட்டா அல்லது விளிம்பு ஆரை என்று பெயர்.

முட்டையானது, கருப்பைக் குழாயின் வெளிப்புறத் திறப்பு வழியாகச் சென்று காத்திருக்கும்போது, கருப்பைக் குழாய் அதை மெல்ல மெல்ல உள்ளிழுத்துக் கொள்கிறது. கருப்பைக் குழாயில் உள்ள சிலிகா என்ற கண்ணுக்குத் தெரியாத மயிரிழைகள், முட்டையைச் சுற்றியுள்ள நுண்ணறைகளை அப்புறப்படுத்தி முட்டையைக் கருப்பைக் குழாய்க்கு அனுப்புகின்றன. அங்கே செல்லும் முட்டை, உயிரணுவின் வருகைக்காகக் காத்திருக்கும். உயிரணு வந்தால் அதனோடு இணைந்து கருவுறுதலை உண்டாக்கும். இல்லாவிட்டால் இறந்துவிடும்.

ஆணுறுப்பு மூலமாக பெண்ணுறுப்புக்குள் செலுத்தப்படும் உயிரணுக்கள் முட்டையோடு இணைந்து கருத்தரிப்பு நிகழ்கிறது.

இரட்டைக் குழந்தைகள் எவ்வாறு உருவாகின்றன? இதனால் என்னவிதமான பாதிப்புகள் நேரிடும்? விந்தணுவும், முட்டையும் இணைகிறது என்கிறார்கள். அவை இணைந்த பிறகு எவ்வாறு கருத்தரிப்பு நிகழ்கிறது?

முட்டை முதிர்ச்சி அடைந்திருந்தால்தான் கருத்தரிப்பு நடக்கும். அதனுள் குரோமோசோம்கள் சரியான எண்ணிக்கையில் இருக்கும். அதிக முதிர்ச்சி அடைந்திருந்தால் ஒன்றுக்கு மேற்பட்ட உயிரணுக்கள் முட்டையைத் துளைத்து உள்ளே சென்றுவிடும். இரண்டு உயிரணுக்கள் சென்றால் மொத்தம் அறுபத்தொன்பது குரோமோசோம்கள் இணைந்து, இயல்புக்கு மாறானதாக அல்லது ஒன்றுக்கு மேற்பட்ட குழந்தையாக உருவாகி வளரும்.

இன்னொரு முக்கியமான விஷயத்தைக் கவனிக்க வேண்டும்.

கருப்பைக் குழாய்க்குள் கருத்தரித்த முட்டையானது முதல் 24 மணி நேரத்தில் இரண்டு செல்களாகப் பிரியும். அடுத்த இரண்டு செல்களும் பதினைந்து மணி நேரத்துக்கு ஒருமுறை ஒவ்வொன்றாகப் பிரிந்து நான்கு செல்களாகும். இவ்வாறு இரண்டு நாள்களின் முடிவில் எட்டு செல்கள் இருக்கும். இந்த எட்டு செல் நிலைக்கு டோட்டி பொடன்சி யல் என்று பெயர்.

எட்டு செல் நிலைக்குரிய தனித்தன்மை என்னவென்றால், ஒவ்வொரு செல்லிலும் மனிதனை உருவாக்கும் தன்மை கள் இருக்கும். ஒருவேளை இவை தனித்தனியாகப் பிரிய நேர்ந்தால் ஒவ்வொன்றும் ஒரு குழந்தையாக உருவாகும். ஒட்டிப்பிறக்கும் இரட்டையர்களாக உருவாகவும் கூடும்.

தொண்ணூறு மணி நேரத்துக்குள் 64 செல்கள் உருவாகி யிருக்கும். கருத்தரித்த முட்டை, கருப்பையை வந்தடைய 96 மணி நேரமோ, அதற்குக் கூடுதலாகவோ ஆகும். இந்த நேரத்தில், 64 செல்கள் பிரிந்து இருமடங்காக உயந்திருக்கும். இவற்றில் சுமார் 85 சதவீத செல்கள் குழந்தை வளர்வதற்கு உரிய அடுக்குகளாகவும், கருவை வளர்க்கும் பனிக்குட மாகவும் மாறும். மீதமுள்ள செல்கள், அதாவது மையச் செல்கள்தான் கருக்குழந்தையாக மாறும்.

சில சமயங்களில், உயிரணு இல்லாமலே முட்டை இரண் டாகப் பிரிந்துவிடுவது உண்டு. இவ்வாறு பிரியும் முட்டை யானது இயல்பான தன்மையுள்ள இரண்டு முட்டைகளாக மாறும். அதாவது, இரண்டு குழந்தைகளாக மாறும். இவ் வாறு இருந்தால் பிரசவ காலத்தில் சிறிது சிக்கல்கள் நேரிடும். இன்னொரு குழந்தை கூடுதலாகப் பிறக்கும்.

கருப்பையை அடையும் கருமுட்டை எப்போது கருப்பையில் பதியமாகும்? செல் பிரியும்போது முட்டை உடைந்துவிடுமா?

கருப்பையை அடைந்த சினைமுட்டையானது இரண்டு மூன்று நாள்கள் வரை அங்கே பதியமாகாமல் மிதந்து கொண்டிருக்கும். இந்த சமயம்வரை உள்ளே செல்பிரிதல் நிகழ்ந்து முட்டையானது உருண்டையான பந்துபோல் திரவம் நிரம்பியதாக இருக்கும். ஆனால், முட்டையின் வடிவம் மட்டும் மாறியிருக்காது. இந்த நிலைக்கு ப்ளாஸ் டோசைட் என்பார்கள்.

விந்தணுவைவிட முட்டை பல மடங்கு பெரியது என்பதால் உள்ளே செல்பிரியும்போது முட்டை உடைவதில்லை.

கருத்தரித்த ஆறு அல்லது ஏழாவது நாளில்தான் அளவில் பெரியதாக மாறும். அதன்பிறகுதான் கருப்பையில் பதிய மாகும். கருவைக் கருப்பையில் பதியவைக்க கரு ஊக்கி

ஹார்மோனான ஹியூமன் கோரியோனிக் கொனடோட்ரா பின் (எச்.சி.ஜி.) ஹார்மோன் உதவி செய்யும். இதனால்தான், கருத்தரித்த இரண்டாவது வாரத்தில் இந்த ஹார்மோன் இருக்கிறதா என பரிசோதிக்கிறார்கள். ஹார்மோன் இருந் தால் கருத்தரிப்பை உறுதிசெய்கிறார்கள்.

கருவுக்கு எப்போது பாதங்கள், கைகள், எலும்பு ஆகிய உறுப்புகள் உருவாகும்? உதடுப்பிளவு போன்ற குறைபாடு கள் எப்போது நேரிடும் வாய்ப்புகள் அதிகரிக்கும்?

கருத்தரித்த 6 முதல் 7-வது வாரத்தில் குறிப்பாக இதயம் மற்றும் மூளை உள்ள பகுதியில் திரட்சிகள் காணப்படும். கருவினுடைய உறுப்பு மொட்டுகள் ஒவ்வொன்றும் காதுகள், கைகள், முன்னங் கைகள், கால்கள், முழங்கால், பாதம், விரல் மொட்டுகளாக உருவாகி வளரத் தொடங்கும்.

ஆறாவது வாரத்தில், இந்த இணைப்புகளில் தடை ஏற் பட்டால் குறைபாடுகள், உதடுப்பிளவு மற்றும் அண்ணப் பிளவு ஆகியவை உருவாகும். குழந்தையின் ஈரல் வேகமாக வளர்ந்து வயிற்றுப் பகுதியைப் பெரிதாக்கும்.

ஆறாவது வாரத்திலேயே குழந்தை ஆணா? பெண்ணா என்பதையும் அறிய முடியும்.

ஏழாவது வாரத்தில், எட்டு மில்லிமீட்டர் அளவுள்ள கருவின் காதுக்கு அருகில் இருந்த கண்கள், தலையின் முன்பகுதியை நோக்கி நகர்வதோடு, மூக்கு போன்றவையும் உருவாகித் தெரிகின்றன. ஏழாவது வாரத்தில், உமிழ்நீர்ச் சுரப்பிகளும், எலும்பும் உருவாகும்.

நான்கு முதல் ஐந்தாவது வாரங்களில் கரு அடையும் பரிணாம வளர்ச்சி எவ்வாறு இருக்கும்?

இக்காலகட்டத்தில்தான் கருப்பையுடன் சினைமுட்டை இணைகிறது. அதன் வெளிப்புறச் செல்கள், வேர்போல் செயல்பட்டு தாயின் ரத்தத் தொடர்பை நாடுகின்றன. உள்ளிருக்கும் செல்கள் பிரிந்து மூன்று அடுக்குகளாகின்றன. ஒரு அடுக்கு, குழந்தையின் மூளை, நரம்பு மண்டலம், தோல், கண்கள் மற்றும் காதுகளாகிறது. இன்னொரு அடுக்கு,

நுரையீரல், வயிறு மற்றும் நெஞ்சாகிறது. மூன்றாவது அடுக்கு, இதயம், ரத்தம், தசைகள் மற்றும் எலும்புகளாகிறது.

இந்த காலகட்டத்தில், கருவானது நான்கு மில்லி மீட்டர் அளவே இருக்கும்.

நான்காவது வாரத்தில், முக்கிய ரத்த நாளங்களும், இதயமும் உருவாகத் தொடங்கும். ரத்த நாளங்கள் தாயையும், சேயையும் இணைத்து தொப்புள்கொடியாக மாறியிருக்கும். தாயிடமிருந்து ஆக்ஸிஜன் பரிமாற்றம் நடக்கத் தொடங்கும்.

ஐந்தாவது வாரத்தில், கருவில் நரம்பு மண்டலம் வளரத் தொடங்கும். உட்புறத்தில் உள்ள மேல் அடுக்குச் செல்களில் வரிப் பள்ளங்கள் ஏற்பட்டிருக்கும். இந்த செல்கள் மடிந்து குழிவான குழாய்போல் ஆகும். இதற்கு நியூரல் டியூப் என்று பெயர். இதுதான், குழந்தையின் மூளை மற்றும் தண்டவடமாகிறது. ஐந்தாவது வாரத்தில், கருவின் நீளம் ஆறு மில்லி மீட்டர்.

பெரும்பாலான பெண்கள், இந்தக் காலகட்டத்தில்தான் தாங்கள் கருத்தரித்திருப்பதை அறிந்துகொள்கிறார்கள்.

கருவுக்கு எப்போது மனித முகம் தோன்றும்? கருவின் வளர்ச்சி எந்த அளவு இருக்கும்?

எட்டாவது வாரத்தில்தான் கருவானது மனித முகத்தைப் பெறுகிறது. கண்கள் தெளிவாகத் தெரியும். வாய், அதனுள் நாக்கு, கை கால் வளைவுகள், விரல்கள் போன்றவை காணப்படும். இதயம், நுரையீரல், சிறுநீரகங்கள், கல்லீரல், நெஞ்சகம் போன்றவை வளர்ந்த நிலையில் இருக்கும். இக்காலகட்டத்தில் கருவானது 1.7 செ.மீட்டர் (முக்கால் அங்குலம்) அல்லது அதிகபட்சமாக ஒரு அங்குலம் நீளம் (இரண்டு செ.மீ.) இருக்கும்.

கருவை எப்போது முதல் குழந்தை என்று அழைக்கிறார்கள்? இந்த காலகட்டத்தில் கருவின் நிலை என்ன?

பத்தாவது வாரத்தில் கருவானது குழந்தையாகிறது. கருவுக்கு இதுவரை இருந்துவந்த வால் மறைந்து முற்றிலும் வளர்ந்து காணப்படும். தசைகள், உறுப்புகள், எலும்புகள் என

அனைத்து உறுப்புகளும் தோன்றியிருக்கும். இதன்பிறகு குழந்தை வேகமாக வளரும்.

பன்னிரண்டாவது வாரத்தில், கருவின் பாலின உறுப்புகள் நன்றாக வளர்ந்திருக்கும். இக்காலகட்டத்தில் குழந்தைக்கு நகங்கள் முளைக்கும்.

ஏற்கெனவே குழந்தைக்கு அசைவு இருந்தாலும், பதினான்காவது வாரத்தில்தான் அதன் அசைவு நன்றாகத் தெரியும். இதயத் துடிப்பு வலிமையுடன் இருக்கும். நம்முடைய இதயத் துடிப்பைவிட இரு மடங்கு வேகமாகத் துடிக்கும். இதை அல்ட்ரா-சவுண்டு மூலம் தெளிவாகக் கேட்கலாம். பதினான்காவது வாரத்தில் குழந்தையின் நீளம் 56 மில்லி மீட்டர். பெண்ணின் வயிறு இப்போதுதான் கருவுற்றிருப்பதை எடுத்துக்காட்டுவதைப்போல் பெரிதாகத் தொடங்கும்.

குழந்தைக்குக் கண் புருவங்கள், இமைகள், முடிகள் போன்றவை எப்போது வளருகின்றன? குழந்தையின் அசைவை எப்போது தாயால் உணர முடியும்?

பதினைந்தாவது வாரம் முதல் குழந்தை வேகமாக வளரத் தொடங்கும். முகம் தெளிவான மனித முகமாகத் தெரிவதோடு, அதில் முடிகள் முளைக்கத் தொடங்கும். கண் புருவங்கள், இமைகள் தெரியும். இமைகள் மூடிய நிலையில் இருக்கும். நகங்களைச் சுற்றி தசைகள் வளர ஆரம்பிக்கும்.

இருபதாவது வாரத்தில், குழந்தைக்கு மூட்டுகள், தசைகள் உருவாகி அசைய ஆரம்பிக்கும். குழந்தையின் எடை 300 கிராம் இருக்கும்.

பதினெட்டு முதல் இருபதாவது வாரத்தில், குழந்தை அசைவதைத் தாயால் உணர முடியும். இரண்டாவது குழந்தையாக இருந்தால், பதினான்கு முதல் பதினாறாவது வாரத்திலேயே குழந்தையின் அசைவை உணரலாம். குழந்தை முதன் முதலாக உதைக்கும் நாளைக் குறித்து வைத்துக்கொண்டால் மருத்துவரிடம் தெரிவித்து, குழந்தை எப்போது பிறக்கும் என்பதை உறுதி செய்துகொள்ளலாம்.

இருபத்திரண்டாவது வாரத்தில், குழந்தையின் நீளம் 160 மில்லி மீட்டர். அதாவது ஆறரை அங்குலம் இருக்கும்.

குழந்தைக்கு விக்கல் எடுக்குமாமே? எப்போது முதல் இது ஆரம்பிக்கும்? ஆண் குழந்தைக்கு விரைகள், பெண் குழந்தைக்கு கருப்பை ஆகியவை எப்போது வளர்ச்சி அடைந்திருக்கும்? குழந்தை, தாயின் வயிற்றில் சிறுநீர் கழிக்குமா? குழந்தையிடம் பேசினால் அதற்குப் பதில் தரத் தொடங்குவது எப்போது?

இருபத்து மூன்று முதல் முப்பதாவது வாரத்துக்குள், குழந்தை வேகமாக அசையத் தொடங்கும். நீங்கள் தொடுவதை அதனால் உணர்ந்துகொள்ள முடியும். குழந்தையின் அருகே சத்தமாகப் பேசினால் உடனடியாக அதற்குப் பிரதி வினையைக் குழந்தையால் செய்ய இயலும். குழந்தை, பனிக்குட நீரில் சிறிதளவைக் குடித்துவிட நேரிடுவதால் விக்கல் தோன்றும். விக்கும்போது குழந்தை உதைப்பதைப் போன்ற உணர்வு தாய்க்குத் தோன்றும். இருபத்து மூன்றாவது வாரத்திலேயே குழந்தை சிறிது சிறுநீர் கழிக்கும்.

இருபத்து நான்காவது வாரத்தில், ஆண் குழந்தைக்கு விரைகளும், பெண் குழந்தைக்குக் கருப்பையும் உருவா கின்றன. குழந்தை விழிப்பது, உறங்குவது போன்ற செயல் களை முதன்முறையாக மேற்கொள்ள ஆரம்பிக்கிறது.

குழந்தையின் கண்கள் எப்போது முதன்முறை திறக்கும்? எந்த வாரத்தில் குழந்தை பிறந்தால் பிழைப்பதற்கான வாய்ப்புகள் அதிகம் இருக்கும்?

இருபத்தாறு அல்லது இருபத்தெட்டாவது வாரத்தில், குழந்தையின் கண் இமைகள் முதன்முறையாகத் திறக் கின்றன. கைகால் விரல்களில் நகங்கள் வளர ஆரம்பிக்கும். இருபத்தெட்டாவது வாரத்தில், குழந்தை பிறந்தாலும் பிழைப்பதற்கு அதிக வாய்ப்பு உள்ளது. இதற்கு முன்பு பிறக்கும் குழந்தையின் நுரையீரல்களும் பிற முக்கிய உறுப்புகளும் முழு வளர்ச்சியடையாததால் அவை உயிர்வாழ இயலாது.

இருபத்தெட்டாவது வாரத்துக்கு முன்பு குழந்தை பிறக்க நேரிட்டால், இருபத்து நான்கு மணி நேரப் பாதுகாப்பில் இன்குபேட்டரில், அதாவது கருப்பைச் சூழலில் வைத்தால் ஒருவேளை குழந்தை பிழைக்கலாம்.

குழந்தை எப்போது கொழுகொழுவென மாறும்? முப்பத் தொன்று முதல் நாற்பது வாரங்களில் என்னென்ன மாற்றங்களைக் குழந்தை சந்திக்க நேரிடுகிறது?

இதுவரை குழந்தையின் தோல் மெலிந்தும், கொழுப்புகள் இல்லாமலும் இளஞ்சிவப்பாக இருந்த நிலை மாறி, குழந்தை கொழுகொழுவென ஆகும். குழந்தை பிறக்க ஆறு வாரங்கள் இருக்கும் சூழலில், அதன் உடலில் கொழுப்புகள் வேகமாகச் சேர ஆரம்பிக்கும்.

உடலில் ஒட்டியிருந்த மாவுப்பொருள் மறையத் தொடங்கும் அல்லது மறைந்துவிடும்.

முப்பத்திரண்டாவது வாரத்தில், குழந்தையானது பிறப்பதற்குத் தயாராக தலைகீழாக வரும். இந்த சமயத்தில் 28 செ.மீட்டரும், 1,800 கிராம் எடையும் கொண்டதாக வளர்ச்சியடைந்த கருவானது, முப்பத் தாறாவது வாரத்தில் இரண்டரை கிலோ எடையுடன் காணப்படும். இந்த வாரத்தில் பிறந்தால் குழந்தை எளிதாக உயிர் வாழும்.

முப்பத்தெட்டாவது வாரத்தில், குழந்தையின் எடை மூன்று முதல் மூன்றரை கிலோ. பிறப்பதற்கு வசதியாக தனது நிலையை வைத்துக்கொள்ளும். இந்தக் காலத்தில், குழந்தையின் தலை பிறப்பதற்கு வசதியாகத் திரும்பி யிருக்கிறதா என்பதை மருத்துவர் பரிசோதிப்பார். திரும்பாத பட்சத்தில் சிசேரியன் மேற்கொள்ளப்படும்.

சிகிச்சைக்குரிய நிலைகள்

12

எனக்குத் திருமணமாகி ஒன்பது மாதங்கள் முடிந்துவிட்டன. இதுவரை கருத்தரிக்கவில்லை. இது மலட்டுத் தன்மையாகுமா? கருத்தரிப்புக்காக நான் எவ்வளவு காலங்கள் காத்திருக்க வேண்டும்?

திருமணமாகி ஓராண்டு வரை குழந்தைப் பேறு இல்லாவிட்டால் அல்லது இரண்டு ஆண்டுகள்வரை குழந்தைப் பேறு இல்லாத நிலை தொடருமானால் அதை மலட்டுத் தன்மை என்று கூற இயலாது. சிலர் திருமணம் முடிந்தவுடனே கருத்தரித்து விடுகிறார்கள். சிலருக்குப் பல ஆண்டு கள் கூட ஆகின்றன.

முதலில் நீங்கள் இருவருமே பரி சோதனை செய்துபாருங்கள். பிரச்னை இல்லாவிட்டால் கருத்தரிப்பதற்கான வாய்ப்புகள் இருக்கும். நீங்களாகவே மலட்டுத்தன்மை உள்ளவர்கள் என்ற முடிவுக்கு வந்து விடாதீர்கள்.

எனது மகளுக்குத் திருமணமாகி பத்து ஆண்டுகள் ஆகின்றன. இதுவரை குழந்தைப் பேறு இல்லை. மருத்துவப் பரிசோதனையும் மேற்கொள்ளவில்லை. குழந்தைப் பேறு இல்லாத நிலைமைக்கு காரணங்கள் என்ன? அவற்றை எப்படி சரிசெய்யலாம்?

அதற்குப் பலகாரணங்கள் உள்ளன. உதாரணத்துக்கு,

- பரம்பரை
- முட்டை வெளிவராமை,
- ஹார்மோன் குறைபாடுகள்
- சினைப்பை காய்ப்பு
- முன்னதாக மாதவிலக்கு முற்றுபெறுதல்
- கருவணுக்கூடு சார்ந்த பிரச்னைகள்
- உளவியல் காரணங்கள்
- கருப்பைக் குழாய் சிதைவு
- நோய்த்தொற்றுகளால் அழற்சி
- வயிற்றுப் பகுதி நோய்கள்
- கருச்சிதைவு, கருக்கலைப்பால் அழற்சி
- அறுவைச் சிகிச்சைக் குறைபாடுகள்
- இயல்புக்கு மாறான கருப்பை
- கருப்பையில் அந்நியப் பொருள்கள்
- ஃபைப்ராய்டுகள்
- பிறவிக் குறைபாடுகள்

மாதவிலக்கு முடிந்ததும், அடுத்த இரண்டு வாரத்துக்குள் கருமுட்டை வெளிப்படுவதால் அவ்வப்போது, தொடர்ச்சியாக உறவு வைத்துக்கொள்ள வேண்டும். இதன்மூலம், ஆணுக்குப் போதிய அளவு உயிரணுக்கள் இல்லாத நிலை நிவர்த்தி செய்யப்பட்டு, முட்டையை எதிர்பார்த்துக் காத்திருக்கும் வாய்ப்பு உயிரணுக்களுக்கு ஏற்படுவதால் கருத்தரிப்பு விரைவில் சாத்தியமாகும்.

- இப்படி பல பிரச்னைகளைக் கூறலாம். ஆனால், பிரச்னைகள் எதுவும் இல்லாமலும் ஏன் கருத்தரிக்கவில்லை என்பதற்கும் காரணங்கள் உள்ளன. இவை ஒவ்வொன்றையும் தெரிந்துகொண்டால்தான் அவற்றை எவ்வாறு தீர்த்துக் கொள்வது என்பது தெரியவரும்.

கடந்த முறை பரிசோதனைக்குச் சென்றபோது எல்லா விஷயங்களையும் கேட்ட மருத்துவர், கருவணு விடுபட்டிருக்கிறதா என்று கேட்டார். நான் இல்லை எனக் கூறினேன். இதை ஏன் கேட்டார்? அப்படியென்றால் என்ன?

சுமார் இருபது சதவீதத்தினருக்கு கருவணு விடுபடாமையால் குழந்தைப் பேறு வாய்ப்பதில்லை. கருத்தடை மாத்திரைகளைச் உட்கொள்ளும்போது, கருவணு விடுபடாமை தொடர்ந்து இருப்பதால், மாத்திரைகளை நிறுத்திய பின்னரும் முட்டை விடுபடுவதில்லை. இதனால் கருத்தரிக்காமல் போகிறது.

இந்த நிலையை அறிந்திருக்கும் மருத்துவர்கள், பெண்ணிடம், உடல்நலம், மாதவிலக்குப் பிரச்னைகள், தாம்பத்ய உறவு என ஒவ்வொன்றாக ஆராயும்போது, கருவணு விடுபடுகிறதா என்பதையும் குறிப்பாக ஆராய்கிறார்கள். கருப்பை நன்றாக இருந்து, மாதவிலக்கும் சீராக இருந்தால் முட்டை சீராக விடுபடும். ஹார்மோன்களும் சீராக இருக்க வேண்டும். இல்லாவிட்டால் முட்டை வெளியிடப்படாது.

மாதவிலக்குக் காலத்துக்குப் பிறகு முட்டை வெளிப்படுகிறது என்பதை எப்படித் தெரிந்துகொள்வது?

- *அடிவயிற்று வலி,*
- *மார்பகங்கள் கனமாக இருப்பது,*
- *லேசான ரத்தக் கசிவு.*

உடலின் வெப்ப நிலையை அதிகாலையில் அளக்கும் பரிசோதனையை மேற்கொள்ளும்போது, கருவணு விடுபடும் வாய்ப்பு இருந்தால் வெப்பம் குறைந்து மறுநாளே கூடும். இவை போன்ற அறிகுறிகள் இருந்தால் கருவணு விடுபடுகிறது என யூகிக்கலாம். கருப்பைத் திசுச் சுரண்டல் பரிசோதனை போன்ற ஆய்வுகள் மூலமும் கண்டறியலாம்.

முதிராத கருவணுக்கள் எவ்வாறு விடுபடுகின்றன? இதனால் எத்தகைய பாதிப்புகள் நிகழ்கின்றன?

முட்டைகளை உருவாக்கும் கருவணுக்கூடுகள் (ஃபாலிக்கிள்) சரியாக வளர்ச்சியடையாத நிலையில் சுமார் ஐம்பது சதவீதத்துக்கு மேல், சினைப்பை தொடர்ச்சியாக முதிர்ந்த முட்டைகளை வெளியிட வாய்ப்பில்லை. கருவணுக்கூடுகள் முழுவதாக வளர்ச்சியடையாத நிலையில், முட்டை வெளி யிட்டாலும் அது கருத்தரிக்காது. இது தோன்றிட முக்கியக் காரணங்கள், பாலிசிஸ்டிக் ஓவரி சிண்ட்ரோம் என்ற குறை பாடு, சினைப்பை ஹார்மோன்கள் மற்றும் அட்ரீனல் சுரப்பி களுக்கு இடையே ஏற்படும் சமச்சீரின்மை அல்லது ஹைபோ தலாமஸில் உண்டாகும் குறைபாடு ஆகியவை.

என்னுடைய சினைப்பை காயமடைந்திருப்ப தாகவும், அது தற்போது குணமடைந்துவருவதாகவும் பரிசோதனையில் தெரியவந்தது? சினைப்பைக் காயத்தால் எப்படி மலட்டுத் தன்மை உருவாகிறது?

சினைப்பை காயத்தால் முட்டை வெளியிடப்படாத நிலை உருவாகிறது. சினைப்பைக் கட்டிகளுக்காக அடிக்கடி செய்யப்படும் அறுவைச் சிகிச்சைகளின் விளைவாக சில வேளைகளில் சினைப்பையின் மேற்பகுதியில் வடுக்கள் தோன்றும். இதனோடு நோய்த்தொற்று ஏற்பட்டால் கரு வணுக்கூடுகள் சரியாக முதிராது. இந்த நிலை பெரும்பாலும் புற்றுநோய்க்காக இடுப்புப் பகுதியில் கதிர்வீச்சு சிகிச்சை அளிக்கப்படும்போது நேரிடுகிறது. வடுக்களையும்,

> கருத்தரித்த உடனேயே, கருப்பையின் வாய்ப்பகுதி இறுக்கமாக மூடிக்கொள்ளும். இவ்வாறு இருந்தால்தான் உள்ளிருக்கும் கருவானது எந்தவிதமான அந்நியப் பொருள்களின் தாக்குதல் இல்லாமல் சுதந்தரமாக வளர இயலும். சில வேளைகளில் இயல்புக்கு மாறாக கருப்பையின் வாய்ப்பகுதி திறந்துகொள்வதால், அதன் வழியே கிருமிகள் ஊடுருவி கருவுக்குப் பாதிப்பை ஏற்படுத்தும். இதனால், சில சமயங்களில் கருச்சிதைவு ஏற்படலாம்.

சினைப்பைக் கழலையும் அறுவை சிகிச்சையின் மூலம் நீக்கிப் பிரச்னையைச் சரிசெய்தால் கருத்தரிப்பு ஏற்படும்.

எனக்கு வயது 32. இதற்குள் மாதவிலக்கு நின்றுவிட்டது. நான் குழந்தை பெற இயலுமா? இந்தப் பிரச்னை எதனால் ஏற்பட்டது?

குறிப்பிட்ட காலத்துக்குப் பிறகு மாதவிலக்கு முற்றுப் பெறுதல் என்பதுதான் எல்லா பெண்களுக்கும் இயற்கையாக நிகழும் நிகழ்ச்சி. ஆனால், சில பெண்களுக்கு மட்டும், முன்னதாகவே மாதவிலக்கு முற்றுப்பெறுகிறது.

மிக அரிதாக நேருகிற இப்பிரச்னையின்போது, சினைப்பை செயலிழந்துவிடுகிறது. பரம்பரையாக சில குடும்பத்தில் நேரிடுகிற பரம்பரையாக சினைப்பை வளர்ச்சியின்மை அல்லது சினைப்பை இல்லாமலோ பிறந்திருப்பதால் இவ்வாறு ஏற்பட்டிருக்கக்கூடும்.

சிலவேளைகளில், நமது உடலின் எதிர்ப்பு ஊக்கிகள் சினைப் பையின் செல்களை அழித்துவிடுவதாலும், சினைப்பை முற்றிலும் பழுதாகி மலட்டுத் தன்மை தோன்றுகிறது.

டன்னர் சிண்ட்ரோம் எனப்படும் குறைபாட்டை இதற்கு உதாரணமாகக் கூறலாம். இக்குறைபாடு உள்ளவர்கள், மற்றவர்களைக் காட்டிலும் குறை வளர்ச்சி உள்ளவர் களாகவும், ஈஸ்ட்ரோஜென் ஹார்மோன் மிகவும் குறைந்த நிலையில் உள்ளவர்களாகவும் இருப்பார்கள். இந்தப் பிரச்னையை அப்பெண் பருவம் எய்தும் முன்னதாகவே கண்டறிந்து சிகிச்சை அளித்தால் பிரச்னையில் இருந்து மீண்டுவிடலாம். இல்லாவிட்டால் சினைப்பை வளர்ச்சி இல்லாமல் மாதவிலக்குப் பிரச்னைகள் தோன்றுவதோடு, முட்டை உற்பத்தியும் பாதிக்கப்படும்.

ரத்தத்தில் ஈஸ்ட்ரோஜென் வெகுவாகக் குறைவதால் விரைவிலேயே மாதவிலக்கு முற்றுப்பெற்றுவிடும். அதற்கு முன்னதாக, அதற்குரிய அடையாளங்களான பிறப்புறுப்பு வறண்டுவிடுதல், உடல் முழுவதும் சிவப்பு நிறப் புள்ளிகள் போன்றவை தோன்றும்.

மேற்கண்ட அறிகுறிகள் சாதாரணமாகக் காணப்படுவதால், தங்களுக்கு முட்டையே உற்பத்தியாகாது என நினைத்து

விடக் கூடாது. இதை ஹார்மோன் மாற்றுச் சிகிச்சையின் மூலம் சரிசெய்யலாம்.

எனது கணவருக்கு மலட்டுத்தன்மை ஏற்பட்டிருப்பதாக மருத்துவர் சொன்னார். அதைப் பற்றி கேட்டால், என்னிடம் எதையும் கூறாமல் எனது கணவர் மறைத்துவிடுகிறார். ஆணுக்கு மலட்டுத்தன்மை எப்போதெல்லாம் ஏற்படுகிறது. அதைச் சரிசெய்ய இயலுமா? இதன்மூலம் குழந்தைப் பேற்றை உண்டாக்க இயலுமா?

ஆண்களுக்கான மலட்டுத்தன்மைக்குப் பல காரணங்கள் உள்ளன. அவற்றில் முக்கியமானவற்றை மட்டும் இங்கே பார்ப்போம்.

1. உயிரணுக்கள் இல்லாமை

உடலுறவின்போது, விந்தில் உயிரணுக்கள் வெளிப்படாதது அல்லது உயிரணு உற்பத்தியாகாமல் இருப்பது, பிறவியில் இருந்தே விரைகள் கீழிறங்கி வராதநிலை, சிறுவயதில் ஏற்பட்ட தீவிரமான அம்மை நோய்த் தொற்று, விரைக்குள் செல்லும் ரத்தக் குழாய்களில் சிதைவு, விரைகள் ஒன்றோடு ஒன்று முறுக்கிக்கொள்ளுதல், விந்து நாளங்களில் அடைப்பு, சிறுநீர்த்தாரை வழியாக விந்தை வெளியேற்றும் தசைகள் சரிவர செயல்படாததால் உயிரணுக்களை வெளியேற்ற முடியாத நிலை, ஹார்மோன்கள் தூண்டப்படாத நிலை, ஆண் ஹார்மோன் போதுமான அளவு இல்லாதது, விரைச் செல்களால் உயிரணுக்களை உற்பத்தி செய்ய இயலாதது, பிறவியிலேயே குரோமோசோம்களில் குறைபாடுகளால் உயிரணுக்கள் உற்பத்தி பாதிக்கப்பட்டு மலட்டுத் தன்மை உண்டாகும்.

ஆணுக்கு, சுமார் இருபத்தேழு வயதில் இருந்து நாற்பத்தைந்து வயதுக்குள் மலட்டுத்தன்மை இருப்பது தெரியவருகிறது. மலட்டுத்தன்மையை பெரும்பாலான ஆண்கள் தவறுதலாகப் புரிந்துகொண்டு, உடலுறவில் தங்களால் சிறப்பாகச் செயல்பட முடியாததாலேயே தன்னால் அப்பாவாக முடியவில்லை என்று நினைத்துக்கொள்கிறார்கள். இதுவும் ஆண்மைக்குறைவும் ஒன்றல்ல. இரண்டுக்கும் எந்தத் தொடர்பும் கிடையாது.

கொனேரியா, டி.பி., நோய்த் தொற்றுகள், காயம் போன்ற வற்றால் விரையை விந்துநாளத்துடன் இணைக்கும் மிகச் சிறு குழாய்களில் அடைப்பு ஏற்பட்டாலும் விந்தணு உற்பத்தி யாகும். ஆனால், அது விந்து திரவத்தோடு கலக்கமுடியாமல் மலட்டுத்தன்மை ஏற்படும்.

விந்து, ஆணுறுப்புக்கு வராமல், இடையில் ஏற்படும் கோளாறுகளால் சிறுநீர்ப்பைக்குள் விழுந்து சிறுநீரில் கலந்துவிடுதல். (ப்ராஸ்டேட் பகுதியில் ஒரு சிறிய அறுவை சிகிச்சை மூலம் பிரச்னையைச் சீர்படுத்தலாம். ப்ராஸ்டேட் தசையில் உள்ள நரம்புகள் பாதிக்கப்பட்டாலும், ரத்த அழுத்தம் போன்றவற்றுக்காகச் சாப்பிடும் மருந்து மாத்திரை களாலும் இத்தகைய நிலை உண்டாகலாம்).

2. குறைந்த எண்ணிக்கையில் உயிரணுக்கள்

விந்தில் குறைவான எண்ணிக்கையில் உயிரணுக்கள் இருந் தால் அவை ஊர்ந்துசெல்வதில் சிரமம், ஊர்ந்துசென்றாலும் யோனியில் அழிக்கப்படுதல், அணுக்களில் இயல்புக்கு மாறான குறைகள்.

3. உயிரணுக்களில் குறைபாடுகள்

பரம்பரையாகவோ அல்லது அறியப்படாத காரணங் களாலோ தோன்றுகிறது. உயிரணுக்களில் தலை பெரிதாக இருத்தல், வால் இல்லாமல் இருத்தல் போன்ற இயல்புக்கு மாறான குறைபாடுகள், வயதான காலத்தில் ஏற்படுகின்றன.

அ) ஹார்மோன் பிரச்னை:

ஹார்மோன் பிரச்னையின் தீவிரத்தை வைத்தே விந்தணுவின் ஊர்ந்து செல்லும் திறனும், தன்மைகளும் அமைகின்றன. ஹார்மோன் குறைவாகச் சுரந்தால் உயிரணுவால் ஊர்ந்து செல்ல இயலாது. அதனுடைய இயல்பும் மாறி குறைபாடு உள்ளதாகிறது.

ஆ) விரையைச் சுற்றியுள்ள ரத்த நாளக் குறைபாடுகள்:

விரையைச் சுற்றிலும் உள்ள நரம்புகள் அளவுக்கு அதிகமாகத் தடித்து விடுவது அல்லது வெரிகோஸ் வெயின் எனப்படும் ரத்த நாளச் சிதைவுகள், ரத்த நாள முறுக்கம் ஆகியவை

உயிரணுக்களின் உற்பத்தியைப் பாதித்துவிடுகின்றன. இயல்புக்கு மாறாகத் தடித்த ரத்த நாளங்கள் விரையின் வெப்ப நிலையை அதிகரித்துவிடுவதால் உயிரணுக்கள் உற்பத்தியாகாது. ரத்த நாளச்சிதைவின்போது விரைகள் அதிகமாக வெப்பமடைந்துவிடுவதால் உடலுறவுச் செயல் பாடுகள் நிகழ்வதில்லை. விந்தணுக்களின் உற்பத்தியும் தடைபடும்.

இ) நோய்த்தொற்று

புராஸ்டேட் சுரப்பிகளில் நோய்த் தொற்று ஏற்பட்டால் அது விந்தணுவின் ஊர்ந்து செல்லும் திறனைக் குறைப்பதாகத் தெரியவந்துள்ளது. மைக்கோபிளாஸ்மா எனப்படும் நுண்ணுயிரி, புராஸ்டேட் சுரப்பியில் இருந்து இத்தகைய பாதிப்பை உண்டாக்குகிறது.

4. நோய் எதிர்ப்பு ஊக்கிகள்

உடலில் அந்நியப் பொருள்களான வைரஸ், பாக்டீரியாக்கள் போன்றவை நுழையாத வகையில் பாதுகாப்பதற்காக நமது உடலில் நோய் எதிர்ப்பு ஊக்கி அணுக்கள் உள்ளன. இவை, சில ரசாயன மாற்றத்தினால், விந்தணுக்களை அந்நியப் பொருள்களாக நினைத்து அழித்துக் கொன்று விடுவதால் 5 சதவீதம் வரை மலட்டுத் தன்மை உண்டாகிறது.

5. உடலுறவுக் குறைபாடுகள்

உடலுறவுகொள்ளும் முன்பாகவே விந்து வெளிப்பட்டு விடுதால் பெண் கருத்தரியாத நிலை உண்டாகிறது.

ஆண்மைக் குறைவு என்பது, ஓர் ஆணின் உறுப்பு பல்வேறு காரணங்களால் எழுச்சி அடையாத நிலையில், தனது மனைவிக்கு இல்லற சுகத்தைக் கொடுக்கமுடியாமல் போவதுதான். மனைவியை நெருங்கும் முன்பே விந்து வெளிப்படுதல் அல்லது உறுப்பு துவண்டுவிடுதல் போன்றவை இந்தக் குறைபாட்டின்போது காணப்படும்.

6. உடலியல் குறைபாடுகள்

பிறவியிலேயே ஆண் உறுப்பின் வழியாக வெளியேறாமல், விதைப்பையும், ஆண் உறுப்பும் துவங்குகிற இடத்தில் ஏற்படும் ஓட்டை வழியாக சிறுநீரானது வெளியேறும். இத்தகையப் பிரச்னை ஒரு சதவீதத்துக்கும் குறைவுதான் என்றாலும், இந்த நபர்களாலும் கருத்தரிப்பை உண்டாக்க முடியாது.

7. சுற்றுச் சூழல் காரணிகள்

புகைப் பழக்கம், மதுப் பழக்கம், அதிகமான உடற்பயிற்சி, மன உளைச்சல் தரும் வேலைகள், உடல் பருமன், அதிகமாகக் காஃபீன் பொருள்களை அருந்துதல், மருந்து மாத்திரைகள் மற்றும் போதைப் பொருள்களைப் பயன்படுத்துதல் போன்றவை விந்தணுக்களின் உற்பத்தியை, எண்ணிக்கையைப் பாதித்து மலட்டுத்தன்மையை உண்டாக்குகின்றன.

எப்போதும் ஏதாவது டென்ஷனோடு காலம் கடத்துகிறவர்களுக்கு உயிரணுக்கள் மிகக் குறைவாக, சக்தியற்றதாக இருக்கின்றன. நீண்ட தூரம் வாகனம் ஓட்டுதல், பயணித்தல், ரசாயனத் தொழிற்சாலைகளில் பணிபுரிதல், பூச்சிக்கொல்லி மருந்துகள் அருகில் பணியாற்றுதல் போன்ற பல்வேறு தொழில் சார்ந்த பிரச்னைகளால் மலட்டுத்தன்மை உண்டாகின்றன.

மலட்டுத்தன்மை உள்ளவர்கள் என்ன செய்யலாம்?

மலட்டுத் தன்மை பெரும்பாலும் இருபத்தேழு வயது வாக்கில்தான் ஊர்ஜிதமாகிறது. காரணம், இருபத்தைந்து வயதில் திருமணம் செய்தாலும் இரண்டு ஆண்டுகள் வரை பொறுமையோடு இருக்கலாம். அதன்பிறகு, தம்பதியர் இருவருமே மருத்துவர்களை அணுகி பரிசோதனை செய்துகொள்வது நல்லது. தனக்கு இத்தகையப் பிரச்னை வந்துவிட்டதே என சோர்ந்துவிடக் கூடாது. தற்போதைய நவீன மருத்துவத்தில் 90 சதவீதக் குறைகளை நிவர்த்தி செய்ய முடியும்.

பிறவிக் காரணங்கள் தவிர, மற்ற காரணங்களால் பிரச்னைகள் ஏற்படுமானால், கூடுமானவரை அவற்றைச் சரிசெய்யலாம் என்பதை மனத்தில் கொண்டு மருத்துவ ஆலோசனை பெற வேண்டும்.

கருத்தரிப்புக்காக, சிறப்பு மருத்துவரை அணுகுவதற்கு முன்பு தம்பதியர் இருவருமே சில சிறிய பரிசோதனைகளை மேற் கொள்ள வேண்டும் என்று சொல்கிறார்கள். அப்படி, என் னென்ன பரிசோதனைகள் மேற்கொள்ளப்பட வேண்டும்?

1. பெண்களுக்கான உடல் வெப்பப் பரிசோதனை

சினைமுட்டை வெளியாகும்போது, உடல் வெப்பம் இயல்பைவிட குறைந்து, பின்பு அதிகரிக்கும். இந்த நிலை எப்போது ஏற்படுகிறது என்பதைத் தொடர்ந்து மூன்று மாதங்களாவது பரிசோதித்துப் பார்த்துக்கொள்ள வேண்டும். இது ஓரளவுக்குப் பயன்படும்.

2. ரத்தப் பரிசோதனை

ரத்தத்தில் புரொஜெஸ்டீரான் ஹார்மோன் அளவைத் தெரிந்து கொள்வதற்காக மாதவிலக்கான இரண்டாவது, மூன்றாவது வாரத்தில் ரத்தப் பரிசோதனை மேற்கொள்வது நல்லது.

போதுமான அளவு புரொஜெஸ்டீரான் இருந்தால் முட்டை வெளிப்பட வாய்ப்பு இருக்கிறது என்பதையும், இல்லா விட்டால் வாய்ப்புக் குறைவு என்பதையும் தெரிந்து கொள்ளலாம்.

3. ஆண்களுக்கான விந்துப் பரிசோதனை

இது சாதாரணமான பரிசோதனை முறைதான். இயல்புக்கு மாறான விந்தணுக்கள் இருந்தாலும், எண்ணிக்கை குறை வாக இருந்தாலும் இதன்மூலம் கண்டறிந்துகொள்ளலாம்.

எங்களுக்குத் திருமணமாகி பத்தாண்டுகள் ஆகியும் இதுவரை குழந்தைப் பேறு இல்லை. சிகிச்சைக்காகச் செல்ல நினைத்

மலட்டுத் தன்மை என்பது மனைவிக்கு எல்லாவிதமான நிலைகளிலும் இல்லற சுகத்தை முழு அளவில் கொடுக்க முடியும், ஒரு குழந்தைப் பேற்றைத் தவிர. ஆண்மைக்குறைவு உள்ள நபருக்கு வெளிப்படும் விந்தில் உயிரணுக்கள் இருக்கும். ஆனால், மலட்டுத்தன்மையுள்ள நபருக்கு விந்து இருக்கும். அதில் உயிரணுக்கள் இருக்காது.

தால், நிறைய பரிசோதனைகள் செய்யச் சொல்வார்கள் என்கிறார்கள். எத்தகைய பரிசோதனைகள் அங்கே செய்யப் படும்? நமது விருப்பம்போல் செய்துகொள்ள முடியுமா? அல்லது பரிசோதனை கட்டாயமா?

கருத்தரிக்காததற்கான காரணத்தைக் கண்டறிவதற்கான பரி சோதனைகளை மூன்று வகைகளாகப் பிரித்துக்கொள்ள லாம்.

1. அவசியமானவை

எல்லாவித மலட்டுத்தன்மைக்கும் தவிர்க்கமுடியாத சில அவசியப் பரிசோதனைகள் இருக்கின்றன. அவற்றைக் கண்டிப்பாக மேற்கொள்ள வேண்டும்.

2. விருப்பப் பரிசோதனை

மருத்துவர் அவசியம் என்றோ, சிகிச்சைக்குத் தேவை என்றோ தீர்மானித்தால் மேற்கொள்ளக் கூடிய பரிசோதனை கள் சில உள்ளன. கருத்தரிக்க ஆறு மாதங்கள் வாய்ப்புக் கொடுத்தும், கருத்தரிக்காமல் போனால் அல்லது மலட்டுத் தன்மைக்கான உரிய காரணம் தெரிய வராதபோது இந்தப் பரிசோதனைகளை மேற்கொள்ளலாம்.

3. முக்கியத்துவம் இல்லாதவை

எந்த இரண்டு மருத்துவர்களிடம் சிகிச்சைக்காகச் சென்றா லும், ஒரே மாதிரியான வரிசையில் பரிசோதனைகளை மேற்கொள்ளமாட்டார்கள். ஒரு மருத்துவர் ஒரு பரிசோதனை முக்கியமானது என நினைக்கலாம். இன்னொரு மருத்துவர் வேறு பரிசோதனையை முக்கியம் என நினைக்கலாம். எப்படியிருந்தாலும், காலம் தாழ்த்தாமல் இந்தப் பரி சோதனைகளை மேற்கொள்வது நல்லது.

எங்களுக்குக் குழந்தைகள் இல்லை. எனது கணவரை பரிசோதனைக்குப் போகச்சொன்னால், அங்கு என்னென்ன பரிசோதனைகள் செய்வார்களோ என்று அச்சப்படுகிறார். ஆண்களுக்கான பரிசோதனை முறைகள் எப்படி இருக்கும்?

ஆண்களைப் பொறுத்தவரை பயப்படும்படியான பரி சோதனை என எதுவும் கிடையாது.

பெரும்பாலும் விந்துப் பரிசோதனைதான் வலியுறுத்தப் படும். ஏனெனில், மன இறுக்கம் போன்ற காரணங்களால் பல ஆண்களுக்கு விந்தணுவின் தன்மை வெகுவாகப் பாதிக்கப் பட்டிருக்கக்கூடும். ஒரு விந்தணுவைக் கொண்டு, அந்த நபருடைய விந்தில் உள்ள எல்லா அணுக்களும் இப்படித் தான் இருக்கும் என்றும் கூறிவிட முடியாது. ஒவ்வொரு அணுவும் ஒவ்வொரு தன்மை பெற்றதாகவோ, பல அணுக் கள் இயல்பாகவும், சில அணுக்கள் குறைபாடுகளுடனோ, மாறுபட்டோ காணப்படலாம். சில சமயம், விந்தில் உயிரணுக்களே இல்லாமல் இருக்கலாம்.

குறிப்பிட்ட என்ன காரணத்தினால் இத்தகையப் பிரச்னை ஏற்பட்டது என்பதை அறிந்துகொள்ள அடுத்தடுத்து விந்துப் பரிசோதனை மேற்கொள்ளுவது அவசியம்.

எனது கணவரைப் பரிசோதனைக்குச் வரச் சொல்லியிருக்கி றார்கள். அவர் தயங்குகிறார். அவருக்கு எவ்வாறு சோதனை செய்வார்கள்? விந்துப் பரிசோதனையின்போது, என் கணவர் கடைப்பிடிக்க வேண்டியவை என்ன?

விந்துப் பரிசோதனை மேற்கொள்ளச் செல்லும் ஆண்கள், ஒரு சில விவரங்களைத் தெரிந்துகொள்வது அவசியம்.

பரிசோதனைக்கு இரண்டு நாள்களுக்கு முன்னதாக உடல் உறவை நிறுத்திக்கொள்ள வேண்டும்.

பரிசோதனைக்கு ஒன்று அல்லது இரண்டு மணி நேரத்துக்குள், விந்துவை அகன்ற வாயுள்ள குடுவையில் அடைத்துத் தந்துவிட வேண்டும். குடுவையில் பிடிக்கும்போது, சிந்தி விட்டால் அதைப் பற்றிய விவரத்தை மருத்துவரிடம்

தொடர்ச்சியாக தாம்பத்ய உறவு கொண்டாலும் குறைந்தது ஆறு மாதம் வரையில் கருத்தரிக்காவிட்டால் கவலைப்படவேண்டாம். முப்பது வயதுக்குள் உள்ள பெண்கள் திருமணமாகி இரண்டாண்டுவரை கருத்தரிப்புக் காகக் காத்திருக்கலாம். முப்பது வயதுக்குமேல் ஆகி யிருந்தால், கருத்தரிக்கக் காலதாமதமானால் விரைந்து பரிசோதனை மேற்கொள்வது நல்லது.

தெரிவிக்கவேண்டும். காரணம், அதனால்கூட குறை அணுக்கள் இருப்பது தெரியாமல் போகலாம்.

நிரோத் போன்ற கருத்தடை சாதனத்துக்குள் விந்து திரவத்தைப் பிடித்து பரிசோதனைக்கு கொடுக்கக் கூடாது. ஏனெனில், அவற்றில் உள்ள ரசாயனங்கள், விந்தணுக்களைக் கொன்று விட்டிருந்தால் உண்மை நிலவரம் தெரியாமல் போய்விடும்.

ஆய்வகத்தில், விந்து திரவ அடர்த்தி, விந்தணுக்களின் எண்ணிக்கை, அவற்றின் ஊர்ந்து செல்லும் திறன், இயல்பான உயிரணுக்கள், பாக்டீரியா போன்ற உயிரிகள், ரசாயனங்கள் மற்றும் நோய் எதிர்ப்பு ஊக்கிகள், பிற காரணங்கள் பரிசோதிக்கப்படுகின்றன.

ஒரு தேக்கரண்டி அளவிலான விந்தணுவில் (2 முதல் 6 மில்லி) ஒவ்வொரு மில்லியிலும் நாற்பது மில்லியன் விந்தணுக்கள் இருக்க வேண்டும். இருபது மில்லியன் அணுக்களுக்கும் குறைவாக இருந்தால் பிரச்னை இருக்கும்.

சிலர், இரண்டு மூன்று மில்லியன் அணுக்கள் இருந்தாலே கருத்தரிக்கும் தகுதியுடன் இருக்கிறார்கள் என்பதும் குறிப்பிடத்தக்கது. விந்தணுவில் நாற்பது விழுக்காடு அணுக்களாவது ஊர்ந்து செல்ல வேண்டும். அதைவிடக் குறைவாக இருந்தால், அவை குறைபாடான அணுக்களாகக் கருதப்படும்.

பெறப்பட்ட விந்தில் உள்ள அணுக்களில் சுமார் 65 சதவீதம் அளவு இயல்பான அணுக்களாக இல்லாவிட்டால், விரையில் ஏதோ பிரச்னை இருப்பதைத் தெரிந்துகொள்ளலாம்.

விந்தில் உள்ள ரசாயனங்கள் சரியாக இருக்கின்றனவா என்பதை அறிய ரசாயனப் பரிசோதனை அவசியம்.

விந்தில் பாக்டீரியா, வைரஸ் போன்றவை ஒட்டியிருந்தால் நோய்த் தொற்று ஏற்பட்டிருப்பதை அறிந்துகொள்ளலாம். இந்தக் கிருமிகள் அணுக்களைக் குறைபாடுள்ளவையாக மாற்றியிருக்கும்.

விந்தில் நோய் எதிர்ப்பு ஊக்கிகள் அதிகம் இருந்தால் அவை உயிரணுக்களை அந்நியப் பொருள்களாக நினைத்துக் கொன்றுவிடலாம்.

மேற்கண்ட உண்மைகளை அறிவதற்காக விந்துப் பரி சோதனை மேற்கொள்ளப்படுவதால், தயக்கமில்லாமல் பரிசோதனைக்கு அணுகலாம்.

மலட்டுத்தன்மையைக் கண்டறிய, தாம்பத்ய உறவுக்குப் பிறகான பரிசோதனை அவசியம் என டாக்டர் கூறுகிறார். இது ஏன்?

தாம்பத்ய உறவு முடிந்த ஆறு முதல் முப்பத்தாறு மணிக்குள் இப்பரிசோதனை மேற்கொள்ளப்படுகிறது. கருப்பை வாயில் இருந்து சிறிது திரவத்தை எடுத்து, அதில் உயிரணுக்கள் ஏதேனும் உள்ளனவா என்பதை மைக்ராஸ்கோப் மூலம் பரிசோதிப்பார்கள்.

பெரும்பாலும் மாதவிலக்கான பதினான்காவது நாளுக்குப் பிறகு இப்பரிசோதனையை மேற்கொள்வதே சிறப்பானது. இந்தச் சமயத்தில் முட்டை வெளிவரும் வாய்ப்பு இருப்பதால், விந்தணுக்கள் கருப்பை வாயில் காணப்படும் சளிச் சுரப்பைத் துளைப்பதற்கு வசதியாக அச்சுரப்பு நீர் இளக்க மாகி இருக்கும்.

இப்பரிசோதனை மூலம் முட்டை வெளியாகியிருக்கிறதா? கருப்பை வாய் ஆரோக்கியமாக உள்ளதா? அல்லது பிரச்னை கள் உள்ளனவா? அப்பகுதியில் வந்துள்ள அணுக்கள் இயல் பானவையா என்பதையெல்லாம் தெரிந்துகொள்ளலாம்.

கருத்தரிக்க வாய்ப்பு இல்லாத நிலையில் உள்ள நான், மருத்துவப் பரிசோதனைக்காகச் சென்றால் எனக்கு என் னென்ன பரிசோதனைகள் மேற்கொள்ளப்படும்? அவற்றுக் கேற்ப நான் எவ்வாறு தயாராகிக்கொள்வது?

சிகிச்சை விவரங்கள் பற்றி அவர்களால் அறிந்துகொள்ளவும், தேவையான சிகிச்சைக்குத் தங்களைத் தயார்படுத்திக் கொள்ளவும், பரிசோதனைக்குச் செல்லும் முன் பெண்களுக் கும் சில விஷயங்கள் தெரிந்திருப்பது நல்லது. அவற்றுள் முக்கியமானவை:

ரத்தப் பரிசோதனை

முட்டை வெளியிடப்பட்டுள்ளதா என்பதை அறிவதற்காக மேற்கொள்ளப்படும் முக்கியமான பரிசோதனை இது.

பெண்ணின் மாதவிலக்கு முடிந்த இரண்டாவது வாரத்துக்கு மேல் புரொஜெஸ்டீரான் என்ற ஹார்மோனை சினைப்பை உற்பத்தி செய்கிறது. இந்த ஹார்மோன், ரத்தத்தில் அதிகமாக இருந்தால் சினைமுட்டை வெளியாகியிருப்பதை ஓரளவு உறுதிபடுத்தலாம்.

இந்த ஹார்மோனின் அளவு, மாதவிலக்கு ஆன பிறகு சுமார் இருபத்தோறாம் நாள் அதிகமாக இருக்கும்.

கர்ப்பம் தரிப்பதற்கு வசதியாக முட்டை வெளியாகி இருக்கிறதா என்பதை அறிய கருப்பைக் குள் சோதனைகள் செய்கிறார்களாமே, அவை என்னென்ன? இவற்றால் பெண்ணுக்குப் பிரச்னைகள் ஏதும் வராதா?

மாதவிலக்கு ஆன இரண்டாவது வாரத்தில் கருப்பையின் உள்வரிச் சவ்வில் இருந்து சிறிதளவு சதை எடுத்துப் பரிசோதிப்பார்கள். முட்டை வெளிப்பட்டிருந்தால் மட்டுமே உள்வரிச்சவ்வு வளர்ந்து அதன் சுரப்பிகளில் சுரப்பு நீர் வளர்ந்து நீர்பெருகும், இல்லாவிட்டால் எந்த மாற்றமும் நிகழாமல் பருமனாகிக் காணப்படும். மாதவிலக்கு 28 நாள்களுக்கு ஒருமுறை ஆகும் பெண்ணுக்கு இந்தப் பரிசோதனை மூலம் கருவணு விடுபட்டுள்ளதா என்பதைத் தெரிந்துகொள்ளலாம்.

கருப்பைக் குழாய் மற்றும் கருப்பையைப் பரிசோதிக்க ஹிஸ்டரோசல்பிங்கோகிராம் (எச்.எஸ்.ஜி.) என்ற எக்ஸ்-ரே பரிசோதனை செய்யப்படுகிறது. கருப்பையின் வளர்ச்சி, குறைபாடுகள், அதன் தன்மை, பாதிப்பு ஏற்பட்டுள்ள இடம் ஆகியவற்றைத் தெரிந்துகொண்டு, தேவைப்பட்டால் அறுவைச் சிகிச்சை மூலம் குறைபாட்டை நீக்கலாம். இதனால் எந்தப் பிரச்னையும் வராது.

பாலின ஊக்கி ஹார்மோன் (எச்.எஸ்.ஜி.) பரிசோதனையை மாதவிலக்குக் காலத்தில் எடுத்தால், கருப்பை உட்படலத்தின் மிகை வளர்ச்சி போன்ற குறைபாடுகள் இருந்தால் தெரியவரும்.

இரண்டு வாரங்களுக்குப் பிறகுதான் எக்ஸ்-ரே எடுக்க முடியும் என்ற நிலை இருந்தால், அந்த மாதத்துக்கு கருத்தடை

சாதனங்களைப் பயன்படுத்திக் கருவுறாமல் பார்த்துக் கொள்ளலாம்.

கருத்தரிக்காததற்கான காரணத்தை அறியும் பரிசோதனை களில் சிறந்தது லேப்ராஸ்கோப்பி பரிசோதனை. கருப் பையைத் தெளிவாகப் பார்ப்பதற்கு வசதியாக வயிற்று மடிப்புக்குக் கீழ் சிறிய அளவில் ஒரு துளையிட்டுத் துல்லிய மாகப் பார்க்க இயலும். இவ்வாறு பரிசோதிக்கும்போது சிறிதளவு கார்பன்-டை-ஆக்ஸைடை செலுத்தி உறுப்பு களைத் தனித்தனியே விலக்கி, பார்க்க விரும்பும் உறுப்பைத் துல்லியமாகப் பார்த்து அதில் உள்ள குறைபாடுகளைக் கண்டறியலாம்.

கருப்பைக் குழாய் பாதிப்பு, வயிற்று உட்குழிப் பகுதியில் தசை ஒட்டல், கருப்பை உட்படலத்தில் தசை வளர்ச்சி, நார்த்திசுக் கழலை, பிறவிக் குறைகள், சினைப்பைக் கழலைகள் போன்ற பிற குறைபாடுகளையும் துல்லியமாகத் தெரிந்துகொள்ளலாம்.

இப்பரிசோதனையை மாதவிலக்கு ஆன மூன்றாவது வாரக் காலத்தில் செய்தால், சினைப்பையில் இருந்து முட்டை விடுப்பட்டுள்ளதா என்பது போன்ற பல விவரங்களைத் தெரிந்துகொள்ள இயலும்.

பரிசோதனை முடிந்தபிறகு, எவ்விதமான பெரிய அசௌகரி யங்களும் ஏற்படாது. தையல் புண் ஏற்படலாம். முதல் நாற்பத்திரண்டு மணி நேரம்வரை அப்பகுதியில் தண்ணீர் படாமல் பார்த்துக்கொண்டால் காயம் ஆறிவிடும். தையல் நூலால் புண் வருவதைத் தவிர்ப்பதற்குத் தானாகக் கரையும் நூலால் தொப்புளில் தையல் போடுகிறார்கள். இது ஒரு சில நாள்களில் தானாகக் கரைந்துவிடும்.

பரிசோதனை முடிந்த பிறகு சில சமயம் லேசான வலி இருக் கும். ஒருநாள் ஓய்வு தேவைப்படக்கூடும். கருப்பையை முன்னும் பின்னும் அசைத்துப் பரிசோதனை மேற்கொள் வதால், சிலருக்கு அரிதாக ரத்தப் போக்கு இருக்கலாம்.

மேற்கண்ட அசௌகரியங்களைத் தவிர்ப்பதற்கு, பரி சோதனை முடிந்த பிறகு சிறிது நேரம் மருத்துவமனையில் தங்கி ஓய்வெடுத்துவிட்டுச் செல்லலாம்.

இப்பரிசோதனை மற்றும் இதைத் தொடர்ந்த சிகிச்சைக்குப் பிறகு உடனடியாகக் கருத்தரிக்கும் வாய்ப்புப் பலருக்கு ஏற்பட்டுள்ளது.

ஆண்களின் மலட்டுத்தன்மையை அறிவதற்கு மேற் கொள்ளப்படும் சிறப்புப் பரிசோதனைகள் எவ்வாறு செய்யப்படுகின்றன. இதனால் என்ன நன்மைகள் ஏற்படும்?

ஆண்களின் மலட்டுத்தன்மையை அறிவதற்காகப் பின்வரும் பரிசோதனைகள் உள்ளன. அவற்றில் குறிப்பிடத்தக்கவை:

உயிரணுவைப் பிரிக்கும் பரிசோதனை

உயிரணுவின் செயல்பாட்டைப் பரிசோதிப்பதற்காக விந்து திரவத்தை ஒரு பிரத்யேக நீர்மத்தில் விட்டு எத்தனை உயிரணுக்கள் சரியாக நீந்துகின்றன என்பதைக் கண்டறிந்து இயல்பான அணுக்களை பிரித்து, எவை எவை முட்டையைக் கருத்தரிக்க வைக்கும் திறனோடு இருக்கின்றன என்பதை ஆராய்வார்கள். இப்பரிசோதனை மேற்கொள்ள விந்து திரவம் அப்போதைக்கு எடுக்கப்பட்டதாக இருக்க வேண்டும். ஆய்வகத்திலேயே விந்துவை எடுப்பதற்கான தனியிடங்கள், சூழல்கள் ஆண்களுக்கு ஒதுக்கித் தரப்படுகின்றன.

கம்ப்யூட்டர் முறையில் உயிரணுப் பரிசோதனை

கம்ப்யூட்டர் முறையில் உயிரணுக்களின் செயல்பாடு மற்றும் நகரும் தன்மை ஆகியவற்றைப் பரிசோதிக்க, மைக்ராஸ் கோப்பில் டெலிவிஷன் கேமரா இணைக்கப்பட்டு, திரையில் விந்தணுக்கள் ஊர்ந்து செல்லும் திறனைப் பரிசோதிக்கி றார்கள். இதன்மூலம், தனி ஒரு விந்தணுவின் செயல் பாட்டையும் பரிசோதிக்கலாம்.

நோய் எதிர்ப்பு ஊக்கிப் பரிசோதனை

தங்களை அந்நியப் பொருள்களாக நினைத்துக் கொல்லவரும் வெள்ளை அணுக்களுக்கு அஞ்சி உயிரணுக்கள் மொத்தை யாகக் கட்டிக்கொள்ளும். இதனால், அவற்றின் ஊர்ந்து செல்லும் திறனும் பாதிக்கப்படும். நோய் எதிர்ப்பு ஊக்கி களைக் கண்டறிவதற்காக எம்.ஏ.ஆர். என்ற பரிசோதனையை விந்திலும், கிப்ரிக் என்ற பரிசோதனையை ரத்தத்திலும் மேற்கொள்கிறார்கள்.

நோய் எதிர்ப்பு ஊக்கிகள் மிகக்குறைவாக இருந்தபோதிலும், அணுக்கள் மொத்தையாகத் திரண்டிருந்தால் அதற்கு நோய்த்தொற்று காரணமாக இருக்கும். நோய்த்தொற்றைக் கண்டறிய, சில ஆய்வகங்களில் ஸ்பெர்ம் கல்ச்சர் மேற்கொள்ளப்படுகின்றன.

ஃப்ரக்டோஸ் அளவு

விந்துச் சுரப்பியில் உருவாகும் ஃப்ரக்டோஸ் என்ற சர்க்கரைப் பொருள் குறைவாக இருந்தால் விந்துச் சுரப்பியின் மேற்பகுதி அல்லது கீழ்ப்பகுதியில் அடைப்பு இருப்பதைத் தெரிந்து கொள்ளலாம். இதனால் விந்தில் உயிரணுக்கள் இருக்காது.

விந்தை வெளிப்படுத்தும் பரிசோதனை

முதலில் வெளியாகும் விந்தில் வீரியமிக்க உயிரணுக்களும், அடுத்து வெளிப்படும் திரவத்தில் குறைந்த எண்ணிக்கை யிலும், குறை அணுக்களும் இருக்கும். இப்பரிசோதனை, செயற்கை முறைக் கருவூட்டலுக்குப் பயனாகிறது. செயற்கை முறையிலான கருவூட்டலின்போது முதலில் வெளிப்படும் விந்தை சிரஞ்சு மூலம் பெண்ணின் கருப்பைக் குள் செலுத்தி கருத்தரிப்பை உண்டாக்குவார்கள்.

ஹாம்ஸ்டர் பரிசோதனை

விந்து எண்ணிக்கைப் பரிசோதனையின்போது, உயிரணுக் கள் முட்டையோடு இணையும் திறனைப் பெற்றுள்ளனவா என்பதைச் சோதிப்பதற்காக, எலியின் முட்டைகளுடன், எடுக்கப்பட்ட உயிரணுக்களைக் கலப்பார்கள். அந்த முட்டைகளை உயிரணுக்கள் துளைத்தால் அவை வீரியத் துடன் உள்ளன என்றும், துளைக்காவிட்டால் வீரியம் இல்லாமல் இருக்கின்றன என்பதையும் கண்டறிந்து கொள்வார்கள்.

முட்டையின் மேற்புறக்கூடு பரிசோதனை

கருப்பை நீக்கச் சிகிச்சை மேற்கொள்வோரின் சினைப்பையில் இருந்து சினைமுட்டைகளை எடுத்துவைத்திருந்து, அவற் றோடு உயிரணுக்களைக் கலப்பார்கள். இறந்த நிலையில் உள்ள முட்டைகளின் மேற்புறப் பகுதியை உயிரணுக்கள் துளைத்தால் அவை வீரியத்துடன் உள்ளன என்பதைக்

கண்டறிவார்கள். இவ்வாறே எத்தனை அணுக்கள் முட்டைகளைத் துளைக்கின்றன என்பதையும் ஆராய்வார்கள்.

ஹார்மோன் பரிசோதனை

குறைவான உயிரணுக்களை உடையவர்களுக்கு ஹார்மோன் பிரச்னைகள் இருக்கும். இவர்களின் பிட்யூட்டரியில் எல்.எச். ஹார்மோன் அல்லது எப்.எஸ்.எச். ஹார்மோன்கள் போதுமான அளவு உற்பத்தியாகாது.

இவ்வாறே, ஆண்மை ஹார்மோனான டெஸ்டோஸ்டீரான் அளவைக்கொண்டும் உயிரணுப் பரிசோதனை மேற்கொள்ளலாம். சில வேளைகளில், ஆண்களில் சுரக்கும் புரோலாக்டின் ஹார்மோன் அளவையும் கண்டறியலாம். இவற்றில் உள்ள குறைபாடு காரணமாக மலட்டுத்தன்மை ஏற்பட்டிருக்கும்.

விரையில் உள்ள திசுப் பரிசோதனை

விரையில் இருந்து சிறிதளவு திசுவை எடுத்து மைக்ராஸ்கோப்பில் பார்த்தால் அது உயிரணுவை உற்பத்தி செய்கிறதா? இல்லையா என்பது தெரியவரும். சிலருக்கு இப்பரிசோதனை நல்ல பலனைக் கொடுக்கிறது. இப்பரிசோதனையை மேற்கொள்ளும் சமயத்திலேயே விரைப்பையில் உள்ள விந்துப் பெருங்குழாய்க்குள் சிறிது மையைத் தடவி அப்பகுதியை எக்ஸ்-ரே மூலம் பரிசோதித்து அடைப்பு ஏதேனும் உள்ளதா இல்லையா என்பதைக் கண்டுபிடித்துவிடலாம்.

தெர்மோகிராபி பரிசோதனை

விரையின் வெப்பநிலையைக் கண்டறிவதற்கு இப்பரிசோதனை மேற்கொள்ளப்படுகிறது. விரைகளின் மீது வெப்பத்தை உணரும் தகடு ஒன்று பொருத்தப்படும். அது லேசாக நீல நிறத்துக்கு மாறினால் விந்து நாளப் புடைப்பும், அதனால் விரையில் அதிக வெப்பமும் ஏற்பட்டுள்ளது என்பதைக் கண்டுபிடித்துவிடலாம்.

குரோமோசோம் பரிசோதனை

பரம்பரையாக உயிரணுக்களின் உற்பத்திக் குறைபாடு இருப்பதை அறிவதற்காக குரோமோசோம் பரிசோதனை செய்வார்கள்.

சோதனைக்குழாய் முறை

உடலுக்கு வெளியே எடுக்கப்பட்ட உயிருள்ள முட்டையுடன் விந்தணுவைக் கலக்கவிட்டு, கருத்தரிப்பு நிகழ்த்தி பிறகு கருப்பைக்குள் எடுத்துப் பதியம் செய்யும் முறைதான் சோதனைக்குழாய் முறை. முட்டையுடன் உயிரணுகள் இணைய முற்பட்டால் உயிரணுக்கள் வீரியமிக்கவை என்பதை உறுதி செய்வார்கள். இது சிறப்பான முறையாக கருதப்படுகிறது.

மருத்துவரின் உதவியில்லாமல் வெப்பத்தை அளவிடும் பரிசோதனையை எப்படி மேற்கொள்வது?

இந்தப் பரிசோதனையைப் படுக்கையைவிட்டு எழுந்த வுடனே மேற்கொள்ள வேண்டும். காபி, டீ போன்றவற்றை அருந்தக் கூடாது.

தினமும் விடியற்காலையில் நாக்கின் அடியில் வெப்ப மானியை வைத்து ஒரு நிமிடத்துக்குப் பிறகு எடுத்து உடல் வெப்பநிலையைப் பார்த்து அதைக் குறித்துக்கொள்ள வேண்டும். முதல் இரண்டு வாரங்களில் ஒரே சீரான வெப்ப நிலை காணப்படும்.

முட்டை வெளியிடப்படும் முன்பு உடல் வெப்ப அளவு சற்று குறைந்தும், அடுத்த நாளோ அதற்கு அடுத்த சில நாள்களில் சற்று கூடியும் காணப்படும். மாதவிலக்கான பிறகு இரண்டு வாரங்களில் கணுவணு விடுபட்ட பின்னர், உடலின் வெப்ப நிலை 0.4 முதல் 0.8 டிகிரி ஃபாரன்ஹீட் வரை கூடுதலாகத் தெரியும். இவ்வாறு உடலில் வெப்பநிலை முதலில் சீராக வும், முட்டைவெளிபட்ட பின்னர் வேறொரு சீரான அளவிலும் இருப்பதால் இதை இருசீர் வெப்பநிலை என்பர்.

இந்த அட்டவணையை அடிப்படையாக வைத்து, முட்டை வெளிப்படும் காலத்தில் தாம்பத்ய உறவு மேற்கொள்ள வேண்டும்.

அட்டவணையைத் தொடர்ந்து பயன்படுத்தும் பெண்களால், தங்களின் மாதவிலக்கு நாளைத் துல்லியமாகத் தெரிந்து கொள்ளவும், முட்டை வெளிப்படும் நாளைத் தெரிந்து கொள்ளவும் வாய்ப்பு அதிகம். இதை நம்பத்தகுந்த பரி சோதனையாகவும் கையாள்கிறார்கள்.

பெண்களின் மலட்டுத்தன்மையை அறிவதற்கான விருப்பப் பரிசோதனைகள் உள்ளனவா?

கருவுறாமைக்கான காரணங்கள் சரியாகத் தெரியவராத நிலையில் பின்வரும் பரிசோதனைகளை மேற்கொள்கிறார்கள்.

சினைப்பை அல்ட்ரா-சவுண்டு

அல்ட்ராசானிக் ஒலி அலைகளைப் பிறப்புறுப்பு அல்லது வயிற்றுச் சுவர் வழியாக சினைப்பைக்குள் செலுத்தி எதிரொலிகளை தொலைக்காட்சித் திரையில் அளவிடுவார்கள். இவை மிகவும் துல்லியமான அளவீடுகளைச் செய்து முடிக்கிறது. இதன் மூலம், கருவணுக்கூடுகள் இயல்பாக வளர்கின்றனவா, முட்டை வெளிப்பட்டுள்ளதா? சினைப்பையில் நீர்க் கழலைகள் உள்ளனவா என்பதையும், கருத்தரிப்பு நிகழ்ந்துள்ளதா என்பதையும் ஆரம்பத்திலேயே கண்டறியலாம்.

ஹார்மோன் அட்டவணை

தினமும் ரத்தம் அல்லது சிறுநீரில் வெளியாகும் ஹார்மோன் அளவை, மாதவிலக்காகும் நாள் முதல், அடுத்த மாதவிலக்கு தொடங் கும் நாள்வரை குறித்துவைத்துப் பரிசோதனை மேற்கொள்கிறார்கள். இதன் மூலம் ஹார்மோன் குறைபாடுகளையும், எதன் காரணமாக கருமுட்டை வெளிமுட்டை வெளிவருவது தடுக்கப்படுகிறது என்பதையும் கண்டு அறியலாம்.

டெஸ்டோஸ்டீரான் அளவீடு

சினைப்பை நீர்க் கழலைகள், அட்ரீனல் சுரப்பி நோய் போன்றவற்றின்போது, பெண்களிடம் டெஸ்டோஸ்டீரான் அதிகரிக்கும். புரொஜெஸ்டீரான் ஹார்மோன் அளவு குறைவாகவோ, அதிகமாகவோ இருந்தால் பிரச்னைகள் இருப்பதை அறியலாம்.

புரோலாக்டீன் என்ற பால்சுரப்பி ஹார்மோன், அளவுக்கு அதிகமாகச் சுரந்தால் முட்டை ஒழுங்காக வெளிப்படாது. புரோலாக்டின் அதிகமாக இருந்தால் பிட்யூட்டரி சுரப்பி அளவுக்கு அதிகமாக வேலை செய்யும். அதன்பிறகு

தலைப்பகுதியில் எக்ஸ்-ரே எடுத்துப் பார்க்கலாம். பிட்யூட்டரி அதிகமாகச் சுரந்தால், கண் பார்வை பாதிக்கப்படும் என்பதால் கண் பரிசோதனையும் மேற்கொள்ளப்படும்.

தைராய்டு ஹார்மோன் அளவீடு

தைராய்டு பிரச்னைகளால் ஒரு சதவீதம் அளவுதான் முட்டை வெளியாவதில் சிக்கல்கள் ஏற்படுகின்றன.

குரோமோசோம் பரிசோதனைகள்

ஆண்களுக்குக் குரோமோசோம் குறைபாட்டினால் எவ்வாறு உயிரணுக்கள் உருவாகாதோ, அவ்வாறே பெண்களுக்கும் கருமுட்டைகள் இயல்பான நிலையில் உருவாகாது. சாதாரண ரத்தப் பரிசோதனை மூலமே இக்குறைபாட்டைக் கண்டறிகிறார்கள்.

கருப்பை மற்றும் கருப்பைக் குழாய்ப் பரிசோதனைகள்:

அ) கருப்பை ஆய்வுப் பரிசோதனை

கருப்பைக்குள் ஹிஸ்டராஸ்கோப்பி என்ற சிறிய தொலை நோக்கி ஆய்வுக்கருவியை செலுத்தி, கருப்பைக்குள் நீர்க் கழலைகள், நார்த்திசுக் கழலைகள், பிறவிக் குறைபாடுகள், கருப்பை உள்வரிச் சவ்வில் வடுக்கள் மற்றும் புண் போன்ற வேறு பிரச்னைகளையும் கண்டறியலாம். மிகச்சிறிய இந்தக் கருவிக்குள் அறுவைச் சிகிச்சைக் கருவிகளைச் செலுத்தி பாதிக்கப்பட்ட இடத்தில் அறுவைச் சிகிச்சையும் செய்யலாம்.

ஆ) டியூபோஸ்கோப்பி பரிசோதனை

கருப்பைக் குழாய்களைப் பரிசோதிப்பதற்காக மூன்று மில்லி மீட்டர் குறுக்களவு கொண்ட டியூபோஸ்கோப்பிக் கருவி பரிசோதனை மேற்கொள்ளப்படுகிறது. சினைப்பையின் முனைப்பகுதியில் இந்தக் கருவியைச் செலுத்தி ஆய்வு செய்யலாம்.

இ) ஃபாலோபோஸ்கோப்பி

டியூபோஸ்கோப்பி போன்ற மற்றொரு பரிசோதனைக் கருவி இது. புறநோயாளிகள் பிரிவிலேயே இப்பரிசோதனையை மேற்கொள்ளலாம்.

இவை தவிர, கருப்பைத் திசுச் சுரண்டல் பரிசோதனை, வைட்டமின் குறைபாடுகளைக் கண்டறியும் பரிசோதனை, கார்பன்-டை-ஆக்ஸைடை செலுத்தி மேற்கொள்ளப்படும் பரிசோதனை போன்ற சில முக்கியத்துவம் இல்லாத பரிசோதனைகளும் உள்ளன.

காரணம் கண்டுபிடிக்க இயலாத மலட்டுத்தன்மை ஏற்படுவதற்கான காரணங்கள் என்ன? இவற்றுக்கு மேற்கொள்ளப்படும் பரிசோதனை முறைகள் சிலவேளைகளில் பலன் தராமல் போய்விடுவது ஏன்?

சிலருக்கு உள்ள நிர்ப்பந்தங்கள், உளவியல் காரணங்கள் போன்ற பல்வேறு சிக்கல்களால் கருத்தரிப்பு ஏற்பட்டால், பரிசோதனை முறைகள் பல சமயங்களில் பலன் தராமல் போய்விடுகிறது. ஒருவரை சோதிக்கும்போது குறைபாடு தோன்றி திடீரென மறைவதும், இயல்பாக இருந்து குறைபாடு தோன்றுவதும் அவ்வப்போது நடக்கின்றன.

விந்தணுக்களின் ஊர்ந்துசெல்வதில் குறைபாடுகள் இருந்து, திடீரென இயல்பு நிலை ஏற்பட்டு வீரியம் உள்ள அணுக்கள் தோன்றுவதும் ஏற்படுவது உண்டு.

கருப்பையானது போதுமான அளவு வளர்ச்சி அடைந்திராத நிலை மற்றும் கருப்பைக்குள் தோன்றும் பல பிரச்னைகள் ஆகியவற்றை சரியாகப் பரிசோதிக்காத நிலையில், மலட்டுத்தன்மைக்கான சிகிச்சை அளிப்பது வீணான ஒன்று. இவர்களை மீண்டும் நன்றாக ஆராய்ந்து சிகிச்சை அளித்தால் இவர்களால் கருத்தரிக்க இயலும்.

ஹார்மோன் பிரச்னைகளால் ஒழுங்காக கருமுட்டை வெளியாகாத நிலையில் அடுத்தடுத்து ரத்தப் பரிசோதனையும், அல்ட்ரா-சவுண்டு பரிசோதனையும் மேற்கொண்டு ஹார்மோன் அளவைக் கண்டுபிடித்தால் கருத்தரிப்பிக்கும் வாய்ப்பை உருவாக்கலாம்.

ஹார்மோனைத் தூண்டும் மாத்திரைகள், சில பெண்களுக்கு எதிர்பார்த்த பலனைத் தருவதில்லை. இச்சிக்கல்களால் சுமார் பதினைந்து சதவீதத்தினருக்குக் குழந்தைப் பேறு வாய்ப்பதில்லை.

கருப்பைக் குழாய் மற்றும் கருப்பை உள்வரிச்சவ்வு அழற்சியின் காரணமாகக் கருத்தரிக்காதவர்களுக்கும் அடுத்தடுத்த லேப்ராஸ்கோப்பி மற்றும் கருப்பை ஆய்வுக்கருவி மூலம் பரிசோதனை மேற்கொள்ளும்போது, இப்பிரச்னை உள்ளவர்களில் சுமார் பதினைந்து சதவீதத்தினருக்குக் கருத்தரிப்பை உண்டாக்கலாம்.

கருப்பை வாய்ப்பகுதியில் சுரக்கும் சளிச்சுரப்பு குறைபாட்டினாலும் கருத்தரிப்பு நிகழ்வதில்லை. இச்சுரப்பியும் ஒரு சமயம் நீர்மமாக, இன்னொரு சமயத்தில் உயிரணு ஊடுருவ முடியாத அளவுக்கு வழ வழப்பாக இருப்பதுண்டு.

தம்பதியர் இருவருமே மிதமான குறைபாடு உள்ளவர்களாக இருப்பார்கள். கணவனுடைய உயிரணுக்களின் ஊர்ந்து செல்லும் வேகம் இயல்பாகவும், அவற்றின் எண்ணிக்கை குறைவாகவும் இருப்பதும், மனைவிக்கு முட்டை உருவாக்கம் மிக மந்தமாக நடைபெறுவதும் உண்டு. இத்தகைய குறைபாடு உள்ளவர்கள், இயற்கையான உடலுறவு மூலம் நீண்ட காலத்துக்குக் கருத்தரிப்பை உண்டாக்க இயலாது. வயதான தம்பதியர் அல்லது தம்பதியருள் யாரேனும் ஒருவர் வயதான நிலையில் இருந்து, கருத்தரிக்கும் வாய்ப்பு முடிவு நிலையில் இருக்குமானாலும் கருத்தரிக்க இயலாத சூழ்நிலை உண்டாகும்.

ஜீன்கள், குரோமோசோம்களில் ஏற்படும் குறைகளால் தோன்றும் மலட்டுத்தன்மையை அறிய எத்தகைய பரிசோதனைகள் மேற்கொள்ளப்படுகின்றன?

பெண்களுக்கு, கருப்பை எக்ஸ்-ரே பரிசோதனை, கருப்பைச் சோதனைக் கருவிப் பரிசோதனை, உடலுறவுக்குப் பிறகான கருப்பை வாய்ப்பகுதி திரவப் பரிசோதனை, மாதவிலக்கு முடிந்து அடுத்த விலக்கு வரும்வரையிலான ஹார்மோன் தொடர்ப் பரிசோதனை, சினைப்பை அல்ட்ரா-சவுண்டு ஆகியவற்றை மேற்கொள்ளலாம்.

ஆண்களுக்கு, அடுத்தடுத்து விந்தணுக்களின் எண்ணிக்கை மற்றும் அவற்றின் செயல்பாடுகள் பற்றிய பரிசோதனைகளை நிபுணத்துவம் பெற்றவரிடம் பரிசோதித்துக்கொள்ள வேண்டும்.

மாதவிலக்கு நிகழ்ந்த பிறகு கருவணுக்கூடுகள் நல்ல நிலையில் முதிர்ந்து வருவதாகவும், ஆனால், அவை முட்டையை வெளியிடாததால், கருவணுக் கூட்டிலேயே முட்டை சிறை வைக்கப்பட்டு இறந்துபோவதாகவும், இதனால் கருத்தரிக்க இயலாத நிலை இருப்பதாகவும் மருத்துவர் தெரிவித்தார். இந்தப் பிரச்னை ஏன் ஏற்படுகிறது? இதை எவ்வாறு சரி செய்வது?

இதற்குப் பலவேறு காரணங்கள் இருக்கின்றன. அவற்றை ஒவ்வொன்றாகத் தெரிந்துகொள்ளுங்கள்.

உளவியல் காரணங்கள்

மனநிலை மாற்றங்களால் முட்டைகள் வெளியிடப்படாமல் மலட்டுத்தன்மை ஏற்படுகிறது. குறிப்பாக, தேர்வு சமயங் கள், பணி இழப்பு, நெருங்கியவரின் மரணம், திருமணமாகும் நிலை, விவாகரத்தான சமயம், மன இறுக்கம் அதிகம் உள்ள நிலைகள் ஆகியவை காரணமாக ஓரிரண்டு மாதங்களுக்கு முட்டைகள் உருவாகி வெளிப்படாமல் போகலாம். தொடர்ச்சியான மன இறுக்கத்தால் பாதிக்கப்படும்போது முட்டைகள் உருவாகாமல் போக வாய்ப்பு இருக்கிறது. இவற்றைத் தவிர்த்தால், கருத்தரிக்க வாய்ப்பு உள்ளது.

கருப்பைக் குழாய்ச் சிதைவு

இந்தப் பிரச்னை அரிதாக ஏற்படுகிறது. இதனால், பொது வான உடல் நலனுக்கு எந்தவிதமான பிரச்னையும் இல்லை, இதை மைக்ரோசர்ஜரி மூலம் சரிப்படுத்திக்கொள்ளலாம்.

நோய்த்தொற்றுகளால் அழற்சி

பெரும்பாலான நோய்த்தொற்றுகள், பால்வினை நோய் களால் உண்டாவதாகக் கூறப்பட்டாலும், உடல் தொடர்பு ஏதும் இல்லாதவர்களுக்கும் இப்பிரச்னைகள் வருகின்றன. இதற்கு முக்கியக் காரணங்களாக விளங்கும் பாக்டீரியா, வைரஸ் போன்றவை. குறிப்பாக, நமது குடற்பகுதியில் ஈ-கோலை, ஸ்டெரப்டோகாக்கஸ் போன்றவை சினைப்பை அழற்சியை உண்டாக்குகின்றன.

கொனோரியா நோயின் காரணமாக சுமார் பதினைந்து சதவீதப் பெண்கள் பாதிக்கப்படுகிறார்கள். நீண்ட நேரம்

உடலுறவுகொள்ளும் பெண்ணுக்குக் கிருமித்தொற்று ஏற்பட அதிக வாய்ப்பு இருக்கிறது. உடலுறவுக்கு முன்னும், பின்னும் உறுப்புகளைச் சுத்தமாக வைத்துக்கொள்ளாததும் முக்கியக் காரணம்.

வயிற்றுப் பகுதி நோய்கள்

வயிற்றுப் பகுதி அல்லது குடல் பகுதியில் தோன்றும் நோய்த்தொற்றால் கருப்பைக் குழாய் அடைப்பு ஏற்படுகிறது. முக்கியமாக, குடல்வால் நோயின்போது, குடல்வால் வெடிக்க நேர்ந்தால் அந்தக் கிருமிகள் கருப்பைக் குழாயின் மீது படிந்து, பரவி கருப்பைக் குழாய் அடைப்பை உண்டாக்கிவிடும். குடலில் தோன்றும் நோய்கள் சினைப்பையைப் பாதித்து அடைப்பை உண்டாக்கி முட்டை வெளியாவதைத் தடுத்து மலட்டுத் தன்மையை உண்டாக்குகின்றன.

கருக்கலைப்பு, கருச்சிதைவுகளால் வரும் அழற்சி

கருத்தரித்தவுடன் கருப்பைக்குழாயும், கருப்பையும் நோய்த் தொற்றுக்கு இலக்காகக்கூடும். சிக்கலான குழந்தைப் பேற்றின்போது ஆயுதத்தைப் பயன்படுத்துவதால் இத்தகைய நோய்த் தொற்றுகள் ஏற்படலாம். கருச்சிதைவு ஏற்பட்ட உடனே, கருப்பையில் உள்ள திசுக்களை அப்புறப்படுத்தா விட்டால் கருமுட்டை வெளியிடப்படாது.

பரம்பரையாகக் கருக்கலைப்பு செய்வதால் நோய்த்தொற்று ஏற்பட்டு கருப்பை மற்றும் கருக்குழாய்க் கோளாறுகள், தொடர்ந்து முட்டை வெளிவராத நிலையும் ஏற்படும்.

அறுவைச் சிகிச்சைக் குறைபாடுகள்

கருப்பை, கருப்பைக் குழாய் மற்றும் சினைப்பை போன்ற வற்றில் மைக்ராஸ்கோப்பைப் பயன்படுத்தாமல் செய்யப் படும் அறுவைச் சிகிச்சைகளால் பாதிப்புகள் ஏற்பட்டு விடுவது உண்டு. குறிப்பாக, கருப்பைக் குழாயில் பாதிப்பு ஏற்பட்டு முட்டை ஊர்ந்து செல்ல இயலாத நிலை உண்டாகும். கருப்பைக் குழாயில் ஒருமுறை கரு பதியமாகி வளர்ந்தால் கருப்பைக் குழாயில் பாதிப்பு நேர்ந்து, மறுமுறை கருத்தரிப்பதில் சிக்கல் ஏற்படும்.

பிறவிக் குறைபாடுகள்

பிறவியிலேயே கருப்பைக் குறைபாடும், அதைத் தொடர்ந்து கருப்பைக் குழாய்களில் ஒன்று அல்லது இரண்டுமே குறை வளர்ச்சி கொண்டதாக இருந்தாலும் மலட்டுத்தன்மை உண்டாகும். இரண்டு குழல்கள் இணைந்து ஒரு கருப்பையாக உருவாகும். சிலருக்கு இந்தக் குழல்கள் இணையாமல் இரட்டைக் கருப்பையாகத் தெரியும். சிலருக்கு முழு வளர்ச்சி பெற்றிருக்காது. இந்த நிலையில் கருத்தரிக் காது. கருத்தரித்தாலும் கருச்சிதைவு ஏற்படும்.

எண்டோமெட்ரியோசிஸ்

சினைமுட்டை ஊன்றி வளரும் சூழலை கருப்பை உள்வரிச் சவ்வுப்படலம் உண்டாக்கித் தருகிறது.

கருவணு விடுபட்டிருந்தால் உள்வரிச்சவ்வுப் படலம் வளர்ந்திருப்பதோடு, அதில் சுரப்பு நீர் சுரந்து, சுரக்கும் உள்வரிச் சவ்வாக மாறியிருக்கும். கருப்பையின் உட்புறத்தில் இந்த வரிச்சவ்வுகள் தோன்றினால் மேற்கண்ட நிலை உருவாகும். அதன் வெளிப்புறத்திலும் வரிச்சவ்வு உரு வாகும்போது கருப்பைக் கோளாறு உண்டாகி இடையூறை உண்டாக்கும்.

மாதவிலக்கு மற்றும் உடலுறவு நேரங்களில் வலி தோன்றினால், இடுப்புக்கூட்டுப் பகுதியில் நோய்த்தொற்று, நார்க்கழலை போன்ற பிரச்னைகள், குடல்வால் வெடிப்பு போன்றவை இருந்தால் எண்டோமெட்ரியோசிஸ் பிரச்னை இருப்பதைத் தெரிந்துகொள்ளலாம்.

இயல்புக்கு மாறான கருப்பை

இயல்புக்கு மாறான கருப்பையினால் முட்டை வெளிப் படுவது தடுக்கப்படும். மலட்டுத்தன்மைக்கான காரணங் களில் கருப்பை, கருக்குழாய் பாதிப்புகளின் அளவு ஐம்பது சதவீதம் ஆகும்.

ஃபைப்ராய்டுகள்

நார்த்திசுக் கழலைகள் எனப்படும் ஃபைப்ராய்டுகள் இருந்தால் மாதவிலக்கின்போது அதிகமான உதிரப்போக்கு,

வயிறு வீங்குதல் போன்றவை இருக்கும். சுமார் மூன்றில் ஒரு பெண்ணுக்கு முப்பத்தைந்து வயதான நிலையில் இந்தப் பிரச்னைகள் தோன்றுவதாகத் தெரியவந்துள்ளது. இக்கழலைகள், கருப்பையில் ஓரளவு சிறியதாக இருக்கும்வரை பிரச்னைகளை ஏற்படுத்தாது. ஆனால், கருப்பைக் குழாயை அடைத்துக்கொள்கிற மாதிரி மிகை வளர்ச்சி பெற்றால் கருத்தரிப்பு பாதிக்கப்படும்.

கருப்பைத் திசுக்கட்டி (அடினோமையோசிஸ்)

ஒவ்வொரு மாதவிலக்குக்குப் பிறகும் கருப்பையின் உள்வரிச் சவ்வானது உதிர்ந்து மறுமாதம் புதிய சவ்வு உருவாகும். சில வேளை இந்த உள்வரிச்சவ்வில் கட்டிகள் தோன்றி கருப்பைக்குள் அடர்ந்த சதையாக மாறும்போது, அதில் இருந்து ரத்தப் போக்கு ஏற்படும்.

கருப்பையின் ஏதாவது ஒரு பகுதியில் இக்கட்டி ஏற்படுவதும், அவ்வப்போது வளர்ந்து முழு கருப்பையையும் அடைத்துக்கொள்கிற மாதிரி ஆவதும் இயல்பாகக் காணப்படுகிறது. இதனால், உள்வரிச் சவ்வானது கருப்பைக் குழாயை நோக்கி வளர்ந்து அதை பகுதியாக அல்லது முழுவதுமாக மூடிக்கொள்கிறது. இக்கழலையில் ஏற்படும் சீழ், வடு போன்றவை குழாய் அடைப்பையும் உண்டாக்குகிறது. இதனால்தான் கருத்தரிக்க இயலாமல் போகிறது.

கருப்பையில் கட்டியிருப்பதை எவ்வாறு உணர்ந்துகொள்ளலாம் என்றால்,

- மாதவிலக்கு குறிப்பிட்ட நாளுக்குப் பிறகும் தொடர்தல்; வலி மந்தமாகவும், தொடர்ந்தும் இருத்தல்,
- கருப்பை பெரிதாகி, வலியுடன் இருத்தல்,
- உடலுறவின்போது மந்தமான வலி.

கருப்பை ஒட்டிக்கொள்ளுதல்

சீழ்க் கட்டிகள், இதற்கு முன்பு ஏற்பட்ட கருத்தரிப்பு போன்றவை இதற்குக் காரணமாகின்றன.

மாதவிலக்கின்போது துர்நாற்றம், கருச்சிதைவைத் தொடர்ந்து ரத்தப் போக்கு ஏற்படாமை, அபார்ஷன்,

சிக்கலான பிரசவம், கருப்பையில் நார்த் திசுக்கழலைகள் அகற்றம் போன்ற நிலைகளில் இந்த கருப்பை ஒட்டுதல் இருக்கும். கருப்பைச் சுவர்கள் ஒட்டிக்கொண்டால் மாதவிலக்கின்போது வலி, அதிகப்படியான ரத்தப்போக்கு ஆகியவை இருக்கும்.

கருப்பையில் அந்நியப் பொருள்கள்

கருப்பை வாய்ப்பகுதியைத் தடுக்கும் எந்த அந்நியப் பொருளும் மலட்டுத்தன்மையை உண்டாக்கும். கருப்பையில் கொத்துக் கழலைகள், சீழ்க்கட்டிகள், கருப்பையின் உள்வரிச் சவ்வு உதிராத நிலை, சிறிய அளவிலான நார்த்திசுக் கழலைகள், அரிதாக கருப்பையில் இருந்து சரியாக அகற்றப்படாத கருத்தடைச் சாதனங்கள் ஆகியவற்றின் காரணமாக கருமுட்டை வெளியிடப்படாத நிலை தோன்றி கருத்தரிக்காத நிலை உண்டாகும்.

அறிவியலும் மகப்பேறும்

13

ஆண்களுக்கான பரிசோதனை முறைகள் குறைவாக இருந்தாலும், சிகிச்சை முறைகள் சிக்கலானவை என்கிறார்களே இது உண்மையா? உண்மையென்றால் ஏன் அப்படி?

உண்மைதான். காரணம், அதற்குப் பயிற்சியும், திறமையும் உள்ள மருத்துவ நிபுணர், நவீன வசதிகள் கொண்ட ஆய்வகங்கள், சிகிச்சை பெறும் நபரிடம் பொறுமை. இவையெல்லாம் சேர்ந்தால்தான் ஆண் மலட்டுத்தன்மைக்குச் சிகிச்சை அளிக்க இயலும்.

சிகிச்சைபெறும் காலத்தில், எதிர்பார்த்த பலனைப் பெறுவதற்கு பின்வரும் வழிமுறைகளைக் கண்டிப்பாகக் கடைப்பிடிக்க வேண்டும்.

பொதுவான உடல்நல அளவீடுகள்

ஆரோக்கியமான ஆண்கூட தாற்காலிக மலட்டுத்தன்மைக்கு ஆளாகிறார்கள். அம்மை, பொன்னுக்கு வீங்கி,

விரைப்பை காயம், விரைப்பை வளர்ச்சியின்மை போன்ற வற்றைக் கண்டறிந்து சிகிச்சை அளிக்க சுமார் எழுபது நாள்கள் தேவைப்படுகின்றன. சிகிச்சைக்குப் பிறகு நான்கு முதல் ஆறு மாதங்கள் வரை நாம் எதிர்பார்க்கிற அளவு உயிரணுக்களின் அளவு அதிகரித்திருக்காது. அதன் பிறகு இவை அதிகரிப்பதற்கான வாய்ப்புகள் அதிகம்.

உடல் எடை அதிகரித்தல்

உடல் எடை அதிகமாக இருப்பதால் உளவியல்ரீதியான பாதிப்பு அதிகம் வரும். முறையான உணவுப்பழக்கத்தை மேற்கொண்டு எடையைக் குறைக்க வேண்டும். ஒரே யடியாக எடை குறைக்காமல் வாரத்துக்கு இரண்டு பவுண்டுகள் வீதம் குறைத்தாலே போதுமானது.

புகை மற்றும் மதுப் பழக்கம்

புகைக்கும் ஆண்களின் விந்தில் உயிரணுக்களின் எண்ணிக்கை வெகுவாகக் குறையும். ஒரு பக்கம் சிகிச்சை அளித்துக்கொண்டிருக்க, இன்னொரு பக்கம் தினமும் எட்டு முதல் பத்து சிகரெட் வரை தினமும் புகைத்துவந்தால் எந்த சிகிச்சை முறையும் பலன் தராது.

சோதனைக் குழாய் மூலம் குழந்தை பெற விரும்புவோர், கண்டிப்பாகப் புகைப் பழக்கத்தைக் கைவிட வேண்டும். அதிகமாகப் புகைப்பிடிக்கும் பழக்கம் உள்ளவர்கள், அப் பழக்கத்தை கைவிட்டதும் விந்தணுக்களின் எண்ணிக்கை இயல்பு நிலைக்குத் திரும்பிவிடும் என நினைத்துக்கொள்ளக் கூடாது. மெதுவாகத்தான் திரும்பும்.

குறைவான அணுக்கள் உள்ளவர்கள், மதுப் பழக்கத்தை அறவே கைவிட வேண்டும். மதுவின் காரணமாக அணுக்களின் தன்மை, திறன் ஆகியவை பெருமளவில் பாதிக்கப் படும்.

மருந்துகளும், உடற்பயிற்சியும்

உடல் நலத்துக்காக மருந்துகளை எடுத்துக்கொள்வோர் அதன் பக்கவிளைவுகளைப் பற்றி மருத்துவரிடம் கேட்டுத் தெரிந்துகொள்ள வேண்டும். அதிகமான பக்கவிளைவுகளை

ஏற்படுத்தக்கூடிய மருந்துகளின் அளவில் மாற்றம் செய்து எடுத்துக்கொள்ளலாம்.

தினந்தோறும் நீண்ட தூரம் ஓடுதல், கடுமையான உடற் பயிற்சி ஆகியவை தவிர்க்கப்பட வேண்டியவை. அணுக் களின் எண்ணிக்கையை அதிகரிப்பதற்காக சிகிச்சை மேற் கொள்வோர் இவற்றைக் குறைத்தால், அணுக்களின் எண்ணிக்கை அதிகரிக்க ஆரம்பிக்கும்.

விரைகளின் வெப்பத்தைக் குறைத்தல்

உடல் வெப்பத்தைவிட விரைகள் குறைவான வெப்பநிலை யில் இருக்க வேண்டும். உடலின் வெப்பம் 37 டிகிரி சென்டி கிரேட் என்றால் விரைப்பையின் வெப்பநிலை அதைவிடக் குறைந்திருக்க வேண்டும். இறுக்கமான உள்ளாடைகளால் விரைப்பையின் வெப்பம் அதிகமாகும்போது உயிரணுக் களின் உற்பத்தி பாதிக்கப்படும். அதேபோல், குளிர்ந்த நீரில் குளிப்பதுதான் நல்லது. வெந்நீர் உயிரணுக்களுக்கு ஓர் எதிரி போன்றது.

இதையெல்லாம் கருத்தில்கொண்டு சிகிச்சை பெற்றுக் கொள்ள வேண்டும்.

திருமணமாகி பல ஆண்டுகளுக்குப் பிறகு குழந்தையின்மை சிகிச்சைக்காகச் சென்றோம். இயல்பான முறையில் குழந்தை பிறக்க வாய்ப்பில்லை. செயற்கை முறை கருவூட்டல் செய்து குழந்தை பெற்றுக்கொள்ளுங்கள் என மருத்துவர்கள் கூறுகிறார்கள். இதை ஏன் மேற்கொள்கிறார்கள்? எப்படி மேற்கொள்கிறார்கள்?

உயிரணு உற்பத்தி மிகவும் குறைவாக இருந்தால், அதில் தரமான அணுக்களை எடுத்து, பெண்ணின் முதிர்ந்த கருமுட்டையையும் எடுத்து சோதனைக்குழாயில் வைத்து கருத்தரிக்கச் செய்து கருப்பைக்குள் செலுத்தி செயற்கை முறை கருவாக்கம் செய்கிறார்கள். இதை மூன்றுவிதமாக மேற்கொள்கிறார்கள்.

கருப்பை வாய்ப்பகுதியில் அணுக்களைச் செலுத்துதல்

கருப்பை மற்றும் கருப்பை வாய் ஆகியவை, விந்து நுழை வதற்கு ஏற்ற வகையில் அமையாமல், வேறு திசையில்

திரும்பியிருக்கும் நிலையில், மிகச்சிறிய பிளாஸ்டிக் குழாய் மூலம் விந்துவைப் பெண்ணின் பிறப்புறுப்பு வழியாக கருப்பைக் கழுத்துப் பகுதிக்குச் செலுத்தி கருத்தரிப்பை உண்டாக்க முயற்சி மேற்கொள்வார்கள்.

சிறப்பு முறையில் உயிரணுக்களைச் செலுத்துதல்

சுய இன்பம் மூலம் விந்தை எடுத்து இறந்த உயிரணுக்களையும், இறந்த செல்களையும் ஒதுக்கிவிட்டு, வீரிய மிக்க அணுக்களை ஆய்வகத்தில் சுத்தம் செய்து பெண்ணின் பிறப்புறுப்பு வழியாகக் கருப்பை வாய்ப்பகுதியில் செலுத்துவார்கள். ஆய்வகத்தில் சுத்தம் செய்யப்படும் போது நோய் எதிர்ப்பு ஊக்கி அணுக்கள் இருந்தால் அவை அகற்றப்படும்.

இப்பரிசோதனைக்கு ஸ்பிலிட் எஜாகுலேஷன் என்ற முறையில் முதலில் வெளியாகும் விந்துவைக் கருத்தரிப்புக்குப் பயன்படுத்திக்கொள்கிறார்கள்.

கருப்பையில் நேரடியாகப் பதித்தல்

கருப்பை வாய்ப்பகுதியில் பிரச்னைகள் இருந்தால் நேரடியாக கருப்பைக்குள் உயிரணுக்களைச் செலுத்தி கருப்பைக் குழாயில் கருவாக்கம் செய்வார்கள். குறைந்த உயிரணுக்கள் உள்ள நிலையில் சோதனைக் கூடத்திலேயே உயிரணுக்களைச் சேகரித்து, விந்து திரவத்தில் கலக்காமல் ஆய்வுக் கூடத்தில் உருவாக்கப்பட்ட திரவத்தில் கலந்து கருப்பை வாய் வழியாகக் கருப்பையில் பதியம் செய்வார்கள்.

மேற்கண்ட மூன்று வழிகளிலும் செயற்கை முறை கருவூட்டல் செய்வதற்குத் தம்பதியினரின் ஒத்துழைப்பு, ரத்தப்

கருமுட்டைகளைச் சேகரிப்பதற்கு முன்பாக சுய இன்பம் மூலம் விந்துவை வெளிப்படுத்தித் தருமாறு ஆணிடம் கூறுவார்கள். சிலருக்கு இத்தகைய இறுக்கமான சூழல்களில் அவ்வாறு விந்தை வெளிப்படுத்த இயலாது. இது ஒரு பிரச்னையாக இருந்தால், விந்தை முன்கூட்டியே எடுத்து அதை உறைநிலையில் வைத்துப் பாதுகாத்து சிகிச்சைக் காகப் பயன்படுத்துவார்கள்.

பரிசோதனை, அல்ட்ரா-சவுண்டு பரிசோதனை உள்பட பல்வேறு பரிசோதனைகள் தேவைப்படும்.

எனக்குக் கருமுட்டை வெளிப்படாத நிலை இருக்கிறது. இதைச் சரிப்படுத்த ஹார்மோன் சிகிச்சை அளிக்கப் போகிறார்கள். இதை எப்படித் தருவார்கள்? இதனால் என்ன பலன்?

மாதவிலக்கு வற்றும் நிலை அல்லது குறிப்பிட்ட காலத்துக்கு முன்பே மாதவிலக்கு வற்றத் தொடங்கியிருந்தால், முட்டைகளை உருவாக்கிக் கருத்தரிப்பதற்காக பல்வேறு ஹார்மோன் மாத்திரைகள் உள்ளன. இவை ஒவ்வொன்றும் குறிப்பிட்ட ஹார்மோன்களைத் தூண்டி முட்டை உற்பத்தி நடைபெற உதவக்கூடியவை. சில ஹார்மோன்கள் ஊசி வடிவிலும் கொடுக்கப்படுகின்றன.

பொதுவாக, பாலின ஊக்கி ஹார்மோன்களான எல்.எச்., எப்.எஸ்.எச். ஆகியவற்றை பிட்யூட்டரி சுரப்பி சுமார் 60 முதல் 90 நிமிட இடைவெளியில் வெளியிடும். இதே முறையைப் பின்பற்றி ஹார்மோன் ஊசிகளைச் செயற்கை யாகக் கொடுத்து முட்டைகளைத் தூண்டுகிறார்கள். இதற்கு பம்ப் தெரபி என்று பெயர்.

மரபியல்ரீதியாகப் பெறப்பட்ட எப்.எஸ்.எச். ஹார்மோன் சிகிச்சையும் அளிக்கப்படுகிறது.

ஹைபோதலாமஸுக்கும், பிட்யூட்ரிக்கும் தொடர்பு சரியான முறையில் இல்லாவிட்டால் ஹார்மோன் அளவிலும் குறைபாடு ஏற்பட்டு கருமுட்டை வெளியிடப்படுவது பாதிக்கப்படும். இதைக் கண்டறிந்து எல்.எச். ஹார்மோனை

சோதனைக் குழாய் குழந்தை பெற எல்லோருமே தகுதியானவர்கள் என பல பெண்கள் தவறாக நினைக்கிறார்கள். இது எல்லோருக்கும் பொருந்தாது. இச்சிகிச்சை பெற பரிந்துரை செய்யப்படும் பெண்கள் அனைவருக்கும் ஒரே மாதிரி சிகிச்சை அளிக்கப்படாமல், ஒவ்வொருவருக்கும் வெவ்வேறு விதமான சிகிச்சைகள் அளிக்கப்படுகின்றன.

வெளியிடவைக்கும் ஹார்மோன் சிகிச்சையை அளித்து சினைப்பையைத் தூண்டுவார்கள். இந்த சிகிச்சைக்கு எல்.எச்.ஆர்.எச். என்று பெயர்.

பிட்யூட்டரி சுரப்பியைச் செயலிழக்க வைப்பதற்கான மருந்து களை அளிக்கும்போது முதல் இரண்டு நாள்களுக்கு அளவுக்கு அதிகமான ஹார்மோன்களை பிட்யூட்டரி சுரப்பி வெளியிட்டு, பின்னர் படிப்படியாகக் குறைந்துவிடும். இதனால், ஈஸ்ட்ரோஜென் சுரப்பும் கட்டுப்படுத்தப்பட்டு சினைப்பை செயல் இழக்கிறது.

இந்த நிலையைப் பயன்படுத்தி ஊசி மூலம் ஹியூமன் மெனோபாஸல் கொனடோடிராபின் ஹார்மோனைச் செலுத்தும்போது, சினைப்பை அதை ஏற்றுக்கொண்டு துரிதமாகச் செயல்பட்டு பல முட்டைகளை வேகமாக வெளியிடும். இம்முறை, சோதனைக்குழாய் கருவாக்கத்தில் அதிகமாகப் பயன்படுத்தப்படுகிறது.

சில பெண்களுக்கு, முட்டை வெளியான பிறகு சுரக்க வேண்டிய புரொஜெஸ்டீரான் ஹார்மோன் சரியாகச் சுரக்காது. இதனால், கருப்பையின் உள்வரிப்படலம் போது மான வளர்ச்சி அடையாமல், முட்டையை ஏற்றுக்கொள்ளும் திறனை இழந்து, கருத்தரிக்கும் வாய்ப்பு இல்லாமல் போகும் போது, ஊசியின் மூலம் புரொஜெஸ்டீரான் ஹார்மோனைச் செலுத்தி சினைப்பையைத் தூண்டுவதோடு, கருப்பையின் உட்புறத்திலும் வளர்ச்சியை உண்டாக்குகிறார்கள்.

பிட்யூட்டரி சுரப்பியில் கழலைகள் இருந்தால் புரொலாக்டின் எனப்படும் பால் சுரப்பி ஹார்மோன் அதிகமாகி மலட்டுத் தன்மையும், கண் பார்வை பாதிப்பும் ஏற்படும். தரமான எக்ஸ்-ரே சோதனைகளின் மூலம் இப்பாதிப்பைக் கண்டு அறிந்து அதை மருந்துகள் மூலமோ, அறுவைச் சிகிச்சைகள் மூலமோ நீக்கிவிடலாம்.

ஹார்மோன் சிகிச்சையின்போது கவனிக்க வேண்டிய முக்கிய அம்சங்கள் என்ன? அது வேலை செய்கிறது என்பதை எவ்வாறு அறிந்துகொள்வது?

ஹார்மோன் சிகிச்சை மேற்கொள்ளும்போது, ஒவ்வொரு நாளும் ஹார்மோன்களின் அளவைப் பரிசோதித்துக் கொள்ள

வேண்டும். முட்டை வெளிப்படும் காலத்தில் உள்ள ஹார் மோன் நிலைகளையும் பரிசோதித்துக்கொள்ள வேண்டும்.

ஹார்மோன் சிகிச்சை வேலை செய்வதை எப்படித் தெரிந்துகொள்வது என்றால், முட்டைவெளிப்படும் சமயத்தில் மார்பக வலி, வயிற்று வலி, பிறப்புறுப்பில் வெள்ளை அல்லது திரவக்கசிவு, வலி உள்ள மாதவிலக்கு போன்ற அறிகுறிகள் தோன்றும். இந்தச் சமயங்களில் அல்ட்ரா-சவுண்டு பரிசோதனை செய்து முட்டைகள் வெளியிடப்படுவதை உறுதிசெய்துகொள்ள வேண்டும்.

நான் ஏற்கெனவே கருத்தடை அறுவைச் சிகிச்சை செய்துகொண்டேன். எனக்கு மீண்டும் குழந்தை பிறக்க வாய்ப்பு உள்ளதா? தடை செய்யப்பட்ட பகுதியைத் துண்டித்து சரிசெய்ய முடியுமா?

கருப்பைக் குழாய்கள் அடைக்கப்பட்டு உங்களுக்குக் கருத் தடை ஏற்படுத்தப்பட்டிருந்தால் ஓரளவு வாய்ப்பு இருக் கிறது. ஆனால், அதில் சிரமங்களும் அதிகம்.

உங்களுடைய கரு உறுப்புகளைப் பரிசோதனை செய்த பிறகே இது சாத்தியமா என்பதைக் கூற இயலும்.

என்னுடைய கருப்பைக் குழாயில் பாதிப்புகள் அதிகமாக இருக்கின்றன. இது ஏன் வருகிறது? இவற்றை எவ்வாறு சரிசெய்வது?

கருப்பைக் குழாயில் பல பாதிப்புகள் வருகின்றன. நோய்கள், தசை ஒட்டிக்கொள்ளுதல், குழாயின் மையப்பகுதி அல்லது நுனிப் பகுதியில் கழலைகள் போன்ற காரணங்களால் கருப்பைக் குழாய் பாதிக்கப்படுகிறது. கருவாக்கத்துக்குப் பயன்படும் மற்ற உறுப்புகளில் பாதிப்பு இல்லாமல் இருந்து, கருப்பைக்குழாயில் மட்டும் இத்தகைய பாதிப்புகள் இருந் தால், அதைச் சரிசெய்த பிறகு குழந்தைபெறும் வாய்ப்பு அதிகரிக்கும்.

கருப்பைக் குழாயில் நோய்கள் அல்லது கருவாக்க உறுப்பு களான சினைப்பை, கருப்பைக்குழாய் ஆகியவை வயிற்றுப் பகுதி உறுப்புகளோடு ஒட்டிக்கொள்ளும்போது அதை அறுவைச் சிகிச்சையின் மூலம் சரிசெய்ய வேண்டியிருக்கும்.

குழாயில் நார்த்திசுக்கள் இருந்தாலோ, குழாய்க்குள் முட்டையை மெல்லமெல்ல நகர்த்திச் செல்ல பயன் படக்கூடிய வரிப்பள்ளங்கள் இல்லாமல், சமமாக இருந் தாலோ, அப்பகுதி முழுவதும் பாதிப்புடன் இருந்தாலோ கருத்தரிக்க இயலாது. இதை எக்ஸ்-ரே பரிசோதனையின் மூலம் துல்லியமாகக் கண்டுபிடித்து, பாதிக்கப்பட்ட பகுதியைத் துண்டித்து எடுத்துவிட்டு மீதம் உள்ள பகுதியைக் கருப்பைச்சுவரில் துளையிட்டு அதனோடு இணைத்து விடுவார்கள்.

கருப்பைக் குழாயின் மையப்பகுதியில் இந்தப் பாதிப்பு இருந்தால் அதுவரை துண்டித்து எடுத்துவிட்டு, மீதமுள்ள பகுதியுடன், கருப்பைக் குழாயின் முனைப்பகுதியை இணைத்துவிடுவார்கள். இவ்வாறு இணைக்கப்பட்டு குழாய் சரிசெய்யப்பட்ட பிறகு அதை ஸ்டெரிலைஸேஷன் செய்வார்கள்.

இவ்வாறு செய்தால் கருத்தரிக்கும் வாய்ப்பு 65 முதல் 95 சதவீதம் வரை அதிகமாகும்.

டியூபல் மைக்ரோசர்ஜரி மிகக் கடுமையான சிகிச்சையா? இது எவ்வாறு மேற்கொள்ளப்படுகிறது?

கருப்பை, சினைப்பை மற்றும் கருப்பைக் குழாய்களில் அடைப்பு ஏற்படாமல், அவை ஒட்டிக்கொண்டிருத்தல் போன்ற பல நிலைகளில் டியூபல் மைக்ரோசர்ஜரி மேற் கொள்ளப்படுகிறது.

கருப்பைக் குழாயின் வெளிப்புற முனை அடைபட்டிருக்கும் போது, அதற்குள் திரவங்கள் நிரம்பி குழாய் வீங்கியிருக்கும். அறுவைச் சிகிச்சையின் மூலம் தசை ஒட்டியிருப்பதைப் பிரித்து நீரை வெளியேற்றி அடைப்பைச் சரிசெய்ய வேண்டியிருக்கும்.

நாற்பது நிமிடங்கள் வரை ஆகக்கூடிய டியூபல் மைக்ராஸ் கோப் சர்ஜரியின்போது, வயிற்றின் கீழ்ப்பகுதியில் திறப்பு ஏற்பட்டு அறுவைச் சிகிச்சை மேற்கொள்வார்கள். சிகிச்சை முடிந்த ஓரிரு வாரங்களில் இயல்பான பணிகளை மேற் கொள்ளலாம். சிரமம் எடுத்து இருமுதல், முக்கி மலம் கழித்தல் போன்றவற்றைத் தவிர்த்தால் காயம் விரைந்து

ஆறிவிடும். சிகிச்சைக்குப் பிறகு 12 முதல் 14 நாள்களில் தாம்பத்ய உறவு வைத்துக்கொள்ளலாம்.

மைக்ரோ சர்ஜரி முடிந்த பிறகு தொடர்ந்து மூன்று மாதங்கள் அல்லது கருத்தரிப்பு நிகழும்வரை மருத்துவரைச் சந்திப்பது நல்லது. நோய்த்தொற்று, அழற்சி போன்ற ஏதேனும் ஏற்பட்டால் மருத்துவ நிபுணரிடம் சிகிச்சை பெற்றுக் கொள்ளலாம்.

சிகிச்சை முடிந்ததும் கருத்தரித்திருந்தால் மருத்துவரிடம் தெரியப்படுத்த வேண்டும். ஏனெனில், மைக்ரோசர்ஜரி மூலம் கருப்பைக் குழாய் சரிசெய்யப்பட்டு சுத்தப்படுத்தப் பட்டிருப்பதால், அதிலேயே கருமுட்டையும் உயிரணுவும் இணைந்து சினைமுட்டையாகி, கருப்பைக்குச் செல்லாமல் அங்கேயே பதியமாகிவிடுவது உண்டு. இதை, அல்ட்ரா-சவுண்டு மற்றும் தொடர்ச்சியான ரத்தப் பரிசோதனைகளை மேற்கொண்டு, பிரச்னை ஏற்பட்டிருந்தால் சரிசெய்யலாம்.

மைக்ரோசர்ஜரி மேற்கொண்ட பிறகும் ஓரிரு ஆண்டுகளுக்குக் கருத்தரிப்பு ஏற்படவில்லை என்றால், மீண்டும் தசை ஒட்டிக்கொண்டிருக்க வாய்ப்பு இருக்கிறதா என்பதை அறிய பரிசோதனை மேற்கொள்ளலாம்.

இந்த அறுவைச் சிகிச்சைக்குப் பிறகு கருத்தரிப்பு ஏற்பட்டு விடும் என்று கூற முடியாது. அத்தகைய நிலையில் மாதந் தோறும் கருமுட்டை வெளியிடப்படும் முறையைக் கண் காணிக்க வேண்டும்.

லேப்ராஸ்கோப்பி முறையில் கருப்பைக்குழாய் அறுவைச் சிகிச்சைகள் எவ்வாறு மேற்கொள்ளப்படுகிறது?

லேப்ராஸ்கோப்பி முறையில் தொப்புளுக்குள் துளையிட்டு, லேப்ராஸ்கோப்பி கருவிக்குள் அறுவைச் சிகிச்சைக் கருவிகளைச் செலுத்தி சிகிச்சை அளிக்கிறார்கள். சினைப்பை அருகில் உள்ள குழாய் முனையில் அடைப்பு ஏற்பட்டிருத்தல் உள்பட பல பிரச்னைகளை இதன் மூலம் சரிசெய்யலாம். சில மருத்துவர்கள், லேப்ராஸ்கோப்பி அறுவைச் சிகிச்சையின் போது லேசர் கதிர்களைப் பயன்படுத்தி அறுவைச் சிகிச்சை மேற்கொள்கிறார்கள்.

இச்சிகிச்சை சிரமம் இல்லாதது, நோயாளி விரைந்து குணம் பெற முடியும். மருத்துவமனையில் தங்கவேண்டிய அவசியம் அதிகம் இருப்பதில்லை. சிகிச்சையின் விளைவும் வெற்றிகரமாக இருக்கு.

கருப்பைக் குழாய்க்குள் பலூன் செலுத்தும் சிகிச்சை இருக்கிறதாமே, உண்மையா? இது எதற்காக மேற்கொள்ளப் படுகிறது?

எக்ஸ்-ரே உதவியுடன் கருப்பைக் குழாய் அடைப்பை நீக்க இச்சிகிச்சையை மேற்கொள்கிறார்கள்.

ஃபைப்ராய்டு கழலைகள், கருத்தரிப்பதைத் தடை செய்யுமா?

கருப்பையில் தோன்றும் இந்த நார்த்திசுக் கழலைகள், கருப்பைக் குழாயானது கருப்பையோடு இணையும் இடம் வரையில் கருப்பைக் குழி முழுவதையும் அடைத்துக் கொண்டிருந்தால் இவற்றுக்கு அறுவைச் சிகிச்சை தேவை. சிறிய அளவில் இருந்தால் கருத்தரிப்பதில் எந்தவிதமான பாதிப்பும் இருப்பதில்லை.

செயற்கை முறையிலான விந்தேற்றம் எவ்வாறு செய்யப் படுகிறது?

உடலுறவுச் செயல்பாடுகளில் குறை ஏற்படும்போது கண வரின் விந்துவை எடுத்து நேரடியாகக் கருப்பைக்குள் செலுத்தி சிகிச்சை அளிக்கலாம். இச்சிகிச்சையை மேற் கொள்ள பல தம்பதியினரிடையே அதிக தயக்கம் காணப் படுகிறது. தங்களால் தாம்பத்ய உறவில் சரியாக ஈடுபட முடியவில்லை என்ற விவரம் வெளியே தெரிவது தங்களுக்கு இழுக்கு என பலர் நினைக்கிறார்கள். தம்பதியர் இருவரும் கலந்து பேசி இச்சிகிச்சையை மேற்கொள்ளலாம். விந்தேற்றம் நடைபெறும் ஒவ்வொரு முறையும் கருப்பைக் கழுத்துத் திரவப் பரிசோதனை அவசியம்.

கருப்பைக் கழுத்துச் சுரப்பிப் பிரச்னைகள் மலட்டுத் தன்மைக்கு எந்தவிதத்தில் காரணமாக உள்ளன? இதைச் சரிசெய்ய இயலுமா?

கருப்பைக் கழுத்துப் பகுதி சுரப்பியின் வழியாகத்தான் உயிரணுக்கள் கருப்பைக்குள் நுழைகின்றன. இந்தச் சுரப்பி

மிக கட்டியான சளியைப் போன்று மாறிவிடும் நிலையில் அதனுள் விந்தணுக்களால் நுழையமுடியாது.

இச்சுரப்பி அமிலத்தன்மையுடன் இருந்தால் அந்தப் பகுதிக்கு வரும் உயிரணுக்கள் இறந்துவிட நேரிடும். இதைச் சிகிச்சையின் மூலம் சரிசெய்து திரவத்தை விந்தணுக்களுக்குப் பாதுகாப்புத் தரும் வகையில் மாற்றி அதன் வழியாகக் கருப்பைக் குழாய்க்கு உயிரணுக்களை அனுப்பிவைத்து கருவாக்கம் செய்யலாம்.

கருப்பைக் கழுத்துப் பகுதி சுரப்பியை சரிப்படுத்த ஈஸ்ட்ரோஜென் ஹார்மோனை மாத்திரை வடிவிலும், கிரீம்கள் வடிவில் பிறப்புறுப்புப் பகுதியில் தடவியும் கருமுட்டையை வெளியிட வைக்கிறார்கள். சளிச்சுரப்பை விந்தணுக்கள் அடையும்போது ஏற்கெனவே அங்கு இருக்கும் நோய் எதிர்ப்பு ஊக்கிகள் அவற்றைப் பிடித்துக் கொன்றுவிடும் நிலையைத் தடுப்பதற்காக, கார்டிசோன் போன்ற ஸ்டிராய்டு மாத்திரைகள் கொடுக்கப்படுகின்றன.

சளிச்சுரப்பு கட்டிக் கட்டியாக இருக்கும்போது அதை உருவாக்கும் சுரப்பிச் செல்களை முற்றிலும் உறையவைப்பது அல்லது லேசர் கதிர்களால் சுடப்பட்டு, அவ்விடத்தில் உள்ள பழைய திரவங்கள் மற்றும் செல்கள் அழிக்கப்படுகின்றன. புதிதாக உருவாகும் செல்கள், இயல்பான திரவத்தைச் சுரக்க வாய்ப்பு ஏற்படுகிறது.

கருப்பைக் கழுத்துப் பகுதி திரவத்தில் நோய்த் தொற்றுகள் அதிகமாக இருந்தால் நோய் எதிர்ப்பு ஊக்கி மருந்துகள் கொடுத்து உயிரணுக்கள் அதன் வழியாகச் செல்ல வழி செய்யப்படுகிறது.

ஐ.வி.எப். முறை என்றால் என்ன? இதன் மூலம் எவ்வாறு குழந்தைப் பேற்றை உருவாக்குகிறார்கள்?

நவீன கருத்தரிப்புச் சிகிச்சை முறைகளில் பிரபலமான ஒரு பெயர்தான் ஐ.வி.எப். என்று சுருக்கமாக சொல்லப்படும் சோதனைக்குழாய் குழந்தை முறை.

கருமுட்டையையும், உயிரணுவையும் உடலுக்கு வெளியே இணைத்து கருவுறச் செய்து மீண்டும் கருப்பைக்குள்

கொண்டு வந்து வைப்பதுதான் ஐ.வி.எப்.. சுருக்கமாகச் சொன்னால் கருப்பைக் குழாய் மேற்கொள்ள வேண்டிய பணியை செயற்கை முறையில் சோதனைக் குழாய் மூலம் செய்வதுதான் ஐ.வி.எப். முறை.

இந்த சிகிச்சையை மேற்கொள்வதற்காக, உயிரணுக்களைச் சேகரித்து அதில் இயல்பான அணுக்களைப் பிரித்தெடுத்து ஆய்வுக் கூடத்தில் பாதுகாப்பார்கள். இவ்வாறே பெண்ணின் சினைப்பையில் இருந்து கருமுட்டையை எடுத்து அதனோடு உயிரணுக்களைச் சேர்த்து கருவுறச் செய்வார்கள். இவ்வாறு வெற்றிகரமாகக் கருவுறச் செய்யப்பட்ட கருவை, பெண்ணின் கருப்பையில் இரண்டாவது நாளன்று வெற்றிகரமாகச் சேர்த்துப் பதியம் செய்துவிடுவார்கள்.

இந்த நிலையில் சினைமுட்டை சுமார் நான்கு நுண்ணறைகளைக் கொண்டதாக மட்டுமே இருக்கும். இதைப் பக்குவமாகச் செலுத்தும்போது அது கருப்பையோடு ஒட்டிக்கொண்டு நன்கு வளர்ந்துவிடுகிறது.

எங்களுக்குக் குழந்தைப் பேறு வாய்க்கவில்லை. சோதனைக் குழாய் மூலம் குழந்தை பெற்றுக்கொள்ளலாம் என என் கணவர் கூறுகிறார். இன்னொருவர் குழந்தையை என் கருப்பையில் எப்படி வளர்ப்பது? சோதனைக் குழாய் குழந்தை என்றால் என்ன? செயற்கை முறை கருவூட்டல் என்றால் என்ன?

சோதனைக் குழாய் குழந்தை முறைக்கும், செயற்கைக் கருவூட்டல் முறைக்கும் வித்தியாசம் தெரியாமல் பல தம்பதியினர் தவிக்கிறார்கள். யாருடைய உயிரணுக்களையோ எடுத்து தனக்குள் செலுத்திவிடுவார்களோ என்ற அச்சம் பல பெண்களுக்கு இருக்கிறது.

வேறு யாருடைய உயிரணுவையோ உங்களுக்குச் செலுத்த மாட்டார்கள். உங்கள் கணவரின் விந்தணுக்கள் வளமாக இருந்து, உறவுகொள்வதில் சிக்கல்கள் ஏற்படும்போது, அவரது விந்துவை சேகரித்து சிரிஞ்சு மூலம் மனைவியின் பிறப்புறுப்பு வழியாகவோ அல்லது கருப்பைக்குள் நேரடியாகவோ செலுத்தி கருப்பைக் குழாயில் கருத்தரிப்பை நிகழ்த்துவது செயற்கை முறை கருவூட்டல்.

அவ்வாறு இல்லாமல் பெண்ணின் முட்டையையும், ஆணின் உயிரணுவையும் உடலை விட்டு எடுத்து ஆய்வுக்கூடத்தில் வைத்து அவற்றை ஒன்றாகக் கலக்கவிட்டு கருவுறச் செய்து, பிறகு பெண்ணின் கருப்பைக்குள் செலுத்துவது சோதனைக் குழாய் முறை.

சோதனைக் குழாய் குழந்தை பெறுவதில் சிக்கல்கள் ஏதேனும் உள்ளனவா?

சோதனைக் குழாய் மூலம் கருத்தரிப்பில் குறைபாடுள்ள குழந்தை பிறக்க வாய்ப்பில்லை. குரோமோசோம் குறைபாடு ஏற்படவும் அவ்வளவு வாய்ப்பு இல்லை. எத்தகையப் பிரச்னைகள் இருக்கின்றன என்பதை இளஞ்சூல் நிலையிலேயே கண்டுபிடித்துவிடுவதால் கூடுமானவரை பிரச்னைகள் தவிர்க்கப்படுகின்றன.

சோதனைக் குழாய் குழந்தை பெற்றுக்கொள்ளும் பல பெண்கள் ஹைரிஸ்க் எனப்படும் பிரிவைச் சேர்ந்தவர்கள் என்பதால், பலருக்குக் குறைப் பிரசவம் நடப்பதாகக் கூறப்படுகிறது.

கருவுயிரை சோதனைக் குழாயில் இருந்து கர்ப்பப் பைக்கு மாற்றும்போது, ஒன்று வளராமல் அழிந்துபோனாலும் இன்னொன்று நன்றாக வளரும் என்பதற்காக ஒன்றுக்கும் மேற்பட்ட சினை முட்டைகளைப் பதியம் செய்ய வேண்டியிருக்கிற நிலையில், சில வேளைகளில், இரண்டு கருவுயிர்களுமே அழியாமல் குழந்தைகளாக உருவாகிவிடுகின்றன. இதனால், ஒரே பிரசவத்தில் இரண்டு குழந்தைகள் பிறக்க வாய்ப்புள்ளது.

சோதனைக் குழாய் முறையில் சிகிச்சைபெறும்போது ஏதேனும் பக்கவிளைவுகள் போன்ற பிரச்னைகள் தோன்றுமா? இவற்றால் உடல் நலனுக்குப் பாதிப்புகள் ஏற்படுமா?

சோதனைக் குழாய் முறையில் கர்ப்பம் தரிக்க, சினைப் பைகளை தூண்டுவதற்கான மாத்திரைகள், சினைப்பையில் நீர்ழ்க் கழலைகளைத் தாற்காலிகமாக உண்டாக்குகின்றன. சோதனைக் குழாய் முறையில் குழந்தை பெற்றுக்கொள்வதற்காக நீண்ட தூரத்தில் இருந்து வருவதால் ஏற்படும் அலைச்சல், முட்டை எடுப்பதற்காகக் காத்திருத்தலால் வரும் சோர்வு போன்ற சில சிறிய பிரச்னைகள் தோன்றும்.

சோதனைக் குழாய் முறையில் குழந்தை பெற வருவது என்கிற நிலையில் தம்பதியினருக்கு பதற்றம் அதிகரிக்குமா?

சிகிச்சைக்கு வரும்போதே, சோதனைக் குழாய்க் குழந்தைக்கு எப்படி தயாராவது என்ற விவரங்கள் சொல்லப்படுவதால் எந்தவித பதற்றமும் ஏற்படுவதில்லை. இதுபோன்ற சூழலில் அவர்களுக்குள் நெருக்கம்தான் அதிகரிக்கிறது.

சோதனைக் குழாய் முறையில் முட்டையை கருப்பைக்கு எவ்வாறு மாற்றுகிறார்கள்?

பெண்ணுக்கு, முட்டை வெளியிடப்பட சினைப்பையை அல்ட்ரா-சவுண்டு மூலம் தூண்டி, முட்டைகளைச் சேகரித்து பன்னிரண்டு வோல்ட் மின்னோட்டம் கொண்ட கையடக்கமான இன்குபேட்டரில் வைப்பார்கள். ஒன்றுக்கு மேற்பட்ட முட்டைகள் சேகரிக்கப்படும்.

கருவைப் பாதுகாப்பதற்கு ஏற்ற வெப்பநிலையில் வைத்த பிறகு, கணவரிடம் இருந்து விந்து சேகரிக்கப்பட்டு, அதில் உள்ள தரமான அணுக்கள் மட்டும் முட்டையோடு கலக்க விடப்படுகின்றன.

முட்டையும், விந்தணுவும் இணைந்து கருவாக்கம் நடந்த பிறகு, அதைக் கருப்பையில் என்ன வெப்பச் சூழல், ஹார்மோன் சூழல் இருக்குமோ அதே சூழலில் இன்குபேட்டரில் வைப்பார்கள்.

இரண்டு நாள்களுக்குப் பிறகு பெண்ணை அழைத்து அவருடைய கருப்பையில் முட்டைகளைப் பதியம் செய்வார்கள்.

இவ்வாறு பதியம் செய்வதெல்லாம் மிகவும் சுலபம். ஆனால், பதியமிடும் செயலில் முழு வெற்றியடைவது கடினமான செயல். எச்சரிக்கையாகச் செயல்படாவிட்டால், கருவாக்கம் வெற்றிகரமாக அமையாது.

ஆண்கள் எந்தெந்த குறைபாடு உள்ளவர்களாக இருக்கும் போது, சோதனைக் குழாய் முறையில் எப்படி கருவாக்கம் செய்யப்படுகிறது?

குறை எண்ணிக்கை உள்ள அணுக்களை உற்பத்தி செய்யும் திறனுள்ளவர்களின் உயிரணுக்களைப் பிரித்தெடுத்து,

குறைந்த அளவிலான கருவளர்ப்புத் திரவத்தில் முட்டையுடன் எளிதில் நெருக்கமாக விட்டு இணையுமாறு செய்கிறார்கள்.

விந்து நாளம் பாதிக்கப்பட்டு அல்லது அடைபட்ட நிலையில் இருக்கும்போது, எபிடிடைமிஸ் என்கிற விரை மேவியில் ஊசி செலுத்தி அணுக்களை அதன் மூலமாக உறிஞ்சியெடுத்து முட்டையோடு சேர்த்து கருத்தரிக்கச் செய்கிறார்கள்.

நகரும் தன்மையை இழந்த விந்தணுக்கள் அல்லது நகரும் தன்மை குறைந்த அணுக்கள் இருந்தால், முட்டையின் மேலடுக்கை துளைக்கக்கூட அணுக்களுக்குத் திறன் இருக்காது. இவ்வளவு பலவீனமான அணுக்களையும் கருத்தரிப்புக்கு ஏற்றதாகச் செய்யும் வகையில், முட்டையின் மேல் அடுக்கான ஜோனாவின் மீது ரசாயனக் கலவையைச் செலுத்தி அதைக் கரைத்து முட்டைக்குள் உயிரணு நுழையச் செய்கிறார்கள்.

எந்த முயற்சியுமே இல்லாமல் முட்டைக்குள் நுழைந்த உயிரணு ஆரோக்கியமான கருவுயிராக வளருமா என்பதை அறிவதற்காக, சினை முட்டை பதினாறு செல் நிலையில் இருக்கும்போது அதைப் பரிசோதித்துப் பார்க்கிறார்கள்.

கருமுட்டையின் மேல் உறையில் சிறிய அளவில் துளை போடும் முறை தற்போது நடைமுறைக்கு வந்துள்ளது. லேசர் கருவியைப் பயன்படுத்தி முட்டையில் விந்தணு நுழையும் அளவுக்குத் துளைசெய்து அதனுள்ளே அனுப்புகிறார்கள்.

இதனால் பாதுகாப்பான முறையில் உயிரணு உள்ளே சென்று கருவுயிராக மாறுகிறது.

சோதனைக் குழாய் முறையின் தோல்விக்குக் காரணங்கள் என்ன?

சிகிச்சையின்போது சினைப்பைகளில் கருவணுக்கூடுகள் உருவாக்கப்படாமல், கட்டிகள் உருவாகிவிடுவது உண்டு. இத்தகைய நிலைகளில் சிகிச்சையைக் கைவிடவேண்டியிருக்கும். சுமார் எட்டு முதல் இருபது சதவீதத்தினருக்கு இதுபோன்ற பிரச்னைகள் ஏற்படுகின்றன. கட்டிகளுக்குச் சிகிச்சை அளித்து, சினைப்பைக்குப் போதுமான ஓய்வு

கொடுத்த பிறகு மீண்டும் சோதனைக் குழாய் முறையை மேற்கொள்ளும்போது நல்லவிதமான பயன் தரும்.

சில வேளைகளில், லேப்ராஸ்கோப்பி மற்றும் அல்ட்ரா-சவுண்டு முறைகளில் முட்டைகளைச் சேகரிக்க இயலாமல் போய்விடும்.

முட்டையோடு சேரவேண்டிய நாளில் விந்தணுக்கள் போதிய ஆரோக்கியம் இல்லாமல் இருந்தால் கருத்தரிப்பை ஏற்படுத்த இயலாது. இதற்கு முந்தையப் பரிசோதனைகளில் விந்தணுக்கள் ஆரோக்கியத் துடன் இருப்பதும், திடீரென ஆரோக்கியம் இழந்துவிடுவது உண்டு.

ஆண் மலட்டுத்தன்மை, ஒட்டுமொத்தத் தோல்விக்கு முக்கியக் காரணமாகிறது.

இயல்பாக முதிரவேண்டிய கருமுட்டையானது, போதிய வளர்ச்சி பெறாமல் வெளியாகும் நிலையிலும், சிதைந்து விடும் நிலையிலும் கருத்தரிப்பு சாத்தியமாகாமல் சோதனைக் குழாய் முறை தோல்வியடைய நேரிடுகிறது.

கருவுயிர் உருவாகி நன்றாக முதிராத நிலையில் கருப்பைக்கு மாற்றம் செய்யும்போது, சரியாகப் பொருத்தப்படாமல் அல்லது பொருந்தாமல் போவதால் அது சிதைந்துவிடும். அனுபவமற்ற மருத்துவர்கள் இந்த முயற்சியில் ஈடுபடும் போது, கருப்பையில் சினைமுட்டை பதியமாவதில் சிக்கல் ஏற்பட்டு சிதைவதுதான் அதிக அளவில் நடக்கிறது.

சில வாரங்களிலேயே முதிர்ச்சி அடையாத கருவுயிர்கள் சிதைந்துவிடுவதும் சோதனைக் குழாய் முறை தோல்வி யடைய நேரிடுகிறது.

நாங்கள் சோதனைக் குழாய் முறையில் கருவாக்கம் செய்து கொள்ள விரும்புகிறோம். சிறந்த கருவாக்க மையத்தைத் தேர்வு செய்வது எப்படி?

பத்திரிகைகள், தொலைக்காட்சிகள் போன்ற ஊடகங்கள் வாயிலாக எல்லாருமே தாங்கள் சிறப்பான முறையில் கருவாக்கம் செய்வதாக விளம்பரப்படுத்துவதாலும், கட்டுரைகள் எழுதுவதாலும் பலர் அதை நம்பி ஏமாந்துவிடுகிறார்கள்.

நீங்கள் சிகிச்சை பெற்றுக்கொள்ள விரும்பும் நகரத்தில் உள்ள கருவாக்க மையங்களின் விவரங்கள், அதன் வெற்றிவாய்ப்பு, தோல்வி இவற்றையெல்லாம் குறித்துக்கொள்ளுங்கள்.

ஒருமுறை அந்த மையத்துக்குச் சென்று பாருங்கள். அங்கே மருத்துவர்கள் மற்றும் ஆய்வகப் பணியாளர்கள் அனைவரும் அணியாகச் செயல்படுகிறார்களா? தனியாகச் செயல்படு கிறார்களா என்பதைக் கவனியுங்கள்.

தொடர்ச்சியாக வந்து கண்காணிக்கும்போது, மருத்துவரைப் பிறர் சந்திப்பது சுலபமாக இருக்கிறதா? நீண்ட நேரம் காத்திருக்க வேண்டியிருக்கிறதா? நமக்கு உடல் நிலையில் திடீரென பிரச்னைகள் ஏதேனும் ஏற்பட்டால் அந்த மருத்துவரை அணுக இயலுமா? நமது கேள்விகளுக்குப் பொறுமையாக பதிலளிக்கிறார்களா? சிகிச்சைக்கு முன் உங்களுக்குத் திருப்திகரமான பரிசோதனைகளை அவர்கள் மேற்கொள்கிறார்களா? சிறுநீர்ப் பரிசோதனை, ஹார்மோன் பரிசோதனைகள், ஸ்கேன் பரிசோதனை போன்றவை மேற்கொள்ளப் படுகின்றனவா? அந்த மருத்துவமனையில் சோதனைக் குழாய் முறையிலான கருவாக்கம் மட்டும்தான் நடைபெறுகிறதா? வேறுவிதமான சிகிச்சை முறைகளும் உள்ளனவா? இதற்கு முன் சிகிச்சை பெற்றவர்களின் அனு பவம் என்ன? அவர்களுக்கு என்ன விதமான சிகிச்சைகள் அளித்திருக்கிறார்கள், என்னென்ன மாத்திரைகள் அளித்திருக் கிறார்கள் என்பன போன்ற விவரங்களைச் சேகரியுங்கள். எல்லாவிதத்திலும் உங்களுக்குத் திருப்தி ஏற்பட்ட பிறகு சிகிச்சைக்குச் செல்லுங்கள்.

நாங்கள் கருவாக்கத்துக்காக ஒரு நல்ல மையம் என்று சிகிச்சைக்குப் போனோம். அங்குள்ள சூழல்கள் எங்களுக்கு ஒத்துக்கொள்ளாமல் போய்விட்டது. சிகிச்சையைக் கைவிடலாமா? அனுசரித்துப் போக வேண்டுமா?

என்ன சூழல் என்பதை நீங்கள் தெளிவாகத் தெரிந்து வைத்திருக்க வேண்டும்.

நீங்கள் பெறும் சிகிச்சை முறை பற்றி மருத்துவர் சரியாகக் கவனிக்காத நிலை, உயிரணுக்களின் பரிசோதனையைத் தீவிரமாகப் பரிசோதிக்காமல் விடுதல், பரிசோதித்துப் பலன்

இருக்காது என தெரிந்தபின்னும் தொடர்ந்து சிகிச்சை பெற உங்களை வற்புறுத்துதல், மயக்க மருந்து கொடுக்காமல் முட்டை சேகரித்தல், லேப்ராஸ்கோப்பி, அல்ட்ரா-சவுண்டு ஆகியவற்றைப் பயன்படுத்தாதது போன்றவை தொடர்ந்தால், அந்த மையத்தில் நீங்கள் சிகிச்சை பெறுவது வீண்.

ஒருமுறை கருவாக்கம் தோல்வி அடைந்தால், மீண்டும் மருத்துவரை எளிதாக சந்தித்துப் பேசும் சூழல் இருக்க வேண்டும். தட்டிக் கழிக்கும் நிலை இருந்தால் தொடர்ந்து சிகிச்சை பெற முடியாது.

சிகிச்சையை வெற்றிகரமாகத் தொடங்கி, இடையில் உங்களுக்கு வேறுவிதமான தீவிர நோய்கள் ஏற்பட்டால் சோதனைக் குழாய் முறையைக் கைவிடலாம்.

என் வயது நாற்பது. வெற்றிகரமான ஒரு கருவாக்க மருத்துவ மையத்தை சோதனைக் குழாய்க்காக அணுகினோம். அவர்கள் எங்களைத் தேர்வு செய்யவில்லை. இது ஏன்?

சோதனைக் குழாய் முறையில் வெற்றியடைய சில கருவாக்க மையங்களில் பல வழிமுறைகளைப் பின்பற்றுகின்றன. ஒரே சமயத்தில் மூன்று முதல் ஐந்து முட்டைகளை வைத்து கருவாக்கம் செய்திருப்பார்கள்; சிகிச்சை பெறும் தம்பதி யினரின் வயது முப்பத்தைந்துக்குள் இருக்கக்கூடும். கருக் குழாய் அல்லது விந்துக் குழாய் அடைப்பு உள்ளவர்களின் எண்ணிக்கை அதிகமாக இருக்கும்; நிறைய தம்பதிகளைக் கருவாக்கத்துக்கு அழைக்காமல், ஒரு சிலரை மட்டும் தகுதி யானவர்களாகத் தேர்வு செய்து சிகிச்சை அளித்திருப்பார்கள். இத்தகைய தகுதிகளில் உங்களுக்கு எதுவும் இல்லாத நிலை யில் கருவாக்க மையம் உங்களை நிராகரித்திருக்கலாம். நீங்கள் அங்கு சிகிச்சை பெறுவதை தவிர்த்துக்கொள்வதும் நல்லது.

நாங்கள் புதிதாகத் திருமணமான தம்பதிகள். குழந்தைப் பேற்றை தள்ளிப்போட விரும்புகிறோம். ஆனால், கருவுயிரை எடுத்து சேகரித்து வைக்கவும் விரும்புகிறோம். இதில் என்னென்ன சாதகங்கள், பாதகங்கள் இருக்கின்றன?

சாதகங்கள்:

திருமணம் செய்துகொண்ட தம்பதியர் இவ்வாறு சினை முட்டைகளை உருவாக்கிப் பாதுகாத்து வைத்துக்கொண்

டால், தேவைப்படும் போது இதை கருத்தரிப்புக்காகப் பயன்படுத்த முடியும்.

எந்த விதத்திலும் குழந்தைப் பேறு வாய்க்க இயலாத தம்பதியருக்கு கருவுயிரைத் தானமாகக் கொடுக்கலாம்.

கருப்பைப் புற்றுநோய், ஃபைப்ராய்ட்ஸ் கழலைகள் இருந்தால் அவற்றை அகற்றிய பிறகும் கருத்தரிப்பு இயல்பாக நடக்குமோ நடக்காதோ என்ற சந்தேகம் இருந்தால், முன்கூட்டியே கருவுயிரை உண்டாக்கி பாதுகாப்பாக உறைய வைத்துக்கொள்ளலாம்.

முட்டை உருவாகும் வாய்ப்பை இழக்க நேரிடுவதற்கான சூழல்கள் இருந்தால் முன்னெச்சரிக்கையாக கருவுயிரைப் பாதுகாத்து வைத்துக்கொள்ளலாம்.

சோதனைக் குழாய் முறையில் கருத்தரிப்பை உண்டாக்க ஒன்றுக்கு மேற்பட்ட சினைமுட்டைகளைத் தயார் செய்து உபரியாகப் பாதுகாத்து வைத்துக்கொள்ளலாம். இதன் மூலம், கருப்பையில் ஒருமுறை பதியம் செய்யப்பட்ட கருவுயிர் அழிந்துபோனாலும், பாதுகாக்கப்பட்ட கருவுயிரைப் பொருத்தி மீண்டும் கருத்தரிப்பை உண்டாக்கலாம்.

பாதகங்கள்

கருவுயிரை உறைய வைக்கும் முறை எல்லா நேரங்களிலும் வெற்றிகரமாக அமைந்துவிடாது. சிலவேளைகளில், இது முற்றிலும் தோல்வியில் முடிந்துவிடுவது உண்டு.

சோதனைக் குழாய் முறையில் கருத்தரிப்பதற்காகப் பாதுகாத்து வைத்திருந்து எடுக்கப்பட்ட கருவுயிரானது, புதிதாக உருவாக்கப்படும் கருவுயிரைப் போன்று அவ்வளவு சாதகமான வெற்றியைத் தராது.

பழைய சினை முட்டைகள், ஹார்மோன்களில் உள்ள சூழலிலேயே முதிர்ச்சியடைய வைக்கவேண்டும். இல்லாவிட்டால் கருப்பையில் எடுத்துப் பதியவைப்பதற்கு இயலாத நிலை உண்டாகும்.

கருவுயிரைப் பாதுகாத்து வைப்பது செலவுபிடிக்கக் கூடியது.

பாதுகாக்கப்படும் காலத்தில், ரசாயன மாற்றங்களுக்கு உள்ளானால் பிறவிக் குறைபாடுகள் தோன்ற வாய்ப்புள்ளது. இவற்றையெல்லாம் கவனமாகப் பரிசீலித்து முட்டையைப் பாதுகாக்க வேண்டும். இல்லாவிட்டால் முழு அளவில் பலன் தராது.

தற்போது, நவீன சிகிச்சைகளைத் தேடி பலர் அலைந்து கொண்டிருப்பதைப் பார்க்கிறோம். இதற்கு அவசியம் என்ன? இந்த சிகிச்சை முறைகள் தேவைதானா?

பரம்பரைக் குறைபாடுகள் வரும் என்பது தெரியாமலோ அல்லது தவிர்க்க இயலாமலோ திருமணம் செய்துகொண்ட தம்பதியர் கருத்தரிக்கும்போது, பிரச்னைகள் வருவது தவிர்க்க இயலாதது என்பதால், கண்டிப்பாக நவீன சிகிச்சை முறைகளை அணுக வேண்டியுள்ளது.

சிலருக்குக் குழந்தைப் பேறு வாய்க்காத நிலையிலும் இத்தகைய சிகிச்சையை மேற்கொள்வது நல்லது.

மாறிவரும் காலநிலைக்கு ஏற்ப ஆண்களின் கருத்தரிப்பிக்கும் ஆற்றலை, ஒவ்வொரு ஐந்தாண்டுக்கு ஒருமுறை உலக நல மையம் தரநிர்ணயம் செய்து வருகிறது. சமீபத்திய அறிக்கையின்படி, ஒரு ஆணின் விந்தில் இருபது மில்லியன் உயிரணுக்கள் இருந்தாலே கருத்தரிப்பை உண்டாக்க இயலும் எனக் கூறப்பட்டுள்ளது.

ஆண் வெளிப்படுத்தும் உயிரணுக்களில் சுமார் எழுபது சதவீதத்துக்கும் மேலான உயிரணுக்கள் உயிருடன் இருந்தால்தான் கருத்தரிப்பை உண்டாக்க முடியும். அவற்றுள் ஐம்பது சதவீத அணுக்கள் ஊர்ந்து செல்லக்கூடியவையாகவும், முப்பது சதவீத அணுக்கள் குறைபாடு இல்லாமலும் இருந்தால்கூட போதுமானது.

வழிகாட்டுதல் நெறிமுறை இல்லாத சில மருத்துவமனைகள் மற்றும் பரிசோதனைக்கூடங்கள் ஒரு மில்லி விந்தில் ஆறு கோடி விந்தணுக்கள் இருக்க வேண்டும் என நம்பிக்கொண்டு இருக்கின்றன. இதில் பரிசோதனை மேற்கொள்ளும் ஆண்கள் பலர் தவறான முடிவுகளைப் பெற்று தாங்கள் மலட்டுத் தன்மை உள்ளவர்கள் என தீர்மானித்துக் கொண்டிருப்பார்கள்.

இவற்றையெல்லாம் போக்க நவீன சிகிச்சைகள் அவசியமாகத் தேவைப்படுகின்றன.

சோதனைக் குழாய் முறைக்கும், இக்சி என்ற முறைக்கும் உள்ள வித்தியாசம் என்ன?

சோதனைக் குழாய் முறையில் ஒன்றுக்கு மேற்பட்ட முட்டைகளைக் கருத்தரிக்க வேண்டியிருப்பதால், ஒரு முட்டைக்கு சுமார் ஒரு லட்சம் தரமான உயிரணுக்கள் வீதம், ஐந்து முதல் பத்து லட்சம் உயிரணுக்கள் தேவைப்படும். இக்சி எனப்படும் முறையில் கருவாக்கம் செய்ய ஐந்து லட்சம் அணுக்களே போதுமானது.

இக்சி எனப்படும் ஐ.சி.எஸ்.ஐ.

சோதனைக் குழாய் முறையில் கருவாக்கம் செய்யப்படும் போது ஒரு சிறு துளி விந்து வளர்ப்புத் திரவத்தில் ஒரு லட்சம் அணுக்களைச் செலுத்தி அதில் ஒரு முட்டையை விட்டு கருவாக்கம் செய்ய வேண்டும்.

இந்த முறையில் தோல்வி ஏற்படும்போது இன்ட்ரா சைட்டோஸ் பிளாஸ்மிக் ஸ்பெர்ம் இஞ்செக்ஷன் (ஐ.சி.எஸ்.ஐ.) எனப்படும் அதி நவீன முறை பயன்படுத்தப்படுகிறது.

பாரம்பரியக் குறைபாடுகளால் விந்தணு குறைபாடு உள்ளவர்களுக்கு இம்முறை பயன்தரும்.

ஐந்து லட்சம் அணுக்களுக்கும் குறைவான அணுக்களை உடையவர்களுக்கும், விந்தணுக்கள் நலிவுற்ற நிலையில் இருப்பவர்களுக்கும், நாற்பது சதவீதத்துக்கும் அதிகமாக ஊர்ந்து செல்லும் திறன் இழந்த உயிரணுக்களை உடையவர்களுக்கும், சீரற்ற உருவம் உள்ள உயிரணுக்களை உடையவர்களுக்கும் இந்த முறை மிகவும் பொருத்தமானது என்பதால், தற்போது அதிக அளவில் மேற்கொள்ளப்படுகிறது.

இக்சியில் ஒரே ஒரு தரமான விந்தணுவைப் பிரித்தெடுத்து ஒரு மெல்லிய கருவியால் பிடித்துக்கொண்டு, கரு முட்டையில் துளையிட்டு அதனுள் ஊசி மூலம் உயிரணுவைச் செலுத்தி கருவாக்கம் செய்வார்கள். இந்தப் புதிய முறையில் ஏறக்குறைய நூறு சதவீதம் வெற்றி கிடைக்கிறது.

ஏதேனும் அடைப்பு, விந்து நாளச் சிரைகளின் பாதிப்பு அல்லது வேறு காரணங்களால் விந்தணுக்கள் உற்பத்தியாக வில்லை என்றால், விந்தணுக்கள் உற்பத்தியாகும் இடத்தில் உள்ள தசையிலும் பயாப்சி செய்து ஒரேயொரு விந்தணு கிடைத்தாலும், இல்லாவிட்டால் அதன் தலைப்பகுதியான அக்ரோசோம் கிடைத்தாலும் அதைப் பக்குவமாக எடுத்து வந்து, முட்டைக்குள் நுண்ணிய துளையிட்டு அதன் வழியாக முட்டையைச் செலுத்தி கருவாக்கம் செய்து குழந்தைப் பேற்றை உண்டாக்கலாம்.

லேசர் உதவியுடன் கருத்தரிக்கும் முறை இருப்பதாகச் சொல்கிறார்களே? அது என்ன?

கருமுட்டையின் வெளிப்புறச் சுவரைக்கூட உடைக்க முடியாத அளவுக்கு வீரியம் இழந்த உயிரணுக்கள் இருந்தால் கருத்தரிப்பு ஏற்பட வாய்ப்பு இல்லை. இதையும் வெற்றி கரமாக மாற்றுவதற்காகத்தான் தற்போது லேசர் முறை யிலான கருத்தரிப்பு நடைமுறைப்படுத்தப்பட்டுள்ளது.

பொதுவாக முட்டையின் வெளிச்சுவர் மிகவும் பாதுகாப் பானது. விந்தணுவை ஏற்று கருத்தரிப்புக்கு உதவுவது, ஒரு விந்தணு உள்ளே நுழைந்தவுடன் மற்ற விந்தணுக்கள் கருமுட்டைக்குள் நுழையாமல் தடுப்பது, கரு முட்டையை பாக்டீரியாக்கள், வைரஸ்கள் போன்றவற்றிடம் இருந்து பாதுகாப்பது, கருவைக் கருக்குழாயில் இருந்து கருப் பைக்குக் கொண்டுவருவது. கருவுற்ற செல் 2, 4, 8, 16, 32 என பெருகி நூற்றுக்கு மேற்பட்ட செல்கள் உள்ள நிலையை அடைந்தவுடன், ஐந்தாவது நாள் கருவுயிர் சுவரை உடைத்துக் கொண்டு வெளியேறி கருப்பையில் ஒட்டிக்கொள்கிறது. பின்பு இது குழந்தையாக வளர்கிறது. இதெல்லாம் இயல்பாக நடக்கக்கூடியவை. இவ்வாறு நடைபெறாமல் போய்விடும் போது, லேசர் மூலம் கருவின் வெளிச்சுவரை சிறிது குறைத்து கருவுயிரை வளரச்செய்யலாம்.

கருவிலேயே குறைபாடுகளைக் கண்டறிவதற்கான பி.ஜி.டி. என்ற ஒரு பரிசோதனை முறை வந்துள்ளதாமே? அது என்ன?

சோதனைக் குழாய் முறையில் கருவாக்கம் செய்யப்பட்ட பிறகு, கருப்பையில் எடுத்துப் பதியமிடும் முன்பே அதைப்

பரிசோதிக்கும் நவீன முறைக்கு பி.ஜி.டி. என்று பெயர். பாரம்பரியக் கோளாறுகளைக் கண்டறிவதற்காக வந்துள்ள இந்த அதிநவீன முறை, பரம்பரைக் குறைபாடு உள்ள தம்பதியினருக்கு வரப்பிரசாதமாக அமைந்துள்ளது.

முதலில் முட்டையைத் தூண்டும் மருந்துகள் கொடுக்கப்பட்டு சினைப்பையைத் தூண்டி முட்டை வெளியிடச் செய்யப் படும். அதன் பிறகு அதை உயிரணுவோடு இணைத்து சோதனைக் குழாய் முறையில் கருத்தரிப்பு செய்து, ஆய்வுக் கூடத்தில் பாதுகாத்து வைத்து அதைச் சுத்தம் செய்வார்கள்.

இரண்டு மூன்று நாள்களில் அது எட்டு செல்களாகும் நிலை யில் அதில் இருந்து ஓரிரு செல்களை எடுத்துக்கொண்டு மீண்டும் அதை கருவளர்ப்புத் திரவத்தில் வைத்துவிடு வார்கள்.

எடுக்கப்பட்ட செல்லை அதிநவீன மைக்ராஸ்கோப் கருவி யின் மூலம் வைத்து அதில் பரம்பரைக் கோளாறுகள், மரபியல் மாற்றங்கள் போன்ற ஏதேனும் இருக்கின்றனவா என்பதை ஆராய்வார்கள். இவ்வாறு ஆராய்ந்து குறைகள் இருப்பது தெரிந்தால் கருப்பைக்குள் பதியம் செய்யாமல் அவற்றை அகற்றிவிடுவார்கள். குறைபாடுகள் எதுவும் இல்லாமல் ஆரோக்கியமாக இருந்தால், ஆராயப்பட்ட கருவுயிரை எடுத்து கருப்பைக்குள் பதியம் செய்து கருவுயிரை வளர்ப்பார்கள். இவ்வாறு வளர்த்து ஒரு முழுமையான குழந்தையை உருவாக்கித் தருவார்கள். இந்த முறையில் நூறு சதவீத வெற்றி சுலபமாக கிடைக்கிறது.

சோதனைக் குழாய் கருவாக்க முறையில், வேறு வகைகள் ஏதாவது இருக்கின்றனவா?

சோதனைக் குழாய் கருவாக்க முறையில் தற்போது நவீன முறைகள் அதிக அளவில் வந்துவிட்டன. இவையெல்லாம் சோதனைக் குழாய் முறையில் அதிக வெற்றிவாய்ப்புகளை உறுதிசெய்துள்ளன. இவற்றில் குறிப்பிடத்தக்க சில முறை களைப் பற்றி பார்ப்போம்.

ஜி.ஐ.எப்.டி.

ஜி.ஐ.எப்.டி. எனப்படும் புதிய முறையில், முட்டைகளை எடுத்து உயிரணுவோடு இணைத்து உடனடியாகக் கருப்பைக்

குழாயில் பதியம்செய்து விடுகிறார்கள். இதற்கு கேனட் இன்ட்ராபால்லோபியன் டிரான்ஸ்பர் என்று பெயர்.

கருத்தரிப்பதற்கான சூழலை ஏற்படுத்தி கருவுயிரை உருவாக்கி அதன் பிறகு கருப்பைக்குள் பொருத்துவதைவிட, முட்டைக்குள் கருவணுவைச் செலுத்தி உடனடியாகக் கருப்பைக் குழாயில் பொருத்திவிடும்போது இயற்கையான சூழலில் கருவுயிர் வளரத் தொடங்கும்.

அதிலும் ஒன்றுக்கும் மேற்பட்ட சினைமுட்டைகளை வைக்கும்போது வெற்றி வாய்ப்பு மிக அதிகமாக இருக்கும்.

கருமுட்டைகளைத் தூண்டி வெளியிடச் செய்வதற்கு மருந்துகள் தேவைப்படும். ஆனால், அதைச் சேகரிக்க அல்ட்ரா-சவுண்டு தேவை இல்லை. லேப்ராஸ்கோப்பியே போதுமானது. இக்கருவி மூலம்தான் சினையாக்கப்பட்ட முட்டையைக் கருப்பைக் குழாயில் வைக்கமுடியும்.

காரணம் கண்டறிய முடியாத நிலையில் மலட்டுத்தன்மை ஏற்பட்டிருந்தாலோ, கருப்பைக் கழுத்துப் பகுதியில் சுரக்கும் சளிச் சுரப்பு பாதிக்கப்பட்டிருந்தாலோ, உடலுறவுக் குறைபாடுகள் இருந்தாலோ இதைப் பயன்படுத்தலாம்.

இந்த முறையில் கருவாக்கம் செய்வது சுலபம் என்றாலும், அதற்கு ஆரோக்கியமான கருப்பைக் குழாய்கள் தேவை. அதில் நோய்களோ, பாதிப்புகளோ இருந்தால் இச்சிகிச்சை முறை பலன் தராது.

கருமுட்டையுடன், உயிரணு இணைந்ததை மட்டுமே உறுதி செய்ய இயலுமே தவிர, கருமுட்டை கருவுயிராக மாறி வளர்கிறதா என்பதையும், கருவாக்கத்தை வெளியில் செய்து கருவுயிர் கருவாக வளரும்போது அதில் குறைபாடுகள் ஏதேனும் தோன்றுமா என்பதை இந்த முறையில் கண்டறியவும் வசதிகள் இல்லை.

கருமுட்டைகளை வளர்ப்பதற்குப் போதுமான வசதி இல்லாத ஆய்வகங்களில் இந்த முறை அதிகமாகப் பின்பற்றப்படுவதால், வெற்றி வாய்ப்பு என்பது ஐ.வி.எப். எனப்படும் சோதனைக் குழாய் முறையைவிட குறைவாகவே இருக்கும்.

இசட். ஐ. எப். டி.

சைகோட் இன்ட்ரா-பெல்லோபியன் டிரான்ஸ்பர் எனப்படும் இந்த முறையில் லேப்ராஸ்கோப்பி கருவியைப் பயன்படுத்தி கருவுயிர் நேரடியாக கருப்பைக் குழாயில் பதியம் செய்யப்படுகிறது.

டி.எஸ்.இ.டி.

டியூபல் ஸ்பெர்ம் அண்ட் எக் டிரான்ஸ்பர். இம்முறையில் இசட்.ஐ.எப்.டி. முறையில் நடப்பதைப்போல் கருவாக்கம் நடைபெறச் செய்யப்படுகிறது.

பி.ஆர்.ஓ.எஸ்.டி.

இதை புரோநியூக்ளியர் ஊசைட் என்பார்கள். கருவுயிரின் வளர்ச்சி நிலையில் அதைக் கருப்பைக் குழாய்க்கு மாற்று வார்கள்.

பி.ஓ.எஸ்.டி.

பெரிடோனியல் ஊசைட் அண்ட் ஸ்பெர்ம் டிரான்ஸ்பர் என்ற இந்த முறையில், கருமுட்டையையும், உயிரணுவையும் வயிற்றுக்குழி வழியாக செலுத்துவார்கள். அங்கிருந்து கருப்பைக் குழாய் இவற்றை எடுத்துக்கொண்டு கருவாக்கம் செய்யும்.

டி.ஐ.பி.ஐ.

பெண்ணுறுப்புச் சுவரின் வழியாக ஊசி மூலம் விந்தணுக் களை அடிவயிற்றுப் பகுதிக்குள் செலுத்தி கருத்தரிப்பை உண்டாக்கும் இந்த முறைக்கு டைரக்ட் இன்ட்ரா-பெரி டோனியல் ஸ்பெர்ம் இன்ஜெக்ஷன் என்று பெயர்.

டி.யு.எப்.டி.

டிரான்ஸ்யுடரின் பெல்லோபியன் டிரான்ஸ்பர் முறையில் உயிரணுக்களையும், முட்டைகளையும் ஒரு மெல்லிய கத்தீட்டர் குழாயில் கலந்து பெண்ணுறுப்பு வழியாகச் செலுத்துகிறார்கள். தாம்பத்திய உறவு மூலம் கருத்தரிக்கச் செய்ய இயலாத கணவரை உடைய பெண்களுக்கு இந்த முறை மேற்கொள்ளப்படுகிறது.

டி.ஓ.டி.

கருமுட்டையையும், உயிரணுவையும் நேரடியாகக் கருப் பைக்குள் செலுத்தும் இந்த முறைக்கு டைரக்ட் ஊசைட் டிரான்ஸ்பர் என்று பெயர்.

வி.இ.எஸ்.டி.

வஜைனல் எக் அண்ட் ஸ்பெர்ம் டிரான்ஸ்பர் என்ற இந்த முறையில் ஒரு சிறு குழாயில் கருமுட்டையையும், உயிர் அணுக்களையும் சேகரித்து அதைப் பெண்ணின் பிறப்புறுப் பில் வைத்துவிடுவார்கள். அங்கே அடைகாக்கப்பட்டு அதில் கருவுயிராக மாறும் என்கிறார்கள்.

எஸ்.எச்.ஐ.எப்.டி.

சின்கிரானைஸ்ட் ஹிஸ்டராஸ்கோப்பிக் இன்ட்ரா-பெல்லோ பியன் டிரான்ஸ்பர் எனப்படும் இந்த முறையில் கருப்பைச் சோதனைக் கருவியான ஹிஸ்டராஸ்கோப்பி மூலம் கருப்பை வழியாக கருப்பைக் குழாய்க்கு விந்தணுக்கள் செலுத்தப் படுகின்றன.

எங்களுக்கு திருமணம் நிச்சயமாகி உள்ளது. பல மருத்துவ இதழ்களைப் படிக்கும்போது குழந்தைப் பேறு தொடர்பான பல்வேறு சிக்கல்கள் ஏற்படும் சூழல் இருக்கும் எனத் தெரிகிறது. எந்தப் பிரச்னையும் இல்லாமல் தாம்பத்திய வாழ்க்கையில் ஈடுபட்டு அழகான, குறைபாடுகள் எதுவும் இல்லாத குழந்தையைப் பெற்றெடுக்க சிறந்த வழி எது?

இன்றைய காலகட்டத்தில் திருமணம் செய்துகொண்டு பிரச்னைகளோடு வாழும் தம்பதியருக்கு உள்ள முக்கியக் குறைபாடு அவர்களில் பலருக்குத் தங்களைப் பற்றிய, தங்கள் உடல்நலனைப் பற்றிய விவரங்கள் போதுமான அளவு தெரிந்திருப்பதில்லை என்பதுதான்.

இப்படிப்பட்ட நிலை நீடிக்கும்போதுதான் அவர்கள் பல் வேறு பிரச்னைகளுக்கு ஆளாகிறார்கள். இவற்றை நீங்கள் முன்னதாகவே தவிர்க்க விரும்பினால், திருமணத்துக்கு முன்னதாக மருத்துவ கவுன்சலிங் எனப்படும் ஆலோ சனையை அணுகுங்கள்.

அங்கு தேவையான பரிசோதனைகள் மற்றும் ஆலோசனைகளைப் பெற்றுக்கொண்டால், திருமணத்துக்கு முன்பாகவே எல்லாவிதமான பிரச்னைகளையும் தீர்த்துக் கொள்வதற்கான வழி பிறக்கும். அது மட்டுமல்ல, எதிர்காலத்தில் நீங்கள் விரும்பிய அழகான, அறிவுள்ள, குறைபாடுகள் எதுவும் இல்லாத, சிக்கல் இல்லாத குழந்தைப் பேறும் வாய்க்கும்.

தடுப்பூசி அட்டவணை

தடுப்பூசி	போடப்படும் வயது
பிசிஜி	பிறப்பின்போது
ஓபிவி (1)+ஹெபடைடிஸ்-பி (1)	பிறப்பின்போது
ஹெபடைடிஸ்-பி (2)	4 வாரங்கள்
டிபிடி(1) + ஓபிவி(2) + ஹெச்ஜபி(1)	8 வாரங்கள்
டிபிடி(2) + ஓபிவி(2) + ஹெச்ஜபி(1)	12-14 வாரங்கள்
டிபிடி(3) + ஓபிவி(2) + ஹெச்ஜபி(1)	18-20 வாரங்கள்
அம்மை + ஓபிவி + ஹெபடைடிஸ்-பி(3)	8-9 மாதங்கள்
சின்ன அம்மை (விருப்பத்துடன்)	12-18 மாதங்கள்
எம்எம்ஆர்	15-18 மாதங்கள்
எச்ஜபி (பூஸ்டர்)	15-18 மாதங்கள்
டிபிடி + ஓபிவி (முதல் பூஸ்டர்)	18-24 மாதங்கள்
ஹெபடைடிஸ்-ஏ மருந்து (விருப்பம்)	2 ஆண்டுகள்
டைபாய்டு ஊசி	3 ஆண்டுகள்
டிபிடி + ஓபிவி (2-வது பூஸ்டர்)	5 ஆண்டுகள்
ஹெபடைடிஸ்-ஏ (விருப்பம்)	5 ஆண்டுகள்

எம்எம்ஆர் (அம்மை மற்றும் எம்எம்ஆர் கொடுக்கப்படாவிட்டால்)	5 ஆண்டுகள்
டைபாய்டு - வாய்வழியாக	6 ஆண்டுகள்
டைபாய்டு - வாய்வழியாக	9 ஆண்டுகள்
டெட்டானஸ்	10 ஆண்டுகள்
சின்னம்மை தடுப்பூசி (சின்னம்மைத் தடுப்பூசி ஆரம்பத்திலேயே கொடுக்கப்படாவிட்டாலும், சின்னம்மை ஏற்கெனவே வந்திராவிட்டாலும்)	10 ஆண்டுகள்
டைபாய்டு - வாய்வழியாக	12 ஆண்டுகள்
டெட்டானஸ் டாக்சாய்டு (டிடி)	16 ஆண்டுகள்

டிபிடி	- டிப்தீரியா, கக்குவான் இருமல், டெட்டானஸ்
ஓபிவி	- ஓரல் போலியோ வாக்ஸின்
எம்எம்ஆர்	- மீசில்ஸ், மம்ப்ஸ், ருபெல்லா (ஜெர்மன் அம்மை)
பிசிஜி	- காசநோய் தடுப்பூசி
எச்ஐபி	- ஹீமோபீலஸ் இன்புளுயென்சா பி வாக்ஸின் (மூளை உறை அழற்சி தடுப்பூசி)
ஹெப் பி	- ஹெபடைடிஸ்-பி தடுப்பூசி
வெரிசெல்லா வாக்ஸின்	- சின்னம்மை தடுப்பூசி

இதில் ஏதேனும் தடுப்பூசி தவறினால், நீங்கள் மருத்துவரிடம் கேட்டுப் போட்டுக்கொள்ளலாம்.

எச்சரிக்கை

குழந்தைக்குத் தடுப்பூசி போடப்படும் முன், குழந்தைக்குக் கீழ்க்கண்ட பிரச்னைகள் இருந்தால், மருத்துவரிடம் மறக்காமல் தெரிவிக்க வேண்டும்.

ஏதேனும் ஒருவிதத்தில் சுகவீனம் இருந்தால்,

எப்போதாவது இழுப்புகளும், வலிப்பும் வந்திருந்தால்,

கடைசியாகத் தடுப்பூசி போட்டபோது எதிர்விளைவு ஏற்பட்டிருந்தால்,

கடந்த காலத்தில் ஒவ்வாமை ஏதேனும் ஏற்பட்டிருந்தால்,

நாள்பட்ட அல்லது கடுமையான நோய் ஏதேனும் வந்திருந்தால்.

உங்கள் நினைவுக்கு...

திருமண நாள் ....

சாந்தி முகூர்த்த நாள் ....

கடைசியாக மாதவிலக்கு நின்ற நாள், மாதம், கிழமை

....

கர்ப்பம் தரித்திருப்பதாக நினைத்த நாள் ....

கணவரிடம் கூறிய நாள் ....

கர்ப்பத்தை உறுதி செய்த நாள் ....

முதல் மருத்துவப் பரிசோதனை நாள் ....

பரிசோதித்த மருத்துவர், மருத்துவமனை

....

உடலில் மாற்றத்தைக் கவனித்த நாள் ....

கருவின் அசைவை உணர்ந்த நாள் ....

வளைகாப்பு நடந்த நாள் ....

பிரசவ வலி தோன்றிய நாள் ....

பிரசவத்துக்காக மருத்துவமனையில் சேர்ந்த

நாள், நேரம், கிழமை ....

குழந்தையின் முதல் குரல் கேட்ட நாள், நேரம்

....

பிரசவம் பார்த்த மருத்துவர், மருத்துவமனை முகவரி

....

குழந்தையைப் பற்றி நீங்கள் கேட்ட முதல் வார்த்தை

....

குழந்தையின் உடல், நிறம், கண்களின் நிறம்

....

முதல் எடை, உயரம்

....

குழந்தையை வந்து பார்த்த முதல் நபர்

....

வாங்கித் தந்த முதல் பரிசு

....

முதல் ஆடை

....

குழந்தை முதல் சிரிப்பு நாள்

....

குழந்தையின் பெயர்

....

பிறந்த ஊர் ....

பிறந்த ஆங்கில மாதமும் ஆண்டும் ....

பிறந்த தமிழ் மாதமும், ஆண்டும் ....

பிறந்த நேரம் ....

மருத்துவமனையிலிருந்து வீடு திரும்பிய நாள், நேரம்
....
குழந்தை அழைத்துச் செல்லப்பட்ட முதல் வெளியிடம்
....
பெயர் சூட்டப்பட்ட நாள் ....
பெயர் சூட்டியவர் ....
நிகழ்ச்சி நடைபெற்ற இடம்
....
குழந்தைக்கு முதலில் பாலூட்டிய நேரம்
....
குழந்தை தலையைத் திருப்பிப் பார்த்த நாள்
....
குழந்தை தானாக ஒருக்களித்த நாள்
....
தானாகக் கவிழ்ந்த நாள் ....
குழந்தை பேசிய முதல் வார்த்தை ....
முதலில் திட உணவு கொடுத்த நாள் ....
குழந்தை முதன்முதலாக தவழ்ந்த நாள் ....
அமர்ந்த நாள் ....
நின்ற நாள் ....
நடந்த நாள் ....
குழந்தை அழைத்த முதல் நபர் ....
முதல் பல் முளைத்த நாள் ....

முதல் தடுப்பூசி போட்ட நாள் ....

குழந்தைக்குள்ள ஒவ்வாமைகள் ....

குழந்தையின் ரத்தப்பிரிவு ....

குழந்தைக்குச் சிகிச்சை செய்த முதல் மருத்துவர்

....

குழந்தைக்கு முதல் மொட்டை அடித்த நாள், இடம்

....

குழந்தையின் எடை, உயர விவரங்கள்

முதல் ஆண்டு	இரண்டாம் ஆண்டு
1-ம் மாதம்	13-ம் மாதம் ....
2-ம் மாதம்	14-ம் மாதம் ....
3-ம் மாதம்	15-ம் மாதம் ....
4-ம் மாதம்	16-ம் மாதம் ....
5-ம் மாதம்	17-ம் மாதம் ....
6-ம் மாதம்	18-ம் மாதம் ....
7-ம் மாதம்	19-ம் மாதம் ....
8-ம் மாதம்	20-ம் மாதம் ....
9-ம் மாதம்	21-ம் மாதம் ....
10-ம் மாதம்	22-ம் மாதம் ....
11-ம் மாதம்	23-ம் மாதம் ....
12-ம் மாதம்	24-ம் மாதம் ....